Kohlhammer | *Pflege*

Wissen und Praxis

Die Autoren:

Prof. Dr. med. habil. Walter Steuer, Präsident des Landesgesundheitsamtes Baden-Württemberg a. D., beratender Hygieniker für Krankenhäuser und Reha-Kliniken.

Gabriele Ertelt ist Fachkraft für Krankenhaushygiene und Infektionsprävention und zertifizierte Wundmanagerin (§ 64 GuGK). Sie ist seit 1985 am Herz-Zentrum Bad Krozingen beschäftigt und hat einen Lehrauftrag im Fachbereich Krankenhaushygiene an verschiedenen Einrichtungen.

Michael Stahlhacke ist Fachkraft für Krankenhaushygiene und Infektionsprävention und Qualitätsberater im Gesundheitswesen. Er ist seit 1991 am Herz-Zentrum Bad Krozingen beschäftigt und hat einen Lehrauftrag im Fachbereich Krankenhaushygiene an verschiedenen Einrichtungen.

Walter Steuer
Gabriele Ertelt
Michael Stahlhacke

Hygiene in der Pflege

Krankenhaus – Reha-Klinik –
Stationäre und ambulante Langzeitpflege

2., vollständig überarbeitete
und erweiterte Auflage

Verlag W. Kohlhammer

2., vollständig überarbeitete und erweiterte Auflage 2005

Umschlag: Gestaltungskonzept Peter Horlacher
Gesamtherstellung:
W. Kohlhammer Druckerei GmbH + Co. KG, Stuttgart
Printed in Germany

ISBN 3-17-018715-5

Vorwort

Das vorliegende Buch befasst sich in erster Linie mit den hygienischen Problemen bei allen Pflegemaßnahmen. Dies ist ein sehr umfangreiches Vorhaben, das vom richtigen Vorgehen bei Injektionen bis zur Lagerung und Versendung von mikrobiologischem Material ein weites Feld möglicher Fehlhandlungen aufzeigt. Daneben spielen die Kapitel Personalhygiene, Geräteaufbereitung, Hygienepläne, Infektionskrankheiten, Ver- und Entsorgung, Überwachung und Organisation der Krankenhaushygiene eine wichtige Rolle im Pflegealltag.

Eine Besonderheit des Buches liegt darin, dass es nicht nur den Bereich des Krankenhauses, sondern auch den der Rehakliniken, der Langzeitpflege und der ambulanten Pflege mit erfasst: Was ist dort an Infektionsprophylaxe erforderlich? Auf welche Maßnahmen kann in diesen Bereichen verzichtet werden? Gerade in einer Zeit einschneidender Reformvorhaben im Gesundheitswesen in allen europäischen Ländern ist es notwendig, sich über bestimmte „essentials" der Pflege zu verständigen und diese für die einzelnen Institutionen festzuschreiben. Analog der Richtlinie des Robert Koch-Institutes wurden einige der Pflegemaßnahmen überarbeitet. Die vorgestellten Beispiele von Hygieneplänen sollen den Rahmen für das einzelne Haus abgeben. Auch hier wurden die aktuellen Empfehlungen und Kategorisierungen des Robert Koch-Instituts berücksichtigt.

Jährlich muss mit vielen hunderttausenden von nosokomialen Infektionen gerechnet werden, die zu einem nicht unbeträchtlichen Teil auf Fehlhandlungen in der Diagnostik, der Therapie, aber auch in der Pflege zurückzuführen sind. Diese Gefahr nimmt in den nächsten Jahren nicht ab, sondern wegen der weiteren Überalterung der Patienten mit Immunschwäche, der Dynamik in der Medizintechnik, dem immer wieder auftretenden Erregerwandel (z. B. durch multiresistente Keime) weiter zu. Gerade aus Kostengründen ist daher nicht ein Weniger, sondern ein Mehr an Infektionsprävention zu fordern. „Wer aufhört, heute besser sein zu wollen, ist morgen nicht mehr gut genug."

Für die Autoren: W. Steuer
Stuttgart, im Februar 2005

Inhaltsverzeichnis

Zur leichteren Orientierung im Text:

 Definition

 Merke/Hinweis

 Empfehlung

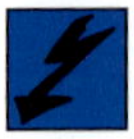 Achtung/Cave

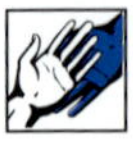 Spezielle Pflegehinweise

Abkürzungsverzeichnis

BAL	bronchoalveoläre Lavage
BG	Berufsgenossenschaft
BGA	Bundesgesundheitsamt
BGBl.	Bundesgesetzblatt
BSB	biologischer O_2-Bedarf oder biochemischer O_2-Bedarf
BSeuch-G	Bundesseuchengesetz
Bundesgesundhbl.	Bundesgesundheitsblatt
CDC	Center of Disease Control
CDD	chemisch definierte Diät
CEN	Commision für europäische Normierung
CMV	Zytomegalievirus
CPAP	kontinuierlicher positiver Atemwegsdruck
CSB	chemischer O_2-Bedarf
DGHM	Deutsche Gesellschaft für Hygiene und Mikrobiologie
DGKH	Deutsche Gesellschaft für Krankenhaushygiene
DNA	Desoxyribonukleinsäure
DRG	Diagnoseabhängige Fallpauschale
DVG	Veterinärmedizinische Gesellschaft
EO	Ethylenoxid
EHEC	enterohämorrhagische Escherichia coli
ERCP	endoskopische retrograde Cholangiopankreatikographie
ESBL	Extended spectrum beta-Laktamasen
EURIDIKI	Europäisches Interdisziplinäres Komitee für Infektionsprophylaxe
FO	Formaldehyd
FKJ	Feinnadel-Katheter-Jejunostomie
GISA	Glycopepitid-intermediärer Staphylococcus aureus
GRG	Gesundheitsreformgesetz
HACCP	Hazard Analysis und Critical Control Point
HBV	Hepatitis B-Virus
HCV	Hepatitis C-Virus
HFK	Hygienefachkraft
HIV	Human-Immunmangel-Virus
HME	Heat/Moisture Exchanger
HMEF	Heat/Moisture Exchanging Filter
HZV	Herzzeitvolumen
i.c.	intrakutan
IfSG	Infektionsschutzgesetz
i.m.	intramuskulär
i.v.	intravenös
KBE	koloniebildende Einheit
LAGA AS	Länderarbeitsgemeinschaft Abfall (Abfallschlüssel)

LMHV	Verordnung über Lebensmittelhygiene
MHD	Mindesthaltbarkeitsdatum
MPG	Medizinproduktegesetz
MRSA	Methicillin-resistenter Staphylococcus aureus
MRSE	Multi-resistenter Staphylococcus epidermidis
MTA	Medizinisch-technische Assistentin
MTGSM	Mehrtankgeschirrspülmaschinen
NDD	Nährstoff-definierte Diät
NI	nosokomiale Infektionen
ORSA	Oxacillin-resistenter Staphylococcus aureus
PDL	Pflegedienstleitung
PEEP	positive endexspiratoric pressure
PEP	Postexpositionsprophylaxe
PEG	perkutane endoskopische Gastrostomie
PK	Pflegekraft
PVP	Polyvinylpyrrolidon
RD-Automat	Reinigungs- und Desinfektionsautomat
RDG-E	Reinigungs- und Desinfektionsgerät für Endoskope
RKI	Robert Koch-Institut
RLT-Anlagen	raumlufttechnische Anlagen
RR	Riva Rocci (Blutdruck)
TPN	Triphosphopyridinnukleotid
TRBA	Technische Regeln für Biologische Arbeitsstoffe
UVV	Unfallverhütungsvorschriften
s.c.	subkutan
VBG	Vorschrift der Berufsgenossenschaft
VDV	Vakuum-Dampf-Vakuumverfahren
VHD	Vereinigung der Hygienefachkräfte Deutschlands
VO	Verordnung
VRE	Vancomycin-resistente Enterococcus-Stämme
VRSA	Vancomycin-resistenter Staphylococcus aureus
VW	Verbandwechsel
ZSA	Zentrale Sterilisationsabteilung
ZSVA	Zentrale Sterilgut-Versorgungsabteilung
ZVD	Zentraler Venendruck
ZVK	Zentraler Venenkatheter

1 Einführung

W. Steuer

Infektionsprävention: Bedeutung und Regelungen

In medizinisch-pflegerischen Einrichtungen sollte der Hygiene und Infektionsprävention ein besonders hoher Stellenwert auch im Sinne der Qualitätssteigerung bzw. Qualitätssicherung zukommen. Bei genauerem Hinsehen ist jedoch die Diskrepanz auffällig zwischen der Patientenerwartung und den gesetzlich vorgeschriebenen einzelnen infektionspräventiven Maßnahmen. Dies wird besonders deutlich bei Vergleichen mit anderen Gebieten, z. B.

- **Trinkwasser**: regelmäßige Qualitätskontrolle; Grenzwerte für Pestizide 0,1 Mikrogramm/Liter = 1 Gramm in 10 Millionen Liter Wasser. Bei täglicher Aufnahme von 2 Litern Wasser kann ein Mensch davon 13.150 Jahre trinken,
- **Badewasser**: Ständige Desinfektionswirkung im Badebeckenwasser muss mit einer Reduktion von 10.000 Pseudomonas aeruginosa innerhalb von 30 Sekunden gewährleistet sein,
- **Lebensmittelbetriebe**: HACCP-Konzept mit regelmäßiger Überwachungs-, Informations- und Dokumentationspflicht (Lebensmittelhygiene-VO vom 5.8.1997, BGBl. S. 2008),
- Brandschutzvorgaben,
- Sicherheitsvorschriften,
- Unfallverhütungsvorschriften.

Für den medizinischen Bereich bzw. die Infektionsprophylaxe gibt es keine ähnlichen normativen Regelungen. Zusätzlich freiwillig:

- Ausgaben für den Umweltschutz,
- Ausgaben für architektonische Verschönerungen.

Nosokomiale Infektionen

Alle Hinweise stehen im Gegensatz zur Zahl der **nosokomialen** Infektionen in Deutschland, von denen jährlich hunderttausende von Menschen betroffen sind und durch die Zehntausende sterben (weit mehr als Verkehrstote). Es ist daher notwendig, Fragen der Infektionsprävention in den Vordergrund zu rücken und die **Hygiene als Gesundheitsvorsorge für Patienten und Personal** zu begreifen.
Dies wird in der Zukunft aus mehreren Gründen verstärkt notwendig sein:

1. Die Akzeptanz der Bevölkerung, ein Gesundheitsrisiko einzugehen, wird geringer, insbesondere, wenn Forderungen an andere gestellt werden können.
2. Die Lebenserwartung hat sich in einem Jahrhundert fast verdoppelt und ist weiter ansteigend. Damit ist vermehrt mit abwehrgeschwächten und dadurch infektionsgefährdeten Personen zu rechnen (siehe Tab. 1.1).

Tab. 1.1: Gestiegene Lebenserwartung der Geschlechter (Lebenserwartung in Jahren)

		1900	2001	Differenz (Jahre)
bei Geburt	Männer	44,8	75,1	(+ 30,3)
	Frauen	48,3	81,1	(+ 32,8)
Im Alter von 60 Jahren	Männer	13,4	18,9	(+ 5,5)
	Frauen	14,1	23,5	(+ 9,4)

Nicht ohne Grund ist daher im Gesundheitsreformgesetz vom 20.12.1988 (BGBl. Teil I, S. 2477) in § 137 folgende Qualitätssicherung vorgesehen:

§ 137 GRG

„Zugelassene Krankenhäuser sowie die Rehabilitations- und Vorsorgeeinrichtungen sind verpflichtet, sich an Maßnahmen der Qualitätssicherung zu beteiligen. Die Maßnahmen sind auf die Qualität der Behandlung, der Versorgungsabläufe und der Behandlungsergebnisse zu erstrecken. Sie sind so zu gestalten, dass vergleichende Prüfungen ermöglicht werden."

Der Text sollte genau gelesen werden, denn er enthält die Möglichkeit der Kontrolle, durch welche Institution auch immer.
Auch die einzelnen Bundesländer haben in ihren Krankenhausgesetzen feste Vorgaben gemacht, z. B. das Land Thüringen:

Krankenhausgesetz Thüringen

„Die Krankenhäuser gewährleisten eine interne Qualitätssicherung. Darüber hinaus können sie im Einvernehmen mit der Landesärztekammer und den Kostenträgern externe qualitätssichernde Maßnahmen durchführen."

Das Gesetz zur Neuordnung seuchenrechtlicher Vorschriften (Infektionsschutzgesetz) vom 20.07.2000 (BGBl. I 2000 S. 1045 ff.) hat folgendes festgelegt:

Infektionsschutzgesetz

- *In § 6 ist ausdrücklich eine Meldepflicht (nicht namentlich) bei gehäuftem Auftreten nosokomialer Infektionen, bei denen ein epidemischer Zusammenhang wahrscheinlich ist oder vermutet wird, als Ausbruch festgelegt.*
- *In § 23 werden die Leiter von Krankenhäusern und Einrichtungen für ambulantes Operieren verpflichtet, die vom Robert Koch-Institut festgelegten nosokomialen Infektionen und das Auftreten von Krankheitserregern mit speziellen Resistenzen und Multiresistenzen fortlaufend in einer gesonderten Niederschrift aufzuzeichnen und zu bewerten. In der amtlichen Begründung zum Gesetz wird u. a. deutlich gemacht, dass nosokomiale Infektionen in Deutschland (nach damaliger Berechnung) jährlich 2,5–3 Milliarden DM Kosten verursachen und eine intensive Beratung, Information und Schulung von Pflegepersonal und Ärzten erforderlich ist.*

Die Festlegung, dass die Krankenhäuser verpflichtet sind, alle erforderlichen Maßnahmen zur Erkennung, Verhütung und Bekämpfung von Krankenhausinfektionen zu treffen, ist bereits in beinahe allen Länderverordnungen verankert. Das Gesundheitsstrukturgesetz vom 21.12.1992

(BGBl. I, S. 2266) gibt im § 160 einen Hinweis, dass diese Maßnahmen zukünftig auch einer Kontrolle unterliegen werden.

Gesundheitsstrukturgesetz

„Den Krankenkassen sind bei Krankenhausbehandlungen folgende Angaben zu übermitteln:

- *Aufnahmediagnose,*
- *voraussichtliche Dauer der Behandlung,*
- *Begründung bei Überschreitung,*
- *medizinische Begründung der Verlängerung der Verweildauer.“*

Auswirkungen einer Änderung der Krankenhausfinanzierung

Auch die Änderung der Krankenhausfinanzierung (DRG) wird sich deutlich im Pflegealltag auswirken:

- Fallpauschalen (gesamte Leistungen des Krankenhauses pro Fall),
- pauschalierte Sonderentgelte,
- Basispflegesätze,
- Probleme der stationären Versorgung älterer Patienten („Defizitpatienten“),
- bezahlt wird die zu erbringende Leistung und nicht mehr die dem Krankenhaus entstandenen Kosten.

Der zukünftige Schwerpunkt liegt auf der Qualität der Leistungserbringung. Generell ist mit deutlich kürzeren Verweildauern zu rechnen. Dies bedeutet jedoch

- eine höhere Arbeitsintensität pro Patient und Zeiteinheit,
- einen höheren Arbeits- und Personalaufwand,
- höhere Kosten pro Pflegetag.

Da die Morbidität der Gesamtbevölkerung bei weiter steigender Lebenserwartung zunehmen wird, ist der Spielraum für eine Kostenreduktion für die stationäre Versorgung begrenzt. **Der Trend zur Qualitätssicherung ist damit vorgegeben.** Sie hat sowohl im Krankenhaus als auch in den Rehakliniken und der Altenpflege einen hohen Stellenwert erhalten. Dabei muss unterschieden werden:

Dimensionen der Qualität

- **Strukturqualität**, z. B. Ausbildung der Ärzte und des Pflegepersonals in Infektionsprävention und Hygiene, personelle Situation und bauliche Gegebenheiten,
- **Prozessqualität**, z. B. Sterilisations- und Desinfektionsverfahren, Endoskopieaufbereitung, raumlufttechnische Anlagen, Wasserversorgung,
- **Ergebnisqualität**, z. B. Wundinfektion, Atemwegsinfektion, Möglichkeit oder Notwendigkeit der Erfassung aller nosokomialen Infektionen.

Im medizinischen Bereich wird damit nur nachvollzogen, was auf anderen Gebieten längst zur Selbstverständlichkeit geworden ist. So werden z. B. Infektionen in den einzelnen medizinisch-pflegerischen Einrichtungen nicht hinreichend systematisch erfasst. Die Erfassung einzelner oder abteilungsbezogener nosokomialer Infektionen ist jedoch oft Grund und Motivation zur Änderung bisherigen fehlerhaften Handelns. Die hohen Schwankungsbreiten veröffentlichter epidemiologischer Untersuchungen von 3,5 % bis über 6 % nosokomialer Infektionen zeigt die Problematik auf.

Es ist notwendig, Krankenhaushygiene und Infektionsprophylaxe zu einem Thema in allen medizinisch-pflegerischen Einrichtungen zu machen, mit dem sich alle dort Beschäftigten auseinandersetzen müssen. Die Aufstellung von Hygieneplänen für die einzelnen Bereiche (siehe Kap. 7, S. 220 ff.) kann hierfür ein Anstoß sein. Erst durch die gemeinsame Anstrengung kann eine weitere Verbesserung der bisherigen Situation erreicht werden.

Merke: Dabei ist Hygiene in der Pflege keine Einmalaktion, sondern das ständige Bemühen um Verbesserung.

2 Pflegemaßnahmen

G. Ertelt

Grundsätzlich sind die Patienten im stationären Bereich aus verschiedenen Gründen einem erhöhten Infektionsrisiko ausgesetzt. Durch die heutige „High-Tech"-Medizin hat sich die Zahl der operativen Eingriffe erhöht, ihre Art und Schwere hat sich in den letzten 20 Jahren grundlegend geändert. Die Patienten sind älter geworden, sie haben teilweise einen oder mehrere Risikofaktoren wie Diabetes mellitus, Atemwegsveränderungen, Tumorerkrankungen. Deshalb ist bei allen Pflegemaßnahmen die Einhaltung der Hygieneregeln für die Infektionsprävention von großer Bedeutung.

Höheres Infektionsrisiko

Oft ist allerdings zu beobachten, dass Pflegekräfte grundlegende hygienische Regeln bei der Vorbereitung, Durchführung und Nachsorge aus Unkenntnis, Zeitmangel oder Nichtakzeptanz nicht einhalten. Es wird auch übersehen, dass die Hygienevorschriften dem Personalschutz dienen, da besonders im Klinikbereich virale Infektionserkrankungen übertragen werden können (Hepatitis B, Hepatitis C). In den Richtlinien für Krankenhaushygiene und Infektionsprävention, herausgegeben vom ehemaligen Bundesgesundheitsamt in Berlin (jetzt Robert Koch-Institut) (RKI), sind in der Anlage zur Richtlinie 5.1 die Anforderungen für Hygienerichtlinien festgeschrieben.

Grundsätzliche Hygienerichtlinien

Grundsätzliche Hygieneregeln bei allen Pflegemaßnahmen

- Räumliche Vorbereitung soll den räumlichen Verhältnissen angepasst werden,
- Fenster und Türen schließen (vermeidet unnötige Aufwirbelung von Mikroorganismen in der Luft),
- keine Reinigungsarbeiten während der Pflegemaßnahmen,
- keine überzähligen Besucher oder Zuschauer während der Pflegemaßnahmen,
- benötigtes Material muss komplett vorbereitet sein (dadurch ist aseptisches Arbeiten gewährleistet),
- Verwendung von sterilen Sets (Kontamination wird durch einfache Handhabung verhindert),
- benötigte Materialien sind den Pflegestandards zu entnehmen.

Kategorisierungen des Robert Koch-Institutes

Die Kommission für Krankenhaushygiene am Robert Koch-Institut hat 1997 Kategorisierungen in die Empfehlungen eingeführt, die auf wissenschaftlicher Evidenz und Transparenz basieren. Die überarbeiteten Empfehlungen erleichtern einzelne Hygienemaßnahmen bzw. machen die Notwendigkeit dafür transparenter. Diese Kategorisierungen sind in den folgenden Pflegemaßnahmen, sofern bereits veröffentlicht, mit eingearbeitet.

Wissenschaftliche Evidenz und Transparenz

Richtlinie für Krankenhaushygiene und Infektionsprävention

Hier ein Auszug aus der Einleitung der Richtlinie für Krankenhaushygiene und Infektionsprävention, Dezember 2003:

Die Kategorisierung

- basiert auf der wissenschaftlich abgesicherten Beweiskraft der jeweiligen Aussagen oder
- deren nachvollziehbarer theoretischer Begründung,
- soll dadurch Anwendbarkeit bzw. Praktikabilität der Empfehlungen verbessern und
- die ökonomischen Auswirkungen berücksichtigen.

Zusätzlich werden gesetzliche Vorgaben, Verordnungen oder sonstiges verbindliches Recht in der eigenen Kategorie berücksichtigt.

Kategorie I

Kategorie I: Nachdrückliche Empfehlung

I A: Die Empfehlungen basieren auf gut konzipierten experimentellen oder epidemiologischen Studien.
I B: Die Empfehlungen werden von Experten und aufgrund eines Konsensus-Beschlusses der Kommission für Krankenhaushygiene und Infektionsprävention am Robert Koch-Institut als effektiv angesehen und basieren auf gut begründeten Hinweisen für deren Wirksamkeit. Eine Einteilung der entsprechenden Empfehlung in die Kategorie I B kann auch dann erfolgen, wenn wissenschaftliche Studien möglicherweise hierzu noch nicht durchgeführt wurden.

Kategorie II

Kategorie II: Eingeschränkte Empfehlung

Die Empfehlungen basieren auf hinweisenden klinischen oder epidemiologischen Studien, teils auf nachvollziehbaren theoretischen Begründungen oder Studien, die in einigen, aber nicht allen Krankenhäusern/Situationen umgesetzt werden sollten.

Kategorie III

Kategorie III: keine Empfehlung/ungelöste Frage

Maßnahmen, über deren Wirksamkeit nur unzureichende Hinweise vorliegen oder bislang kein Konsens besteht.

Kategorie IV

Kategorie IV: Rechtliche Vorgaben

Anforderungen, Maßnahmen und Verfahrenshinweise in Krankenhäusern und anderen medizinischen Einrichtungen, die aufgrund gesetzlicher Bestimmungen, durch autonomes Recht oder Verwaltungsvorschriften zu beachten sind.

2.1 Injektionen, Punktionen, Blutentnahmen, Infusionen

2.1.1 Injektionen

Bei einer Injektion wird ein Medikament mittels einer Spritze/Kanüle in die Haut, das Unterhautfettgewebe, den Muskel oder die Venen eingebracht (i.c., s.c., i.m., i.v.). Durch kontaminierte Injektionen können Komplikationen wie Bakteriämie und Sepsis entstehen. Heute nehmen Bakteriämie/Sepsis ca. 8–10 % der nosokomialen Infektionen ein. Dieser Prozentsatz könnte durch aseptisches Arbeiten durchaus reduziert werden.

Vorbereitung von Material und Medikament

Hygieneregeln bei Injektionen

- Hygienische Händedesinfektion,
- Wischdesinfektion der Arbeitsfläche mit z. B. 70-prozentigem Alkohol,
- vorbereitete Gegenstände vor Kontamination schützen, d. h. keine unnötigen Gegenstände stehen lassen,
- Spritzen und Kanülen erst unmittelbar vor dem Aufziehen der Verpackung nach dem Peel-back-Verfahren entnehmen,
- Sichtkontrolle der Ampulle auf Trübung, Ausflockung, Haarrisse und Verfallsdatum,
- Medikament unter aseptischen Kautelen mittels Kanüle aufziehen,
- zur Injektion neue Kanüle verwenden,
- möglichst Einzeldosisampullen verwenden und erst unmittelbar vor Gebrauch öffnen,
- bei Mehrdosisbehältnissen Mini-Spike zum Aufziehen benützen; wenn Kanülen verwendet werden, dann diese nicht stecken lassen,
- bei Ampullen mit Gummistopfen Hautdesinfektionsmittel auf Gummistopfen aufsprühen, Einwirkzeit von 15 Sekunden beachten, mit sterilisiertem Tupfer abwischen.

Durchführung

- In der DGHM-Liste geführtes Hautdesinfektionsmittel verwenden,
- Desinfektion mit Hautdesinfektionsmittel auf Alkoholbasis oder PVP,
- Einwirkzeit von 15 Sekunden beachten, mit sterilisiertem Tupfer abwischen.

Merke

- Aufgezogene Spritzen unmittelbar nach dem Vorbereiten injizieren, Reste sind zu verwerfen,
- Datum, Uhrzeit des Aufziehens und ggf. den Medikamentennamen auf der Spritze/dem Perfusor vermerken,

- Lösungsmittel bei Trockensubstanzen erst unmittelbar vor Gebrauch zumischen,
- Mehrdosisampullen mit Stabilisator bei Kühlschranktemperatur lagern (Herstellerangaben beachten: meist 3 Tage bis 4 Wochen),
- Mehrdosisampullen ohne Konservierungsmittel sind nach Anbruch zu verwerfen,
- Datum und Uhrzeit des Anbruchs auf der Ampulle vermerken,
- bei intravenösen Injektionen nur 3-Wege-Hähne benützen,
- 3-Wege-Hahn nach Zuspritzung mit neuem sterilen Verschlussstopfen verschließen,
- vor Insulininjektionen (z. B. mittels Pen) durch medizinisches Personal ist besonders im Krankenhaus, Rehaklinik und ambulanten Pflegedienst eine Hautdesinfektion unbedingt erforderlich.

Nachbereitung

- Sachgerechtes Entsorgen der Materialien,
- Kanülen nie in die Schutzkappe zurückstecken (Ausnahme: Einhand-Recapping),
- durchstichsicheren Container benützen (kein Karton, kein Glas),
- hygienische Händedesinfektion.

Verhalten nach Nadelstichverletzungen (siehe Kapitel 3.6, Seite 113 ff.).

2.1.2 Perikard-/Pleura-/Gelenkpunktion

Durch die vielfältigen Punktionsmöglichkeiten (z. B. Pleura, Perikard, Gelenke) steigt das Risiko, an einer Infektion zu erkranken. Die Einhaltung der Hygienerichtlinien und die aseptische Vorgehensweise sind aus diesem Grund von großer Bedeutung.

Hygieneregeln bei Punktionen

Vorbereitung

- Einmalbesteck für Punktion mit sterilem Zubehör: Auffangbeutel, Rotandaspritze, Kanüle mit Matthys-Katheter (Ausnahme: Gelenkpunktionen),
- Punktionsset.

Durchführung

- Hygienische Händedesinfektion,
- Wischdesinfektion der Arbeitsfläche mit z. B. 70-prozentigem Alkohol,
- aseptisches Ankleiden mit Haube, Mundschutz, sterilen Handschuhen,
- Desinfektion mit gefärbtem Hautdesinfektionsmittel; Einwirkzeit 1 × 1 Minute beachten; mit steriler Kompresse abwischen,

- Applikation des Lokalanästhetikums,
- erneute Desinfektion der Haut (siehe oben),
- Abdecken der Punktionsstelle mit sterilem Lochtuch; sterile Materialien auf sterilem Tuch ablegen,
- Punktion durchführen,
- nach Entfernung des Katheters sterilen Verband anlegen.

Nachbereitung

- Sachgerechtes Entsorgen der Materialien,
- Wischdesinfektion der Arbeitsfläche,
- hygienische Händedesinfektion.

Merke

- Die Anzahl der Personen im Raum ist während der Punktion auf das Notwendigste zu beschränken.
- Infektionen, Hautschäden und Hauterkrankungen im Bereich der Punktionsstelle stellen eine Kontraindikation dar.
- Bei Punktionen zur Entleerung eines Pyarthos soll die Punktionsstelle (möglichst) ausserhalb der Hautveränderungen liegen.
- Ein Mund-Nasen-Schutz ist bei einer Gelenkpunktion mit Spritzenwechsel (Dekonntektion) zu tragen.
- Der Arztkittel ist vor Punktion abzulegen. Von der Kleidung des Arztes und des Assistenzpersonals, insbesondere der Ärmel, darf keine Infektionsgefahr ausgehen.
- Rasieren im Punktionsbereich kann die Entstehung von Infektionen begünstigen.
- Eine Stichinzision vor intraartikulären Injektionen ist abzulehnen.
- Eine Kontrolle und Pflege der Punktionsstelle sollte zur Infektionsprophylaxe vorgenommen werden.

2.1.3 Blutentnahmen

Schutz vor Infektionen

Im Rahmen der verschiedenen Möglichkeiten der Blutentnahme gibt es bestimmte „Schwachstellen“, die zu Infektionen führen können. Die Einhaltung der Hygienestandards sowie die aseptische Vorgehensweise können dazu beitragen, Patienten und Mitarbeiter vor Infektionen zu schützen. Der durch die Hygienerichtlinien geförderte Eigenschutz wird häufig übersehen. Es darf jedoch nicht vergessen werden, dass viele Infektionserkrankungen hämatogen übertragen werden. Blutentnahmen können durch intravenöse oder arterielle Punktion erfolgen. Das Blut kann ggf. auch aus einer venösen Verweilkanüle entnommen werden.

Hygieneregeln bei Blutentnahmen

Blutentnahmen mittels Punktion

Vorbereitung

- Abgedecktes Blutentnahmetablett mit:
  - sterilen Kanülen (verschiedene Größen),
  - Blutentnahmeröhrchen (nur geschlossene Systeme verwenden, da bei sachgemäßem Umgang eine Kontamination mit Blut verhindert wird),
  - Stauschlauch,
  - farblosem Hautdesinfektionsmittel (DGHM-gelistet),
  - Händedesinfektionsmittel,
  - Einmalhandschuhe,
  - Abwurfbehälter für Kanülen und spitze Gegenstände (gebrauchte Gegenstände zur Verminderung des Verletzungsrisikos sofort abwerfen) und bei Transport verschließen,
  - sterilisierte Kompressen,
  - Pflaster.

Spezieller Pflegehinweis: Das Tragen von Einmalhandschuhen ist notwendig, da bei Inokulation der Eintrag von Blut reduziert wird.

Durchführung

- Hygienische Händedesinfektion,
- Desinfektion der Punktionsstelle mit farblosem Hautdesinfektionsmittel, Einwirkzeit von 15 Sekunden beachten, mit sterilisiertem Tupfer abwischen, Vorgang ggf. wiederholen,
- Blutentnahme durchführen,
- Entfernen der Kanüle; hierbei Herauslaufen des Blutes durch vorherige Diskonnektion von Kanüle und Entnahmeröhrchen verhindern,
- Kompression der Punktionsstelle,
- Versorgung mit Pflaster.

Nachbereitung

- Sachgerechte Entsorgung der Materialien,
- Blutentnahmetablett abdecken,
- hygienische Händedesinfektion.

Venöse und arterielle Blutentnahmen mittels liegender Kanüle

Hinweis: Eine Desinfektion des Drei-Wege-Hahns vor Blutentnahme ist aus hygienischer Sicht nicht notwendig (III)!

Vorbereitung

- Sterile Spritzen, sterile Adapter und sterile Verschlussstopfen,
- geschlossenes System verwenden, da bei sachgemäßem Umgang eine Kontamination mit Blut verhindert wird,

- sterilisierte Tupfer,
- Einmalhandschuhe,
- Händedesinfektionsmittel.

Durchführung

- Tragen von Einmalhandschuhen, da beim Durchspülen des Drei-Wege-Hahns Kontaminationsgefahr durch Blut/NaCl-Verdünnung besteht,
- Blutentnahme mit geschlossenem System, da bei sachgemäßem Umgang eine Kontamination mit Blut verhindert wird,
- Drei-Wege-Hahn mit NaCl 0,9 % freispülen (Blutbestandteile bilden einen idealen Nährboden für Mikroorganismen; dadurch erhöhte Infektionsgefahr),
- neuen sterilen Verschlussstopfen aufsetzen (benutzter Verschlussstopfen wird häufig nicht steril abgelegt).

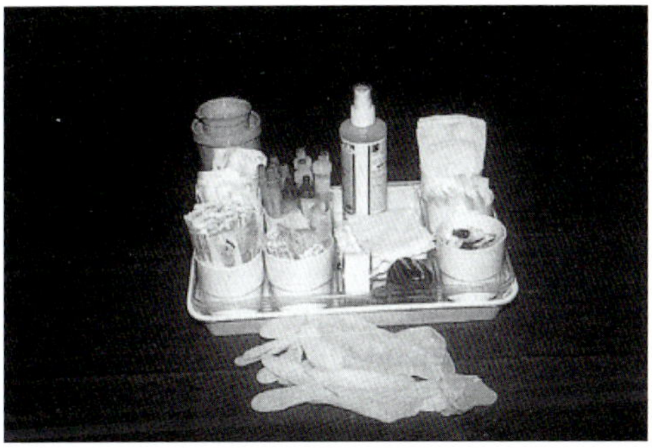

Abb. 2.1: Blutentnahmetablett

Hinweise

- Blutentnahmen aus venösen Kathetern dürfen nur im Notfall vorgenommen werden, da Blutbestandteile im Katheterinnenlumen einen idealen Nährboden für Mikroorganismen bieten und damit eine Infektionsgefahr darstellen.
- Ausnahme: zur Diagnostik von Katheterinfektionen.

Nachbereitung

- Sachgerechtes Entsorgen der Materialien,
- hygienische Händedesinfektion.

2.1.4 Infusionen

Durch die Zunahme der invasiven Diagnostik- und Therapiemöglichkeiten hat die Infusionstherapie heute einen großen Stellenwert in den Kli-

niken und anderen Bereichen der stationären und ambulanten Pflege bekommen. Bei nicht sachgemäßer Durchführung ist die Gefahr für die Patienten, infolge einer Infusionstherapie eine Bakteriämie oder Sepsis zu erwerben, sehr groß.
Um die Infektionsgefahr zu minimieren, müssen bei der Vorbereitung von Infusionen sowie bei der Durchführung der Infusionstherapie folgende Hygienerichtlinien eingehalten werden.

Hygieneregeln bei Infusionen

Vorbereitung

- Bereitstellen der Infusionsflasche, ggf. Bereitstellen von Zusatzinjektionen,
- Bereitlegen des Infusionszubehörs,
- farbloses Hautdesinfektionsmittel (DGHM-gelistet),
- Händedesinfektionsmittel,
- sterilisierte Tupfer.

Durchführung

- Hygienische Händedesinfektion (IB)
- Wischdesinfektion der Arbeitsfläche mit z. B. 70-prozentigem Alkohol,
- Infusionsflasche auf Risse, Ausflockung, Verfärbung und Verfallsdatum überprüfen,
- vor dem Anstechen Gummistopfen desinfizieren; Einsprühen mit farblosem Hautdesinfektionsmittel; Einwirkzeit von 15 Sekunden beachten; mit sterilisiertem Tupfer abwischen,
- evtl. Zusätze zuspritzen, die unter aseptischen Kautelen aufgezogen wurden,
- Belüftungsventil des Infusionssystems schließen,
- Dorn des Infusionssystems einstechen und System luftfrei füllen,
- Infusionssystem nicht in Waschbecken, Abfalleimer etc. hängen lassen (Kontaminationsgefahr),
- hygienische Händedesinfektion (IB),
- Anschließen unter aseptischen Kautelen.

Merke

- Wechsel der Infusionssysteme nach 72 Stunden (IB),
- Ausnahme: ZVD-System mit offenem Messschenkel nach 24 Stunden (IB),
- keine Aussage zur Wechselfrequenz geschlossener ZVD-Systeme (III).

Nachsorge

- Einstichstelle täglich palpieren und ggf. inspizieren (Rötung, Schwellung, Schmerzen etc.),
- Verbandwechsel durchführen (siehe Kapitel 2.3. Intravasale Zugänge) (IB)

Merke

- Sichtkontrolle der Flaschen und Ampullen auf Trübung, Ausflockung, Haarrisse und Verfallsdatum,
- Infusionen und Injektionen dürfen erst unmittelbar vor Gebrauch gerichtet werden,
- Medikamente erst unmittelbar vor Anlegen der Infusion unter aseptischen Kautelen zumischen,
- Infusionssysteme für reine Lipidlösungen sollen nach jeder Lipidinfusion, spätestens nach 24 Stunden gewechselt werden (IB),
- reine Lipidlösungen sollen innerhalb von 12 Stunden infundiert werden (IB),
- TPN-Lösungen sollen innerhalb von 24 Stunden infundiert werden (IB),
- keine Wiederbefüllung von Perfusorspritzen (IB),
- Zumischungen, Datum und Uhrzeit auf der Infusionsflasche vermerken;
  CAVE: keine Stifte verwenden, da diese durch Kunststoffe diffundieren können,
- Bakterienfilter (0,2 µm) und Partikelfilter müssen im Infusionssystem integriert sein,
- wird der Luftfilter an der Tropfkammer feucht, ist die Sterilität der Infusionslösung nicht mehr gewährleistet,
- Diskonnektionen sind auf ein Minimum zu beschränken (IB),
- keine Aussage zur Desinfektion von Katheteransatzstücken bzw. Drei-Wege-Hähnen vor der Dis- bzw. Rekonnektion (III),
- nach jeder Diskonnektion muss ein neuer Verschlussstopfen verwendet werden (IB),
- keine Aussage zur Verwendung von Ventil-Membran-Konnektioren (III),
- aus infektionspräventiver Sicht keine Empfehlung zum routinemäßigen Einsatz von In-line-Filtern (III),
- bei Verwendung von In-line-Filtern müssen die Hygienemaßnahmen eingehalten werden (IB),
- Eindosisbehälter sollten bevorzugt vor Mehrdosisbehältern verwendet werden (IB),
- Manipulation am Infusionssystem nur nach vorheriger hygienischer Händedesinfektion und unter Beachtung aseptischer Kautelen (IB),
- kontaminierte Infusionssysteme sofort auswechseln (IB),
- keine Transfusionen über zentralvenöse Katheter (ZVK), da Blutbestandteile im Katheterinnenlumen einen idealen Nährboden für Mikroorganismen bieten (Infektionsgefahr).
- die Anzahl der Drei-Wege-Hähne sowie der gleichzeitig laufenden Infusionen sind auf ein Minimum zu reduzieren, da „Totleitungen" ein idealer Nährboden für Mikroorganismen sind.

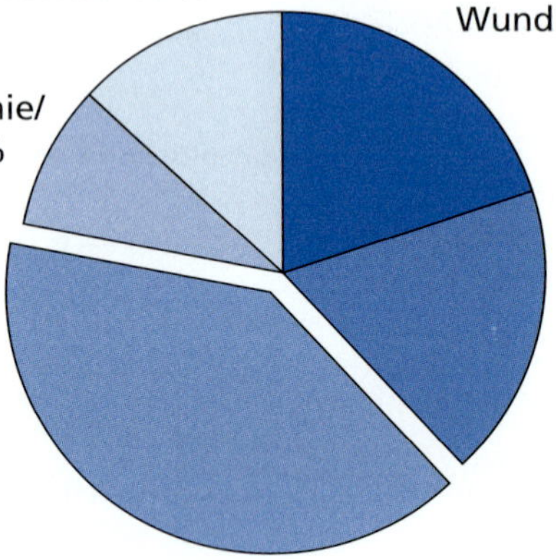

Abb. 2.2: Anteil der Harnwegsinfektionen an den nosokomialen Infektionen in Deutschland

2.2 Blasenkatheterisierung

Ziel: Verminderung des Zahl an Harnwegsinfektionen

Ca. 40 % der Patienten erwerben nosokomiale Harnwegsinfektionen (Abb. 2.2). Die aseptische Vorbereitung und Durchführung der pflegerischen Maßnahmen bei der Katheterisierung sind deshalb außerordentlich wichtig. Oft wird aus Bequemlichkeit ein Blasenkatheter gelegt – das Risiko der Harnwegsinfektion und die daraus resultierenden Folgen werden nicht bedacht.
Um die hohe Zahl der Harnwegsinfektionen zu reduzieren, muss unbedingt eine sorgfältige Schleimhautantiseptik durchgeführt werden. Die Infektionen können durch aseptisches Arbeiten zwar reduziert, jedoch nicht völlig verhindert werden.
Deswegen sollte ein Blasenkatheter generell nur bei strenger Indikationsstellung gelegt werden. Die Empfehlungen zur Prävention und Kontrolle Katheter-assoziierter Harnwegsinfektionen des RKI sind zu beachten und sind im Text mit integriert.

2.2.1 Anforderungen an ein geschlossenes Harnableitungssystem

- Sterile Einzelverpackung,
- Anschlusskonus mit Schutzkappe,
- flexibler, knickfester, großlumiger Drainageschlauch,
- Mindestlänge 1 m,
- katheternahe Urinprobeentnahmestelle für mikrobiologische Untersuchungen,
- Fassungsvermögen des Urinbeutels mindestens 2.000 ml,
- gut ablesbare ml-Markierung,

- dichtes Ablassventil (keine Kontamination der Umgebung),
- Luft- und Bakterienfilter (Verhinderung des Negativ-Drucks im System),
- Tropfkammer zur Verhinderung retrograder Keimwanderung.

Zusätzliches Zubehör bei System mit Urimeter

- Messung kleinerer Urinmengen exakt möglich,
- Fassungsvermögen bis 300 ml,
- Belüftung des Urimeters,
- funktionierender Über- bzw. Ablauf im Urimeter,
- Rückflusssperrventil,
- gute Fixierung des Urimeters am Ablaufbeutel.

2.2.2 Transurethrale Ableitung

Varianten

- Als Einmalkatheter, z. B. bei Miktionsstörung, Harnverhalten, zur bakteriologischen Untersuchung, zur Restharnbestimmung,
- intermittierend, z. B. während Narkose, zur exakten Bilanzierung, nach großen chirurgischen Eingriffen,
- als kontinuierliche Ableitung, z. B. bewusstseinsbeeinträchtigten Patienten (z. B. Intensivpatienten).

Kontaminationsrisiken

- Liegedauer des Katheters (je länger die Liegedauer, desto höher ist die Gefahr, eine Harnwegsinfektion zu bekommen),
- Pflege des Katheters (sachgemäße Durchführung erforderlich),
- Antisepsis beim Katheterisieren unzureichend,
- Asepsis durch Handlingfehler nicht gewährleistet,
- Kontamination des sterilen Materials,
- Diskonnektion von Katheter und Drainagesystem.

Vorbereitung

- Einmalhandschuhe; Waschschüssel; Waschlappen; Handtuch,
- Händedesinfektionsmittel,
- Schleimhautantiseptikum,
- Blasenkatheter verschiedener Größen; Latex oder Silikon (längere Liegedauer möglich); Katheterstärke muss Meatus urethrae angepasst werden (1B),
- Katheterset für transurethrale Urinableitung (1B),
- sterile Einmalhandschuhe (1B).

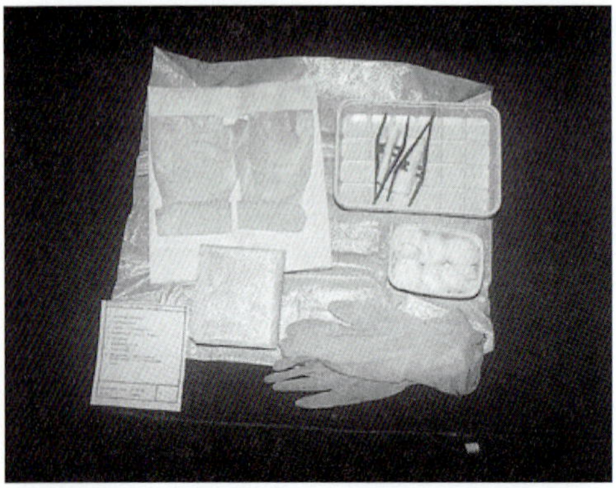

Abb. 2.3: Set für Blasen-katheterisierung

Spezielle Pflegehinweise

- Katheterisierung sollte nach Möglichkeit zu Zweit durchgeführt werden,
- vor der Katheterisierung Intimwäsche durchführen (lassen).

Durchführung

- Hygienische Händedesinfektion (1B),
- Wischdesinfektion der Arbeitsfläche mit z. B. 70-prozentigem Alkohol,
- Katheterset öffnen und auf dem Bettschutz ausbreiten,
- sterile Handschuhe dem Set entnehmen und anziehen; zusätzlich sterile Handschuhe anreichen lassen und anziehen (1B),
- steriles Lochtuch anlegen (1B),
- Schleimhautantiseptikum in sterile Nierenschale gießen lassen,
- Desinfektion der Genitalien (1B).

a) **beim Mann**

- Vorhaut zurückschieben,
- Harnröhrenöffnung leicht spreizen und zusammen mit der Eichel mindestens dreimal mit jeweils neuem sterilen Tupfer desinfizieren,
- sterile Harnröhrenanästhesie anreichen lassen und einbringen (ca. 1 Minute warten) (1B),
- den Arbeitshandschuh ausziehen (lassen),
- Katheter anreichen lassen und steril entnehmen; in die Harnröhre (nicht gegen Widerstand) einführen; wenn Harn kommt, noch 2 cm vorschieben,
- Ablaufbeutel konnektieren; Katheter blocken (Verpackungsangabe beachten); Katheter zurückziehen, bis leichter Widerstand spürbar ist,
- auf Schmerzen achten,
- Vorhaut nach vorn schieben (CAVE: Paraphimose),
- Urinbeutel am Bett unter Patientenniveau aufhängen.

b) bei der Frau

- Große Schamlippen rechts und links, kleine Schamlippen rechts und links sowie Urethraeingang desinfizieren; letzten Tupfer auf Vaginaeingang legen; immer von außen nach innen, von der Symphyse zum Anus; ein Wisch pro Tupfer,
- den Arbeitshandschuh ausziehen (lassen),
- Katheter anreichen lassen und steril entnehmen; Katheter in die Harnröhre einführen; wenn Harn kommt, noch 2 cm vorschieben,
- Katheter blocken (Verpackungsangabe beachten; CAVE: kein Vorschieben des Blasenkatheters mit Gewalt, kein gewaltsames Blocken des Ballons); Katheter zurückziehen, bis leichter Widerstand zu spüren ist,
- auf Schmerzen achten,
- Urinbeutel am Bett unter Patientenniveau aufhängen.

Nachbereitung

- Sachgerechtes Entsorgen der Materialien,
- hygienische Händedesinfektion.

Pflege des Blasendauerkatheters

Blasenkatheter: Pflege, Wechsel, Entfernung

Durchführung

- Zweimal täglich Intimtoilette mit Wasser und Seife, bei Inkrustierungen und nach dem Stuhlgang zusätzliche Reinigung, dabei Zug vermeiden (1B),
- es sind Einmalhandschuhe zu tragen (1B),
- Meatusnahe Katheterinkrustationen im Bereich der Urethraöffnung können mit H_2O_2-(3-prozentig) getränkten Kompressen beseitigt werden (II),
- auf perineale Hygiene ist zu achten (1B).

Wechsel des Blasenkatheters

- Bei Kurzzeitdrainage von weniger als 5 Tagen kann ein Latexkatheter verwendet werden, sofern eine Latexallergie ausgeschlossen ist (II).
- Bei längerfristiger Blasendrainage sollten Vollsilikonkatheter bevorzugt werden (1B).
- Die Anwendung antimikrobiell beschichteter Katheter wird derzeit nicht empfohlen (III).
- Blasenverweilkatheter sollten nicht routinemäßig in festen Intervallen gewechselt werden, sondern bei Bedarf nach individuellen Gesichtspunkten (z. B. Inkrustation, Obstruktion, Verschmutzung) (1B).

Entfernung des Blasendauerkatheters

Entfernung unter aseptischen Kautelen.

Merke

- Katheterisierungen dürfen nur von Personen durchgeführt werden, die mit der korrekten Indikationsstellung, Technik und Erfordernissen der Aseptik und Antiseptik sowie der Katheterhygiene vertraut sind (1B).
- Regelmäßige Schulungen, auch in der Erkennung Katheter-assoziierter Komplikationen, und praktisches Training sind erforderlich (1B).
- Blasenverweilkatheter dürfen nur nach strenger Indikationsstellung gelegt werden und sind frühestmöglich wieder zu entfernen.
- Bei längerfristiger Katheterisierung (mehr als 5 Tage) sollten suprapubische Katheter zum Einsatz kommen (1B).
- Vor und nach jeder Manipulation am Blasenverweilkatheter oder Drainagesystem ist eine hygienische Händedesinfektion erforderlich (1B).
- Ballonfüllung erfolgt mit sterilem Aqua. dest. oder 8–10-prozentiger Glycerin-Wasserlösung (1B).
- Eine Ballonüberfüllung ist zu vermeiden (1B).
- Es dürfen nur sterile, geschlossene Ableitsysteme verwendet werden (1A).
- Katheter und Drainageschlauch sollten nicht diskonnektiert werden (1A).
- Ist eine Diskonnektion nicht zu vermeiden, wird die Konnektionsstelle vorher desinfiziert (1B).
- Bei Diskonnektion darf die erneute Verbindung von Katheter und Konus nur unter aseptischen Kautelen nach Sprüh-Wischdesinfektion erfolgen (1B).
- Spülungen und Instillationen sind nur bei speziellen urologischen Indikationen, aber nicht zur Infektionsprophylaxe durchzuführen (1B).
- Zur Inkrustationsprophylaxe sollte auf eine Harnausscheidung von 1,5 bis 2 l/24 Stunden, ein spezifisches Gewicht ca. 1.015 g/l und ggf. auf eine Harnansäuerung (ph 5,8–6,2) geachtet werden (II).
- Um den Harnabfluss zu sichern, muss ein Abknicken verhindert werden (1B).
- Es wird empfohlen, den Katheter ohne Zug am Unterbauch zur Leiste hin zu lagern (1B).
- Der Auffangbeutel muss immer frei hängend ohne Bodenkontakt unter Blasenniveau positioniert sein (1B).
- Er ist rechtzeitig zu leeren, bevor der Harn mit der Rückflusssperre in Kontakt kommt; dabei sind Einmalhandschuhe zu tragen (1B).
- Auf Spritzschutz und die Verhinderung des Nachtropfens (Rückstecklasche) ist zu achten (1B).
- Bei der Harnentsorgung darf der Ablassstutzen nicht mit dem Auffanggefäß in Kontakt kommen (1B).
- Das intermittierende Abklemmen eines transurethralen Blasenkatheters vor dessen Entfernung sollten unterbleiben (1B).

- Eine Infektionsprophylaxe mit Antibiotika sollten zum Legen eines Blasenverweilkatheters oder bei liegendem Katheter nicht erfolgen (1B).
- Bei Vorliegen einer Harnwegsinfektion entsprechend der CDC-Definition (siehe RKI-Richtlinie E_1) sollte vor einer testgerechten Antibiose zunächst die Qualität der Harndrainage überprüft werden (1B).

2.2.3 Suprapubische Ableitung

Anwendung

- Als kontinuierliche Ableitung, z. B. nach größeren Operationen, bewusstseinsbeeinträchtigten Patienten (z. B. Intensivpatienten) unter Beachtung der Kontraindikationen (1B),
- vorzugsweise bei operativen Eingriffen an Harnblase und Urethra in Kombination mit transurethralem Katheter (geschlossenes Spülsystem),
- Vorteil: Harnwegsinfektionen treten selten auf.

Vorbereitung der Materialien

- Punktionsset für suprapubische Urinableitung (1B),
- geschlossenes Urindrainagesystem (1A).

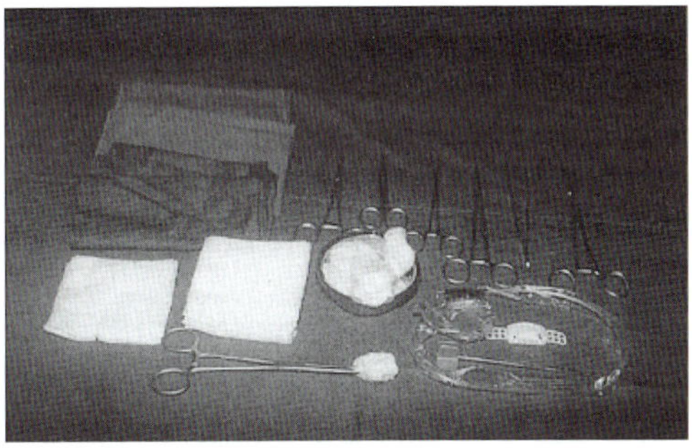

Abb. 2.4: Set für Blasenkatheterisierung

Pflegerische Vorbereitung

- Evtl. Haarkürzung im Bereich des Unterbauchs, da die Haare mikrobiell besiedelt sind und der Verband nicht gut fixiert werden kann,
- Füllung der Blase:

  a) retrograde Füllung über Blasenkatheter oder
  b) Füllung durch Infusion oder orale Flüssigkeitsaufnahme.

Durchführung

Das Legen einer suprapubischen Katheterdrainage wird vom Arzt durchgeführt:

- hygienische Händedesinfektion (1B),
- Wischdesinfektion der Arbeitsfläche mit z. B. 70-prozentigem Alkohol,
- aseptisches Ankleiden mit Haube, Mundschutz, sterilem Kittel, sterilen Handschuhen,
- Desinfektion mit Hautdesinfektionsmittel gefärbt; Einwirkzeit von 1 × 1 Minute beachten; mit steriler Kompresse abwischen,
- Applikation des Lokalanästhetikums,
- erneute Desinfektion der Haut (siehe oben),
- steriles Abdecken der Punktionsstelle mit sterilem Lochtuch,
- Punktion durchführen (Arzt),
- erneute Desinfektion der Einstichstelle nach Punktion,
- Fixierung des Katheters mit Hautnaht,
- Einstichstelle mit sterilem Verband abdecken,
- Verband mit Datum und Uhrzeit versehen.

Nachbereitung

- Sachgerechtes Entsorgen der Materialien,
- hygienische Händedesinfektion.

Pflege des suprapubischen Katheters

- Einstichstelle täglich palpieren und ggf. inspizieren (Rötung, Schwellung, Schmerzen etc.),
- Infektionsprophylaxe,
- Verbandwechsel abhängig von Verbandmaterial durchführen (Folienverbände können bis zu 7 Tage verbleiben).

Spezielle Pflegehinweise

- Keine antibiotikahaltigen Salben verwenden, da es innerhalb weniger Tage zur Bildung von resistenten Staphylokokken und zur Selektion von Sprosspilzen kommen kann.
- Keine antiseptischen Salben oder Cremes verwenden, da die Gefahr einer feuchten Kammer gegeben ist und kein Langzeiteffekt des Antiseptikums besteht.

Vorbereitung

- Einmalhandschuhe,
- farbloses Hautdesinfektionsmittel (DGHM-gelistet),
- Händedesinfektionsmittel,
- sterile Tupfer, sterile Kompresse oder sterile Watteträger,
- Schere, sterile Pinzette,
- Fixierpflaster,
- evtl. Benzin zur Reinigung der Haut.

Durchführung

- Hygienische Händedesinfektion (1B),
- Einmalhandschuhe anziehen (IV), (1B),
- alten Verband vorsichtig entfernen; Inspektion der Einstichstelle,
- Einstichstelle desinfizieren; Einwirkzeit von 15 Sekunden beachten; mit steriler Kompresse abwischen,
- sterilen Verband anlegen,
- Verband mit Datum und Uhrzeit versehen.

Nachbereitung

- Sachgerechtes Entsorgen der Materialien,
- hygienische Händedesinfektion (1B).

Entfernen des suprapubischen Katheters

Entfernen unter aseptischen Kautelen.

2.2.4 Gewinnung von Katheterurin aus geschlossenen Harnableitungssystemen

Ziel

Die Abnahme von Katheterurin dient in erster Linie der mikrobiologischen Untersuchung und der Überwachung einer Resistenzentwicklung.

Vorbereitung

- Farbloses Hautdesinfektionsmittel (DGMH-gelistet),
- Händedesinfektionsmittel,
- 2 sterile Kompressen,
- Einmalhandschuhe,
- 10 ml-Spritze, Kanüle Nr. 1,
- steriles Urinröhrchen.

Durchführung

- Hygienische Händedesinfektion,
- Anziehen der Einmalhandschuhe,
- Desinfektion des Gummimuffs; mit Hautdesinfektionsmittel einsprühen; Einwirkzeit von 15 Sekunden beachten; mit steriler Kompresse abwischen,
- mit steriler Kanüle und steriler Spritze einstechen (bei Bedarf Ablaufsystem 15 Minuten vorher abklemmen); Urin aspirieren; Kanüle herausziehen,
- aseptisches Umfüllen in das sterile Laborröhrchen und verschließen.

Nachbereitung

- Sachgerechtes Entsorgen der Materialien,
- hygienische Händedesinfektion.

Hinweise

- Ein generelles mikrobiologisches Harnmonitoring dauerkatheterisierter Patienten auf Intensivstation kann derzeit nicht empfohlen werden (III).
- Zur Beurteilung einer Bakteriurie sollen die CDC-Definitionen (auch in deutscher Version vorhanden) zu Grunde gelegt werden.

2.3 Intravasale Zugänge

Intravasale Zugänge und Hygiene

Die zunehmende Intensivpflege und -therapie stellt sehr hohe Anforderungen an den Hygienestandard auch in Bezug auf Venenkatheter und arterielle Gefäßzugänge. Da auf Intensivstationen schwerstkranke Patienten versorgt werden und diese zunehmend abwehrgeschwächt sind, müssen diese unter Umständen lebensbedrohenden Infektionen nach Möglichkeit verhindert werden. Dies ist eine Herausforderung an alle in der Pflege tätigen Personen.

Auch auf Krankenstationen außerhalb von Intensivstationen hat die Zahl der intravasalen Katheter in den letzten Jahren stark zugenommen.

Infektionsrate

Die nosokomiale Infektionsrate einer Bakteriämie/Sepsis liegt bei ca. 8 bis 9 %. Der Umgang mit intravasalen Kathetern ist Routine geworden. Deshalb wird vielfach angenommen, dass das hygienische Verhalten beim Legen und im Umgang gelockert werden könnte. Zahlen von Studien aus Amerika beweisen jedoch das Gegenteil. Durch striktes aseptisches Verhalten können katheterinduzierte Infektionen signifikant reduziert werden. Gerade bei diesen Maßnahmen ist demzufolge die Be-

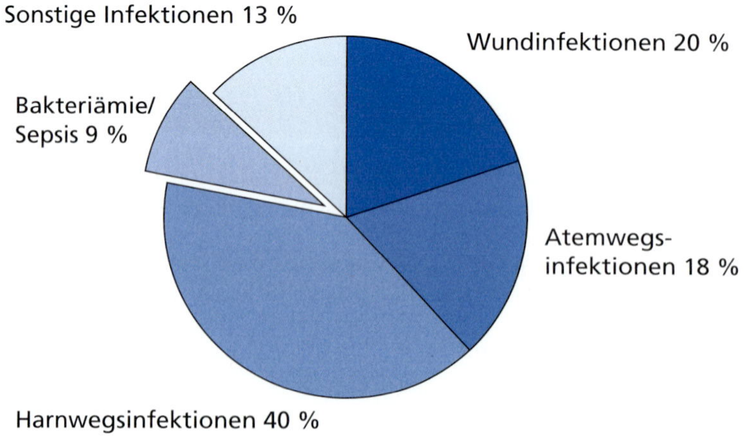

Abb. 2.5: Anteil der Bakteriämie/Sepsis an den nosokomialen Infektionen in Deutschland

achtung der Hygienestandards und des aseptischen Vorgehens von großer Wichtigkeit.
Die tagesspezifische Kontaminationsrate ist abhängig von der **Liegedauer** des Venenkatheters:

- nach 24 Stunden: 9,4 %
- nach 48 Stunden: 19 %
- nach 72 Stunden: 32 %.

Je länger folglich ein Gefäßzugang liegt, desto höher ist für den Patienten das Risiko, eine katheterinduzierte Infektion zu bekommen.
Das Infektionsrisiko ist zusätzlich abhängig von der **Art des Gefäßzugangs:**

Infektionsrisiko und Gefäßzugangs

- Dialysekatheter in der Femoralvene haben ein höheres Infektionsrisiko,
- beim Pulmonaliskatheter steigt das Infektionsrisiko nach 48 Stunden signifikant an,
- von den zentralvenösen Kathetern hat der Katheter in der Vena jugularis ein höheres Infektionsrisiko.

2.3.1 Allgemeine Anforderungen an Gefäßzugänge

Zugangswege

- Peripherer Katheter: V. basilica (V. cephalica),
- zentraler Katheter: V. jugularis externa und interna, V. subclavia, V. anonyma.

Anforderungen an Kathetermaterialien

- Röntgenkontrastgebend,
- Markierungen in cm,
- Material:
  - Polyurethanhydromer
  - Polyurethan
  - Polyäthylen
  - Silikon (Polyvinylchlorid ungeeignet)

Auswahl des Katheters

- Länge des Katheters (abhängig vom geplanten Punktionsort),
- Anzahl der Lumen: 1-Lumen-Katheter, 2-Lumen-Katheter, 3-Lumen-Katheter, Multilumenkatheter,
  - erster Schenkel dient der kompletten parenteralen Ernährung,
  - zweiter Schenkel der Applikation von inkompatiblen Medikamenten und Infusionen,
  - dritter Schenkel für die kontinuierliche ZVD-Messung über Monitor,
- Dialysekatheter bestehen aus zwei dickeren Lumen für die Dialyse und einem dünneren Lumen (z. B. zur Applikation von Katecholaminen),
- periphere Venenzugänge: kurz, zum Legen in periphere Gefäße.

2.3.2 Peripherer Venenkatheter

Infektionsrisiko

Nach Angaben des RKI beträgt die Phlebitisrate bei 5-tägiger Liegedauer 30 %, bei 10-tägiger Liegedauer ca. 50 %. Eine bakterielle Kolonisation zum Zeitpunkt der Entfernung der Kanülen wird nur in ca. 5–7 % der Anwendungen festgestellt.

Legen einer peripheren Venenverweilkanüle

Vorbereitung

- Einmalhandschuhe (IV),
- Tablett zur Venenpunktion mit:
  - sterilen Punktionskanülen in verschiedenen Größen,
  - Stauschlauch,
  - farblosem Hautdesinfektionsmittel (DGHM-gelistet),
  - Händedesinfektionsmittel,
  - Abwurfbehälter für Kanülen und spitze Gegenstände (gebrauchte Gegenstände zur Verminderung der Verletzungsgefahr sofort abwerfen),
  - sterilisierte Kompressen,
  - Fixierpflaster,
  - Kanülenfixierpflaster mit Saugpolster (steril),
- vorbereitete Infusion mit Infusionssystem.

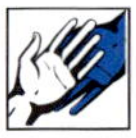

Spezieller Pflegehinweis: Das Tragen von Einmalhandschuhen ist aus hygienischen Gesichtspunkten wichtig, da eine Kontamination während der Punktion oder bei der Konnektion mit dem Infusionssystem nicht auszuschließen ist.

Durchführung

- Hygienische Händedesinfektion (1A),
- Anlegen der Einmalhandschuhe (IV),
- Desinfektion der Punktionsstelle mit farblosem Hautdesinfektionsmittel; Einwirkzeit von 15 Sekunden beachten; mit sterilisiertem Tupfer abwischen (1B),
- Punktionsstelle vor Venenpunktion nicht mehr palpieren (1B),
- Punktion durchführen,
- Entfernen des Mandrins; hierbei Herauslaufen des Blutes nach Möglichkeit verhindern (Kontaminationsgefahr),
- mit Infusionssystem verbinden,
- Fixation der Venenverweilkanüle; es können sterilisierte Pflasterstreifen verwendet werden (1B),
- sterilen Verband anlegen und mit Datum und Uhrzeit versehen (1B).

Nachbereitung

- Sachgerechte Entsorgung der Materialien,
- hygienische Händedesinfektion (1B).

Hinweise

- Es werden regelmäßige Personalschulungen zur Insertion und Pflege peripherer Venenverweilkanülen empfohlen (1B).
- Periphere Venenverweilkanülen sollen bei Erwachsenen am Handrücken oder am Unterarm gelegt werden. Die Insertion an der unteren Extremität, am Oberarm oder in der Ellbeuge soll vermieden werden (1B).
- Venenverweilkanülen können so lange liegen bleiben, wie sie klinisch benötigt werden und keine Komplikationszeichen feststellbar sind (1B).
- Die Indikation muss täglich neu überprüft werden (1B).
- Notfallmäßig gelegte Verweilkanülen sollten baldmöglichst entfernt und ggf. an anderer Stelle neu gelegt werden, wenn die Erstplatzierung unter eingeschränkten aseptischen Bedingungen erfolgte (1B).
- Eine sofortige Entfernung bei apparenter Phlebitis ist notwendig (1B).

Pflege einer peripheren Verweilkanüle

Hinweise

- Die Verbände sollten täglich inspiziert und bei Gazeverbänden die Insertionsstelle im Hinblick auf Druckschmerz palpiert werden (1B).
- Transparentverbände und Gazeverbände brauchen nicht routinemäßig, sondern nur bei Bedarf (Verschmutzung, Ablösung, Durchfeuchtung, Infektionsverdacht) gewechselt werden (1B).
- Täglicher Wechsel bei eingeschränkter Kooperation des Patienten, wenn der Verband keine Inspektion der Einstichstelle ermöglicht (1B).
- Es sollten keine antibakteriellen Cremes oder Salben auf die Insertionsstelle aufgebracht werden (1B).
- Eine Aussage zur Behandlung der Einstichstelle mit antiseptischen Lösungen (III) ist nicht möglich.

Vorbereitung

Es können sowohl transparente als auch Gazeverbände verwendet werden (IA):

- steriles Kanülenfixierpflaster mit Saugpolster, Gazeverband oder Folienverband,
- ggf. sterile NaCl 0,9-prozentige Lösung (1B),
- Händedesinfektionsmittel,
- große sterile Watteträger – Non-Touch-Technik (1B),
- Einmalhandschuhe (IV).

Durchführung

- Hygienische Händedesinfektion (1B),
- Einmalhandschuhe anziehen,
- Verband entfernen; Fixierpflaster bei Verschmutzung entfernen,
- Einmalhandschuhe ablegen,
- Reinigung mit NaCl 0,9 %; mit sterilem Watteträger abwischen (1B),
- Inspektion der Einstichstelle,
- sterilen Verband der Verpackung entnehmen; Kanüle neu fixieren,
- sterilen Verband abdichtend anlegen und mit Datum und Uhrzeit versehen (1B),
- Infusionsschlauch in Schlaufe legen und fixieren.

Nachbereitung

- Sachgerechtes Entsorgen der Materialien,
- hygienische Händedesinfektion (1B).

Hinweise

- Bei Intervalltherapie mit i.v.-Medikamenten können Verweilkanülen mit sterilen Verschlussstopfen oder Madrin verschlossen werden (1B).
- Zur Intervallspülung reicht eine sterile Elektrolytlösung aus (1A).
- Wird die Venenverweilkanüle mehr als 24 Stunden mit einem Mandrin oder Verschlussstopfen verschlossen, müssen Gazeverbände täglich gewechselt und die Einstichstelle inspiziert werden.
- Bei Beurlaubung nach Hause sind ggf. der Patient oder die Angehörigen in die Beurteilung einzuweisen (1B).

2.3.3 Zentraler Venenkatheter (ZVK)

Das Legen zentralvenöser Katheter ist insbesondere für Nicht-Routinierte bei schwierigen und komplikationsträchtigen Punktionen mit Nachteilen behaftet, jedoch ergeben sich folgende Vorteile:

Vorteile

- Punktion auch bei schlechten Venenverhältnissen, Kreislaufstillstand und Schock möglich,
- zentrale Position leichter möglich,
- Patient hat mehr Bewegungsfreiheit,
- bei korrekter Pflege längere Liegedauer,
- Zentrale Venenkatheter verursachen ca. 90 % der Septikämien, die durch Gefäßzugänge verursacht werden. Bei einer Inzidenzstudie wurde eine mittlere Septikämierate von 2,2 pro 1.000 Kathetertage festgestellt. Die Empfehlung zur Prävention Gefäßkatheter-assoziierter Infektionen wurde im Herbst 2002 veröffentlicht. Die Empfehlungen/Kategorien wurden im Folgenden berücksichtigt.

Vorbereitung

- Punktionsset für Venenpunktion,
- bei Seldinger-Technik: Einführungsbesteck nach Seldinger,
- steriler Katheter entsprechend Anzahl der Lumen,
- Händedesinfektionsmittel,
- gefärbtes Hautdesinfektionsmittel (DGHM-gelistet),
- steriler Kittel,
- sterile Handschuhe,
- Mundschutz,
- Haube,
- Material, das zur Punktion notwendig ist.

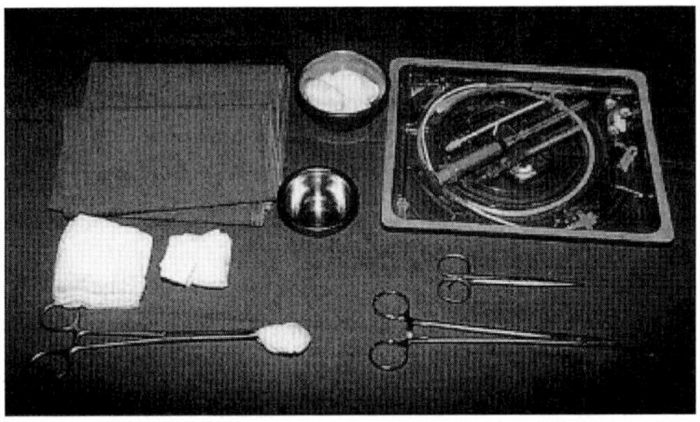

Abb. 2.6: Punktionsset zum Legen eines ZVK

Durchführung

- Hygienische Händedesinfektion (1A),
- evtl. Haarkürzung, da Haare mikrobiell besiedelt sind und der Verband nicht gut befestigt werden kann,
- aseptisches Ankleiden mit Haube, Mundschutz, sterilem Kittel und sterilen Handschuhen (1A),
- Desinfektion mit Hautdesinfektionsmittel gefärbt, entsprechend der Einwirkzeit (1B),
- Applikation des Lokalanästhetikums,
- erneute Desinfektion der Haut, entsprechend der Einwirkzeit (1B) (s. o),
- Abdecken der Punktionsstelle mit sterilem Lochtuch (1A),
- Punktion durchführen (Arzt),
- Reinigung (Entfernung von Blut) und nochmalige Desinfektion der Punktionsstelle,
- Fixation mit Faden,
- sterilen Verband anlegen und mit Datum und Uhrzeit versehen.

Nachbereitung

- Sachgerechtes Entsorgen der Materialien,
- hygienische Händedesinfektion (1B).

Merke

Wechsel der gesamten Infusionszuleitungen einschließlich aller Mehrfachverbindungen und Drei-Wege-Hähne grundsätzlich nach dem Legen eines neuen Katheters, da die bereits verwendeten Leitungen mit pathogenen Erregern kontaminiert sein könnten.

Hinweise

- Es werden regelmäßige Schulungen von Ärzten und Pflegekräften bezüglich Indikation, Anlage und Pflege zentralvenöser Katheter empfohlen (1A).
- Eine Aussage zu antimikrobiell oder antiseptisch beschichteten Kathetern (III) ist nicht möglich.
- Wenn möglich sollten Single-Lumen-Katheter verwendet werden. Bei stringenter Indikationsstellung können Doppel- oder Triple-Lumen-Katheter verwendet werden (1B).
- Aus infektionspräventiver Sicht ist die V. subclavia als Insertionsstelle vorzuziehen (1B).
- Eine systemische Antibiotikaprophylaxe vor der Insertion (III) sollte unterbleiben.
- Eine sichere Fixierung des Katheters (1B) und
- die sofortige Entfernung und ggf. Neuanlage bei sichtbarer Entzündung an der Eintrittstelle sind notwendig (1B).
- Grundsätzlich sollte kein Blut aus zentralvenösen Kathetern entnommen werden (nur im Notfall), da Blutbestandteile im Katheterinnenlumen haften und einen idealen Nährboden für Mikroorganismen bieten (Infektionsgefahr).
- Zur Blutentnahme sollte die periphere Vene punktiert oder Blut aus der arteriellen Verweilkanüle entnommen werden.
- Falls eine Entnahme aus dem Katheter erforderlich ist, sollte danach ein neuer Drei-Wege-Hahn eingesetzt werden.
- Eine Ausnahme besteht zur Diagnostik von Katheterinfektionen. Hier werden Blutkulturen aus dem liegenden ZVK sowie mittels Punktion einer peripheren Vene vorgenommen. Beim Nachweis gleicher pathogener Keime handelt es sich mit Sicherheit um eine katheterassoziierte Infektion.

Messung des zentralen Venendrucks (ZVD)

- System immer konnektiert lassen,
- bei Messung mittels cm-H_2O muss der offene Schenkel des ZVD-Systems einen Bakterienfilter besitzen und ist täglich zu wechseln (1B).

Hinweise

- Infusionssysteme nicht in Fußboden- oder Tracheostomanähe legen!
- Bei Diskonnektion besteht die Gefahr einer Luftembolie!

- Bei nicht mehr zentraler Lage des Katheters ist das Vorschieben grundsätzlich verboten, da pathogene Keime, die am Katheter haften, auf diesem Weg in den Körper transportiert werden können!

Pflege zentralvenöser Zugänge

Verbandwechsel (VW)

Einstichstelle täglich palpieren und inspizieren (Rötung, Schwellung, Schmerzen etc.).

Hinweise

- Verbände sollen täglich inspiziert und bei Gazeverbänden die Insertionsstelle palpiert werden (1B),
- keine Aussage zur Wechselfrequenz von Gazeverbänden bei bewußtseinsklaren, kooperativen Patienten (III)
- täglicher Verbandwechsel von Gazeverbänden bei eingeschränkter Kooperation des Patienten (Bewusstseinsstörung, Beatmung (1B)),
- bei Druckschmerz, Fieber unklarer Ursache oder Sepsis Gazeverband entfernen und Inspektion der Einstichstelle (1B),
- routinemäßiger Wechsel von Transparentverbänden spätestens nach 7 Tagen (1B),
- sofortiger Verbandwechsel bei Verschmutzung, Durchfeuchtung, Ablösung oder Infektionsverdacht (1B),
- aseptische Vorgehen bei Verbandwechsel (1B),
- Applikation von Antiseptika, bevorzugt von alkoholischen Hautdesinfektionsmittel, auf die Insertionsstelle bei Verbandwechsel (II),
- bei Transparentverbänden keine Salben verwenden (1B),
- keine antibiotikahaltigen Salben verwenden, da es innerhalb weniger Tage zur Bildung von resistenten Staphylokokken und zur Selektion von Sprosspilzen kommen kann,
- keine antiseptischen Salben oder Cremes verwenden, da die Gefahr einer feuchten Kammer gegeben ist und kein Langzeiteffekt des Antiseptikums besteht.

Vorbereitung

- Mundschutz,
- Einmalhandschuhe,
- steriles NaCl 0,9 %,
- Händedesinfektionsmittel,
- sterile Pinzette, sterile Tupfer oder sterile Kompressen,
- sterile Watteträger,
- Transparentverband oder Fixierverband,
- Schere,
- Mittel zur Hautreinigung,
- Pflaster für Zügelfixation,
- Abwurfbeutel.

Durchführung

- Mundschutz anziehen,
- hygienische Händedesinfektion (1B),
- Einmalhandschuhe anziehen (1B),
- alten Verband entfernen,
- Inspektion der Einstichstelle (evtl. Inkrustierungen entfernen), Reinigung der Haut mit sterilem NaCl 0,9 %,
- ggf. sterile Kompresse oben auflegen,
- sterilen Verband bzw. Transparentverband anlegen und mit Datum und Uhrzeit versehen (1B).

Nachbereitung

- Sachgerechtes Entsorgen der Materialien,
- hygienische Händedesinfektion (1B).

Hinweis

Verwendung von Antiseptika ist nicht notwendig (II).
Transparentverbände sind zu bevorzugen, da die Vorteile überwiegen.

Entfernung des zentralvenösen Katheters

Entfernung unter aseptischen Kautelen.

2.3.4 Arterieller Gefäßzugang

Merke

- Arterielle Verweilkanülen nur bei Patienten auf Intensivstationen,
- vor Verlegung rechtzeitig entfernen.
- Die Infektionsraten bei arteriellen Kathetern sind vergleichsweise geringer als bei zentralvenösen Kathetern. Die Raten liegen hierbei, abhängig von den Studien, zwischen 0–35 %.

Klassische Zugangswege

- A. radialis
- A. femoralis

Vorbereitung zur arteriellen Punktion

- Wahl der Verweilkanüle entsprechend der zu punktierenden Arterie,
- Set zur arteriellen Punktion,
- Vorbereitung des kompletten Druckaufnahmesystems unter aseptischen Kautelen.

Durchführung

- Evtl. Haarkürzung, da Haare mikrobiell besiedelt sind und das Pflaster nicht so gut fixiert werden kann,
- hygienische Händedesinfektion (1A),
- bei Punktion der A. femoralis Haube, Mundschutz, sterilen Kittel und sterile Handschuhe anlegen (1A),
- kurze peripher-arterielle Katheter werden mit sterilen Handschuhen gelegt (1B),
- Desinfektion mit gefärbtem Hautdesinfektionsmittel; Einwirkzeit beachten (1B),
- Applikation des Lokalanästhetikums,
- erneute Desinfektion der Haut (1B),
- Abdecken der Punktionsstelle mit sterilem Lochtuch (1A),
- Punktion durchführen,
- Reinigung (Entfernung von Blut) und Desinfektion der Punktionsstelle,
- Fixation mit Faden,
- sterilen Verband anlegen und mit Datum und Uhrzeit versehen (1B),
- Anschluss an einen Überwachungsmonitor.

Druckwandler/Transducer

- Der Wechsel der NaCl 0,9 %-Beutel mit Heparinzusatz muss unter aseptischen Kautelen erfolgen,
- Wechsel des kompletten Druckmesssystems alle 4 Tage.

Nachbereitung

- Sachgerechtes Entsorgen der Materialien,
- hygienische Händedesinfektion (1B).

Pflege arterieller Zugänge

Verbandwechsel

Hier gelten die gleichen Standards wie bei zentralvenösen Kathetern.

Vorbereitung

- Einmalhandschuhe,
- steriles NaCl 0,9 %,
- Händedesinfektionsmittel,
- sterile Pinzette, sterile Tupfer oder
- sterile Watteträger,
- Pflaster,
- Schere,
- Mittel zur Hautreinigung,
- Pflaster für Zügelfixation.

Durchführung

- Hygienische Händedesinfektion (1B),
- Einmalhandschuhe tragen (1B),
- alten Verband entfernen,
- Inspektion der Einstichstelle,
- Reinigung der Haut; evtl. Inkrustierungen entfernen,
- ggf. sterile Kompresse oben auflegen,
- Anlegen eines sterilen Verbandes oder Transparentverbandes, mit Datum und Uhrzeit versehen (1B).

Nachbereitung

- Sachgerechtes Entsorgen der Materialien,
- hygienische Händedesinfektion (1B).

Entfernung des arteriellen Gefäßkatheters

Entfernung unter aseptischen Kauteln.

2.3.5 Pulmonaliskatheter

Hinweise

- Die Rate katheterassoziierter Septikämien liegt bei Pulmonaliskathetern zwischen 0,1–0,66 pro 100 Kathetertage, also weitaus höher als bei zentralvenösen Kathetern.
- Die Risikofaktoren sind Liegedauern von mehr als 4–7 Tagen, die Kolonisierung der Insertionsstelle und der Verzicht auf die optimale Einhaltung der vorgeschriebenen Hygienestandards.
- Es kann keine Empfehlung zur Insertionsstelle (V. subclavia versus V. jugularis) von Pulmonaliskathetern aus infektiologischer Sicht gegeben werden (III).

Aufbau eines Pulmonaliskatheters

- Gelbes Ende → distales Ende (A. pulmonalis),
- blaues Ende → proximales Ende (rechter Vorhof),
- rotes Ende → Ballon mit Spezialblockerspritze,
- Thermo-Kabel zum Anschluss an Monitor → HZV-Messung.

Vorbereitung

- Punktionsset für Venenpunktion,
- Pulmonaliskatheter,
- komplett gerichtetes Druckaufnahmesystem.

Durchführung

- Hygienische Händedesinfektion (1A),
- evtl. Haarkürzung, da Haare mikrobiell besiedelt sind und das Pflaster besser fixiert werden kann,
- aseptisches Ankleiden mit Haube, Mundschutz, sterilem Kittel, sterilen Handschuhen (1A),
- Desinfektion mit gefärbtem Hautdesinfektionsmittel, Einwirkzeit beachten (1B),
- Applikation des Lokalanästhetikums,
- erneute Desinfektion der Haut (s. o.) (1B),
- Abdecken der Punktionsstelle mit sterilem Lochtuch (1A),
- Abdecken der Umgebung mit sterilen Tüchern, um Kontamination des Pulmonaliskatheters zu vermeiden (1A),
- Punktion und Einschwemmen des Katheters,
- Reinigung (Entfernung von Blut) und Desinfektion der Punktionsstelle,
- Fixation mit Faden,
- sterilen Verband anlegen und mit Datum und Uhrzeit versehen (1B),
- Druckaufnahmesystem durchspülen und an Monitor anschließen; Nullabgleich und Kalibrierung durchführen.

Nachbereitung

- Sachgerechtes Entsorgen der Materialien,
- hygienische Händedesinfektion (1B).

Pflege des Pulmonaliskatheters

Verbandwechsel

Hier gelten die gleichen Standards wie bei zentralvenösen Kathetern.

Vorbereitung

- Einmalhandschuhe,
- steriles NaCl 0,9 %,
- Händedesinfektionsmittel,
- sterile Pinzette, sterile Tupfer oder
- sterile Watteträger,
- Pflaster,
- Schere,
- Mittel zur Hautreinigung,
- Pflaster für Zügelfixation.

Durchführung

- Hygienische Händedesinfektion (1B),
- Einmalhandschuhe tragen (1B),
- alten Verband entfernen,

- Inspektion der Einstichstelle,
- Reinigung der Haut; evtl. Inkrustierungen entfernen,
- ggf. sterile Kompresse oben auflegen,
- Anlegen eines sterilen Verbandes oder Transparentverbandes; mit Datum und Uhrzeit versehen (1B).

Nachbereitung

- Sachgerechtes Entsorgen der Materialien,
- hygienische Händedesinfektion (1B).

Entfernung des Pulmonaliskatheters

Hinweise

- Pulmonalarterienkatheter sollen spätestens nach 7 Tagen entfernt, und – falls klinisch notwendig – neu angelegt werden (1B).
- Sofortige Entfernung und ggf. Neuanlage an anderer Stelle bei sichtbarer Entzündung an der Eintrittsstelle (1B).

Komplikationsgefahr

Die Entfernung des Pulmonaliskatheters erfolgt durch den Arzt, da Komplikationen wie Herzrhythmusstörungen, Knotenbildung des Katheters oder Gefäßwandverletzungen durch einen nicht vollständig entblockten Ballon auftreten können. Die Schleuse wird von einer Pflegekraft unter aseptischen Kautelen entfernt.

Druckmesssystem

Anforderungen an Druckmesssysteme

Bei der Auswahl und dem Umgang mit Druckmesssystemen sind nach den RKI-Empfehlungen einige Punkte zu beachten:

- Einwegartikel sollten gegenüber Mehrweg-Systemen bevorzugt werden (1B).
- Mehrwegdruckmesssysteme müssen unter Berücksichtigung der Herstellerangaben aufbereitet und sterilisiert werden (1B).
- Geschlossene Systeme sind gegenüber solchen mit Drei-Wege-Hähnen zu bevorzugen (1B).
- Das komplette Drucksystem muss aseptisch gehandhabt werden (1B).
- Wird das Schlauchsystem zur Blutentnahme über eine Gummimembran angestochen, so muss dieses zuvor einer Desinfektion mit einem geeigneten Desinfektionsmittel auf alkoholischer Basis unter Beachtung der Einwirkzeit unterzogen werden (1B).
- Als Spüllösungen dürfen keine glukosehaltigen Lösungen verwendet werden (1B).
- Ein Zusatz von Heparin zur Spüllösung (z. B. 1 U/ml in 0,9 % NaCl-Lösung) wird zur Verminderung der Koagelbildung empfohlen (1B).
- Ein Wechsel der Druckaufnehmer muss nach spätestens 96 Stunden erfolgen (1B).

2.3.6 Mikrobiologische Untersuchung der Katheterspitze

Mikrobiologische Untersuchungen dienen der Überprüfung der Besiedelung und einer Resistenzentwicklung von pathogenen Mikroorganismen und sollten in regelmäßigen Abständen durchgeführt werden.

Zweck

Vorbereitung

- Einmalhandschuhe,
- farbloses Hautdesinfektionsmittel (DGHM-gelistet),
- Händedesinfektionsmittel,
- steriles Fadenmesser, sterile Pinzette, sterile Kompressen, sterile Schere,
- Pflaster,
- steriles Gefäß mit Nährmedium.

Durchführung

- Hygienische Händedesinfektion,
- Einmalhandschuhe anziehen; Verband entfernen,
- Desinfektion mit farblosem Hautdesinfektionsmittel, Einwirkzeit von 15 Sekunden achten, mit steriler Kompresse abwischen, Vorgang wiederholen,
- Faden mit sterilem Fadenmesser lösen,
- Katheter etwas distal mit steriler Pinzette fassen,
- Katheter ziehen,
- Spitze mit steriler Einmalschere abschneiden,
- in Probengefäß fallen lassen,
- Einstichstelle mit steriler Kompresse komprimieren, Kompresse mit Pflaster fixieren.

2.4 Sondenernährung

Die Verabreichung von Sondenkost stellt hohe hygienische Anforderungen an das Personal, das dem Patienten die Nahrung vorbereitet und verabreicht. Nicht eingehaltene Hygieneregeln können beim Patienten zu Infektionen und Intoxikationen führen. Die Diagnose Darminfektion wird in der Regel erst durch mikrobiologische Stuhluntersuchungen gestellt. Die Zusammensetzung der Sondenkost sowie die Verabreichung bei Raumtemperatur ist prädestiniert für Verkeimung. Das aseptische Vorgehen ist zur Infektionsprophylaxe von großer Bedeutung.

Hohe hygienische Anforderungen

Methoden der künstlichen Ernährung

- Parenterale Ernährung,
- Sondenernährung.

Sondenkostformen

- Self-made-Sondenkost,
- Nährstoff-definierte Diät (NDD) – hochmolekular,
- chemisch definierte Diät (CDD) – niedermolekular,
- Oligopeptid-Diät,
- Elementar-Diät.

Hinweis: Sondenkost ist ein ideales Nährmedium für Mikroorganismen. Demzufolge ist die Einhaltung hygienischer Maßnahmen unbedingt erforderlich.

Vorbereitung

- Flasche je nach Anordnung,
- desinfizierter Flaschenöffner,
- Applikationssystem,
- evtl. Pumpe,
- Händedesinfektionsmittel.

Zubereitung einer flüssigen Fertignahrung

- Hygienische Händedesinfektion,
- Wischdesinfektion der Arbeitsfläche mit z. B. 70-prozentigem Alkohol,
- Flasche öffnen,
- Belüftungssystem des Applikationsgerätes schließen, System fest auf die Flasche drehen,
- Rollklemme schließen, Belüftungssystem öffnen, Schlauchsystem entlüften.

Hinweise

- Aus Sicherheitsgründen dürfen nur Applikationssysteme verwendet werden, die nicht mit Infusionssystemen verwechselt werden können.
- Das Überleitungssystem darf aus hygienischen Gründen max. 24 Stunden verwendet werden, da bei versehentlicher Kontamination sehr schnell hohe Keimzahlen von pathogenen Keimen erreicht werden können.

Zubereitung von pulverisierter Fertignahrung

- Vorbereitungsplatz muss wischdesinfiziert sein,
- hygienische Händedesinfektion,
- Schnittstelle des Beutels mit 70-prozentigem Alkohol desinfizieren,
- zum Aufschneiden desinfizierte Schere benützen,
- Pulver in einen sterilisierten Schüttelbecher geben und steriles (mindestens abgekochtes) Wasser hinzugeben,
- Schüttbecher verschließen und gut durchschütteln,
- Überleitungssystem steril aus der Verpackung nehmen, auf Applikationsbecher aufsetzen und entlüften.

Verabreichungsformen

- Als Bolus mit Überleitungssystem,
- als Bolus mit Magenspritze,
- als intermittierende Tropfsonde,
- als kontinuierliche Sondenernährung
  - per Schwerkraft,
  - per Pumpe.

> **Hinweise**
>
> - Magenspritze muss entweder nach jedem Gebrauch aufbereitet werden (z. B. thermisch, ca. 4–6-mal möglich), oder es ist jeweils eine neue Magenspritze zu verwenden.
> - Eine staubfreie Aufbewahrung sollte gewährleistet sein (z. B. in sauberem Tuch).

Zugangswege

- Nasogastrale oder orogastrale Sonde (gleichzeitige Ableitung von Magensaft möglich),
- Doppellumensonde,
- einläufige Sonde,
- PEG (perkutane endoskopische Gastrostomie),
- FKJ (Feinnadel-Katheter-Jejunostomie)

> **Spezieller Pflegehinweise:** Lagekontrolle der Sonde vor Applikation, da bei nicht-korrekter Lage die Gefahr der Aspiration mit nachfolgender Aspirationspneumonie besteht.

Applikationsvorgang

1. Bolus-Applikation mit Überleitungssystem

- Hygienische Händedesinfektion,
- Oberkörper mindestens 40 Grad hochlagern; Cuffdruck überprüfen; Lage der Sonde kontrollieren,
- Überleitungssystem mit Sonde konnektieren und entlüften; Rollerklemme öffnen und Laufgeschwindigkeit einstellen,
- Patient beobachten (RR, Puls, Schweißausbruch),
- Sonde mit 50 ml Flüssigkeit, einwandfreiem Trinkwasser ggf. sterilem Wasser durchspülen. CAVE: Tee; Magenbeutel anschließen und über Patientenniveau hängen.

2. Kontinuierliche Sondenernährung

- Hygienische Händedesinfektion,
- Oberkörper mindestens 40 Grad hochlagern; Lage der Sonde kontrollieren,

- Flasche mit Applikationssystem verbinden, in die Pumpe einlegen und an Sonde anschließen,
- ca. 100 bis 150ml pro Stunde infundieren,
- Eintropfen per Schwerkraft oder Pumpe (Pumpe gewährleistet eine gleichmäßige Applikation),
- Pumpe starten und Menge einstellen; regelmäßige Kontrolle der Einlaufmenge,
- Überleitungssystem maximal 24 Stunden verwenden, da sonst Kontaminations- und Infektionsgefahr besteht.

Merke

- Bei Diarrhöe an kontaminierte Sondenkost denken und mikrobiologische Stuhluntersuchung veranlassen,
- angebrochene Flaschen mit Sondenkost im Kühlschrank lagern, da bei Raumtemperatur eine erhöhte Infektionsgefahr gegeben ist,
- Flasche innerhalb von 24 Stunden aufbrauchen, ansonsten verwerfen.

Keimvermehrung in Sondennahrung

Es ist davon auszugehen, dass bei Zimmertemperatur eine rasche Vermehrung vorhandener Keime in der Sondennahrung stattfindet. Hauptsächlich: Pseudomonas spezies, Klebsiella spezies und Candida.

Tee

Vorsicht

In den letzten Jahren kam es in der Bundesrepublik zu Auftreten von nosokomialen Infektionen (Pneumonien, Wundinfektionen), ausgelöst durch Tee. Die Anwendung von Tee sollte, insbesondere auf Intensivstationen (auch zur Mundpflege), kritisch betrachtet werden.

Sachgemäße Zubereitung von Tee:

- Thermoskannen in Geschirrspülmaschinen thermisch aufbereiten,
- Thermoskanne muss vor Befüllen innen trocken sein,
- Teebeutel nur mit kochendem Wasser aufbrühen (Teebeutel sind kontaminiert),
- Standzeiten von Tee maximal 4–6 Stunden,
- kein kaltes Wasser hinzufügen.

2.5 Befeuchtungssysteme der Atemluft

Aseptisches Vorgehen

Heute existiert eine Vielzahl an Möglichkeiten zur Luftbefeuchtung. Beatmete Patienten und Patienten mit chronischen Atemwegserkrankungen sind durch nicht-hygienische Verhaltensweisen besonders stark gefährdet. Wichtig ist hier ein aseptisches Vorgehen.

Gebräuchliche Befeuchtungssysteme

- Aktive Systeme, wobei der Wasserinhalt und normalerweise auch die Temperatur des Einatemgases erhöht wird,
- passive Systeme, so genannte „künstliche Nase“ oder „HME“ (Heat/ Moisture Exchanger), die einen Teil der gespeicherten Feuchtigkeit und Wärme des Ausatemgases an die darauffolgende Einatmung zurückgeben. Eine passive Befeuchtungsvorrichtung kann zusätzlich eine Keimfiltrationsfunktion bieten; diese muss aber nicht zwangsläufig in ein passives System integriert sein.

2.5.1 Befeuchtung mit aktiven Befeuchtungssystemen

Indikation

Befeuchtung und Erwärmung der Inspirationsluft bei überwiegend intubierten/tracheotomierten Patienten.

1. Verdunster-geheizte Wasserkammersysteme

Wasserbadbefeuchter, mit oder ohne zusätzliches Schlauchheizungssystem.

Prinzip

- Atemgas wird durch Wasser erwärmt, befeuchtet und eventuell zusätzlich durch geheizte Patientenschlauchsysteme geleitet.
- Atemgas ist mit Wasserdampf gesättigt und nahezu körperwarm.
- Sie können in das Beatmungsgerät integriert sein.

Vorteile

- Inspirationsluft wird bis 37 °C erwärmt (kann infolge fehlerhafter Funktion über 40 °C erwärmt werden und den Patienten gefährden).
- Eine optimale Befeuchtung kann erzielt werden.

Nachteile

- Bakterientransport durch das Schlauchsystem möglich,
- verschiedene Beatmungssysteme können den Atemwegswiderstand erhöhen,
- viele arbeiten mit hoher Verlustleistung: Temperatur/Wasserspiegel müssen oft kontrolliert werden,
- Wasserdampfsättigung ist abhängig von vielen Faktoren (z. B. Flow im Inspirationsschenkel),
- im Beatmungsschlauch bildet sich zu viel Kondenswasser, wenn das System ohne Schlauchheizung betrieben wird.

Pflegerische Maßnahmen

- Hygienische Händedesinfektion vor und nach Kontakt mit Beatmungszubehör (1A),
- Wasserkammer und Wasserfallen der Beatmungsschläuche immer unter Patientenniveau anbringen,
- regelmäßige Leerung der Wasserfallen (aus hygienischen Gründen Einmalhandschuhe tragen und auf strikte Händehygiene achten (1B) (IV);
  CAVE: Kondenswasser fließt bei unregelmäßiger Leerung direkt in die Atemwege; Kontaminationsgefahr ist ebenfalls gegeben,
- nur steriles Aqua dest. verwenden,
- Wechsel des Beatmungssystems einmal wöchentlich (1B),
- es sollte ausschließlich autoklavierbares Material verwendet werden.

2. Ultraschallvernebler

Prinzip

- Umwandlung von Wechselstrom in hochfrequenten Strom,
- Umwandlung von elektrischen Schwingungen in mechanische Schwingungen; Übertragung auf eine Membran; Wassertropfen sind in Gas gelöst,
- Wasser wird zu Aerosolen (Düse/Ultraschall) mit unterschiedlicher Tröpfchengröße; sichtbarer Nebel entsteht,
- Entstehung verschieden großer Tröpfchen (2–7 µm Partikelgröße).

Indikation

- Überwiegend bei nicht intubierten Patienten,
- zur Raumluftbefeuchtung,
- zur Inhalation mit oder ohne Medikamente.

Vorteil

Unterschiedlich große Tropfen gelangen in verschiedene Bronchialabschnitte.

Nachteil

Bakterien können verteilt werden.

Pflegerische Maßnahmen

- Sterilwassersystem oder steriles Aqua dest. verwenden (Wasser muss keimfrei sein),
- Sauerstoffbefeuchter (Schläuche, Wasserbehälter, Gasverteiler und Flowmeter) sind bei Verwendung an einem Patienten alle 48 Stunden wiederaufzubereiten; ebenso vor Wechsel zu einem anderen Patienten (1B),
- Bakterienfilter vor Wasserkammer einsetzen (Wechsel siehe Herstellerangaben).

Hinweis: Ultraschallvernebler sollten in der Praxis kaum mehr eingesetzt werden.

2.5.2 Befeuchtung mit passiven Befeuchtungssystemen

(„Künstliche Nase“; HME = Heat/Moisture Exchanger)

Prinzip

- Wärme und Wasserdampf der Ausatmungsluft werden in passiven Befeuchtungssystemen gespeichert (es gibt Wärme- und Feuchtigkeitsaustauscher mit verschiedenen Prinzipien, siehe unten).
- Bei Einatmung wird dieses an das trockene Atemgas abgegeben; dadurch wird eine ausreichende Erwärmung und Befeuchtung erzielt.

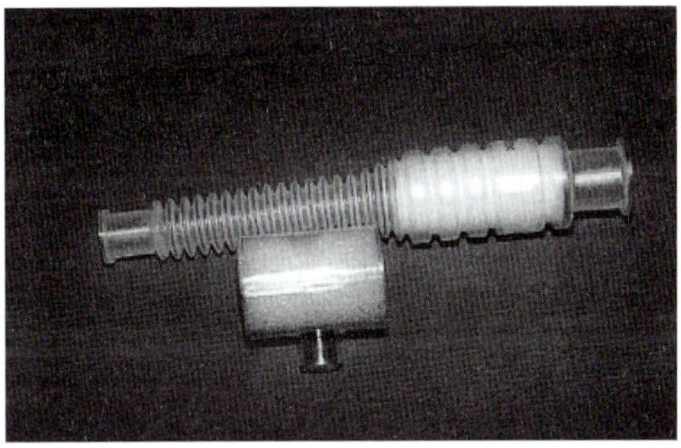

Abb. 2.7: Künstliche Nase (Befeuchtungsnase)

Übersicht: Klassifikation von passiven Befeuchtungsfiltern

HME = Heat/Moisture Exchanger
oft synonyme Begriffsverwendung für alle Passivsysteme; ein typischer, einfacher Befeuchter mit Aluminiumbeschichtung; mit oder ohne Faserelement für zusätzliche Wärme-/Feuchtigkeitsspeicherung.

HMEF = Heat/Moisture Exchanging Filter
wie oben, aber mit zusätzlichem Keimfilter; hygroskopisches oder hydrophobes Element, das Abstoßung der Wärme und Feuchtigkeit an der Patientenseite bewirkt und sie tatsächlich speichert.
Kombination möglich: hydrophober und hygroskopischer HME/HMEF

Anforderungen an passive Wärme- und Befeuchtungsaustauscher

Empfehlung

Passive Wärme- und Befeuchtungsaustauscher sollten folgende Charakteristika besitzen (Modifikation von ISO 9360):

- Feuchtigkeitsrückführung: > 28 mg H_2O/l
- Totraum: < 50 ml
- Widerstand: < 2,5 cm H_2O/l/s

Vorteile

- Kostengünstig,
- einfache Handhabung,
- hygienisch unbedenklich, wenn eine Keimbarrierenfunktion eingebaut ist (Keimretention > 99,99 %),
- in der Anästhesiebeatmung gut einsetzbar,
- keine Ansammlung von Kondenswasser in Beatmungstuben.

Nachteile

- Akute Verlegung mit Sekret möglich,
- Totraumvergrößerung besonders bei Kindern, je nach Modell und Beatmungssystem,
- sollte nicht mit angewärmtem Befeuchtungssystem oder Inhalationsvernebler (je nach Position im Beatmungssystem) angewendet werden,
- möglicherweise unzureichende Befeuchtung bei Minutenvolumen > 10 l (MV),
- evtl. Erhöhung der Atemarbeit und des Atemwegswiderstands.

Kurzfristige Beatmung mit Passivsystem inklusive Filter (HMEF)

Ausreichende Befeuchtung der Atemluft und Kontaminationsschutz für den Patienten.

2.5.3 Bakterienfilter für Beatmung

Kein Ersatz für Befeuchtung

Ein Bakterienfilter bietet nicht unbedingt einen ausreichenden Ersatz für die Befeuchtung, aber beide Funktionen können kombiniert werden (siehe Kapitel 2.5.2).

Indikation

- Filtration von Partikeln und Mikroorganismen zum Schutz des Patienten vor exogenen Infektionen (z. B. Patienten mit vermuteter oder nachgewiesener Infektionskrankheit, Pneumonie). Es ist nicht bekannt, inwieweit Viren durch Beatmungsschläuche/Narkoseschläuche übertragen werden und ob die Übertragung durch die Verwendung von Beatmungsfiltern sicher vermieden werden kann.

- Zum Schutz des Schlauchsystems des Beatmungsgerätes vor Kontamination (abhängig von der Position im Beatmungsgerät).

Filtrationsprinzipien

- Überwiegend mechanische Interzeption für Bakterien und Virenfiltration,
- elektrostatische Membran; Funktion durch elektrophysikalische Kräfte,
- der Filter sollte eine Keimreduktion von > 99,99 % aufweisen.

Nachteile bei Intensivpatienten

- Filter kann durch Sekret verlegt werden (je nach Position im System),
- Gefahr der Kontamination durch häufige Diskonnektion,
- kann während Medikamenteninhalation (je nach Verneblerposition im Beatmungssystem) nicht benutzt werden,
- die Notwendigkeit einer sorgfältigen Überwachung ist gegeben.

Langzeitbeatmung

- Kontamination der Beatmungsgeräte wird reduziert, aber nicht komplett verhindert,
- bei Spontanatmung (CPAP) kann durch den Filter ein höherer Atemwegswiderstand entstehen; er sollte spätestens nach 24 Stunden gewechselt werden,
- evtl. Erhöhung der Atemarbeit in der Entwöhnungsphase vom Beatmungsgerät infolge erhöhten Atemwiderstands.

CAVE: Filterfunktion und Befeuchtungsfunktion (HME) können getrennt werden. Eine Kombination muss dann benutzt werden, wenn beide Funktionen erwünscht sind.

2.6 Inhalationen

Infektionsprophylaxe

Da Flüssigkeiten ein idealer Nährboden für Mikroorganismen sind, ist im Rahmen von Inhalationen der aseptische Umgang und damit die Infektionsprophylaxe für den Patienten sehr wichtig. Häufig haben Patienten, die sich einer Inhalationstherapie unterziehen, chronische Atemwegserkrankungen oder sind aus anderen Gründen immungeschwächt. Atemwegsinfektionen nehmen in der Bundesrepublik bei den nosokomialen Infektionen einen Anteil von ca. 18 % ein (siehe Abb. 2.9, S. 61). Diese Zahl könnte durch aseptische Vorgehensweise deutlich reduziert werden.

Merke

- Eine hygienische Händedesinfektion ist vor Manipulation an Medikamentenverneblern oder Sauerstoffbefeuchtern durchzuführen (1A).
- Medikamentenvernebler sind nur mit sterilen Flüssigkeiten und unter sterilen Kautelen, Sauerstoffbefeuchter mit sterilem Aqua. dest. zu füllen (1A).
- Alle Anteile des Medikamentenverneblers sind bei Verwendung an einem Patienten täglich zu desinfizieren; Desinfektion vor jedem Wechsel zu einem anderen Patienten (1B).

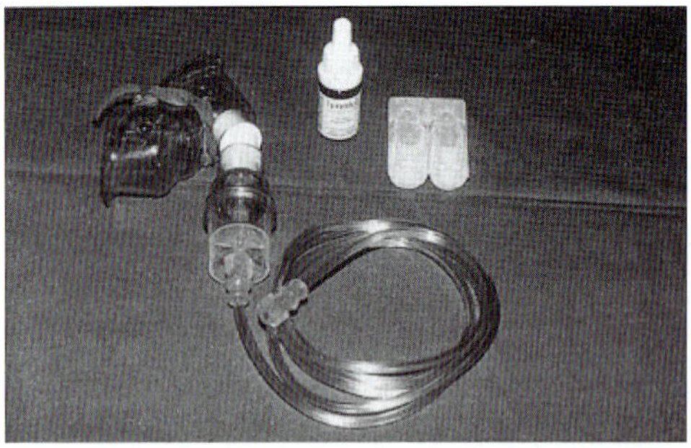

Abb. 2.8: Inhalationszubehör

2.6.1 Inhalation mit Maske

Vorbereitung

- Inhalationsset mit Maske, Vernebler, Leitung, O_2-System,
- sterile 10 ml NaCl 0,9 % Amp.; sterile 10 ml Aqua dest. Amp., (1A),
- sterile 5 ml-Spritze, Kanüle Nr. l,
- Medikament je nach Anordnung,
- 70-prozentiger Alkohol zur Desinfektion der Inhalationsmaske,
- Einmaltuch,
- Händedesinfektionsmittel.

Durchführung

- Hygienische Händedesinfektion (1B),
- Vorbereiten der sterilen Inhalationslösung (mit steriler Spritze und steriler Kanüle die entsprechende Menge aufziehen) (1A),
- Lösung unter aseptischen Bedingungen in Vernebler füllen, System anschließen,
- Maske aufsetzen und ca. 15 Minuten inhalieren lassen.

Nachbereitung

- Verneblerkammer leeren und mit sterilem Aqua dest. ausspülen,
- Maske innen mit 70-prozentigem Alkohol desinfizieren, da sich pathogene Keime an der Innenwand festsetzen und vermehren, was unter Umständen zu Infektionen führen kann,
- System keimfrei lagern,
- hygienische Händedesinfektion (1B).

2.6.2 Inhalation mit Beatmungsgerät

Vorbereitung

- Inhalationsset mit Vernebler und Leitung,
- sterile 10 ml NaCl 0,9 % Amp., sterile 10 ml Aqua dest. Amp.,
- sterile 5 ml-Spritze, Kanüle Nr. l,
- Medikament je nach Anordnung
- Einzelampullen der Medikamente sollten verwendet werden (II).

Durchführung

- Vor dem Befüllen des Verneblers ist das Kondenswasser aus den Beatmungsschläuchen zu entfernen (1A) (IV)
- hygienische Händedesinfektion und Tragen von Einmalhandschuhen (1A),
- Vorbereiten der sterilen Inhalationslösung (1A),
- Lösung unter aseptischen Kautelen in Vernebler füllen,
- System am Einatmungsschlauch einsetzen; Konnektionsstelle nicht berühren, um Kontamination zu vermeiden; am Inhalationsschalter anschließen,
- ca. 15 Minuten inhalieren lassen.

Nachbereitung

- Hygienische Händedesinfektion (1B),
- Inhalationssystem ohne Berührung der Konnektionsstellen aus dem Einatmungsschlauch entfernen,
- Verneblerkammer leeren; mit sterilem Aqua dest. ausspülen,
- System ordnungsgemäß versorgen, z. B. in sterilem Handschuh lagern.

Vorteil

Das zusätzliche Inhalationssystem kann sehr patientennah eingesetzt werden, die Inhalation ist effektiver.

2.6.3 Inhalation mit Inhalationsgerät

Vorbereitung

- Inhalationsgerät nach Herstellerangabe zusammensetzen,
- sterile 10 ml NaCl 0,9 % Amp., sterile 10 ml Aqua dest. Amp.,
- sterile 5 ml-Spritze, Kanüle Nr. l,
- Medikament je nach Anordnung,
- 70-prozentiger Alkohol zur Desinfektion der Inhalationsmaske,
- Einmaltuch,
- Händedesinfektionsmittel.

Durchführung

- Hygienische Händedesinfektion (1B),
- Vorbereiten der sterilen Inhalationslösung (1A),
- Lösung unter aseptischen Kautelen in Vernebler füllen; System anschließen,
- Patient ca. 15 Minuten inhalieren lassen.

Nachbereitung

- Mundstück oder Maske mit 70-prozentigem Alkohol desinfizieren,
- Verneblerkammer leeren und mit Aqua dest. ausspülen,
- System keimfrei lagern,
- hygienische Händedesinfektion (1B),
- Mundstück und Maske täglich wechseln, thermisch aufbereiten (1A).

Hinweise

- Bei Verlegung oder Entlassung: Wischdesinfektion des Gehäuses,
- Inhalationskammer, Mundstück oder Maske täglich der maschinellen Aufbereitung zuführen,
- sachgemäß verpackt lagern und mit Datum versehen.

2.7 Intubation und Tracheotomie

Einhaltung der Hygienestandards

Obwohl der Nasen-Rachen-Raum mit Mikroorganismen besiedelt ist, muss bei der Intubation und Tracheotomie aseptisch gearbeitet werden, um das Infektionsrisiko für den Patienten zu minimieren. Vielfach wird übersehen, dass die Richtlinien auch für den Schutz des Personals gelten. Die Einhaltung der Hygienestandards dient sowohl dem Patienten als auch dem Personal.

Pflegeziele

Pflegeziele bei intubierten und tracheotomierten Patienten

- Vermeidung exogener und endogener bakterieller Besiedelung bei allen Manipulationen,

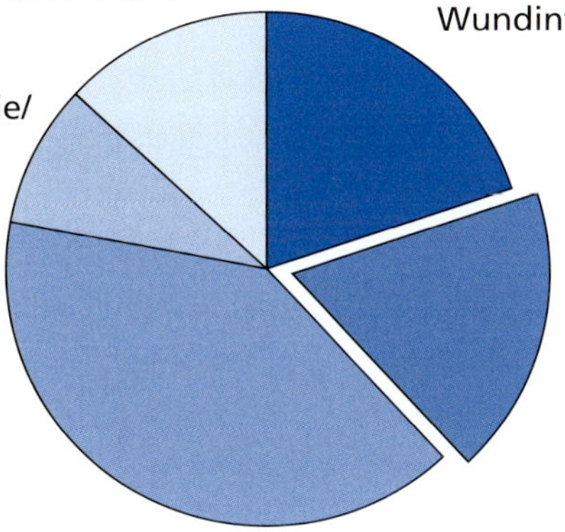

Abb. 2.9: Anteil der Atemwegsinfektionen an den nosokomialen Infektionen in Deutschland

- Ersatz der Funktion des ausgeschalteten Nasen-Rachen-Raums durch künstliche Erwärmung und Anfeuchtung der Inspirationsluft.

Vorteile der prolongierten nasotrachealen Intubation

- Kein chirurgischer Eingriff (Wunde)/Vermeidung von Wundinfektionen,
- während und nach ausgedehnten Eingriffen im Mund-/Kiefer-/Halsbereich (plastische und Tumorchirurgie) zur Vermeidung von Wundinfektionen,
- hohe Toleranz beim wachen, beatmungspflichtigen Patienten,
- Mundpflege und Parotitisprophylaxe sind gut möglich (Infektionsprophylaxe).

Nachteile der Intubation

- Abflussbehinderung der Nasennebenhöhlen; dadurch besteht die Gefahr der Sinusitis,
- Ausschalten des Nasen-Rachen-Raums in seiner Funktion als Staubfilter sowie als Wärme- und Befeuchtungsapparat,
- Expektoration partikulärer und bakterieller Fremdkörper behindert oder unmöglich; dadurch besteht erhöhte Infektionsgefahr,
- interkurrente Bakteriämie (kurzfristige Einschwemmung von Bakterien unter nasotrachealer Intubation),
- Leitschiene für bakterielle Mikroaspiration; Kolonisation und Infektion der unteren Atemwege,
- Inhalation/Inspiration bakteriell kontaminierter Aerosole.

2.7.1 Intubation

Vorbereitung

- Bereitstellung eines funktionstüchtigen Beatmungsgeräts,
- Verwendung von keimfreiem Intubationszubehör,
- Reinigung der Nase durch Spülung mit NaCl 0,9 % zur Infektionsprophylaxe,
- Instillation von schleimhautabschwellenden Lösungen,
- ggf. Zahnprothese entfernen,
- Bereitstellung des Intubationszubehörs,
- Erforderliche Maßnahmen zur Vermeidung einer Aspiration ergreifen (1A).

> **Merke:** Das Intubationszubehör sollte grundsätzlich als Set vorgerichtet sein (für Notfallsituation).
> Benötigte Materialien sind den Pflegestandards zu entnehmen.

Durchführung

- Hygienische Händedesinfektion (1A),
- keimarme Einmalhandschuhe (1A) (IV), Mundschutz und Schutzbrille anziehen,
- Tubus auf Dichtigkeit und Laryngoskop auf Funktionalität überprüfen,
- Patient sedieren, relaxieren und oxygenieren,
- Trachealtubus unter aseptischen Kautelen anreichen (1A),
- Intubation durch Nase oder Mund.

Nach Intubation

- Cuff blocken und Cuffdruck überprüfen; Auskultation auf seitengleiche Belüftung,
- Tubus fixieren und Tubustiefe durch zirkuläres Pflaster markieren.

Nachbereitung

- Sachgerechtes Entsorgen der Materialien,
- hygienische Händedesinfektion (1A).

2.7.2 Tracheotomie

Wichtig: Infektionsprophylaxe

Bei der geplanten Tracheotomie gelten dieselben Hygienestandards wie bei einem operativen Eingriff. Durch die anatomisch enge Lage ist die Gefahr einer Infektion sehr groß. Es müssen daher alle Maßnahmen ergriffen werden, um einen Patienten vor Infektionen zu schützen.

Komplikationen

- Infektionen am Tracheostoma,
- Pneumonie,
- Mediastinitis.

Merke: Die prolongierte Intubation ist gegenüber der Tracheotomie mit weniger Komplikationen verbunden und sollte – bis auf die absoluten Indikationen zur Tracheotomie – dieser stets vorgezogen werden.

Vorbereitung

- Narkosegerät und Beatmungsgerät,
- Intubationszubehör,
- Notfallmedikamente,
- OP-Leuchte,
- Absaugvorrichtung für OP-Sauger,
- Set für Tracheotomie.

Merke

Die Tracheotomie ist ein chirurgischer Eingriff und sollte nach Möglichkeit im OP erfolgen.
Ist ein Transport nicht möglich, muss die Tracheotomie im Patientenzimmer unter streng aseptischen Bedingungen erfolgen.

2.8 Endotracheales Absaugen

Das Absaugen von beatmeten und tracheotomierten Patienten gehört auf Intensivstationen zu den Routinehandlungen. Die hohe Rate der nosokomialen Atemwegsinfektionen (18 %) könnte durch aseptisches Verhalten bei endotrachealem Absaugen reduziert werden. Da dies häufig sehr schnell durchgeführt werden muss, werden oft die grundlegenden hygienischen Vorschriften nicht beachtet, vergessen, oder der zeitliche Aufwand der Vorbereitung ist zu hoch. Aseptisches endotracheales Absaugen ist jedoch die Infektionsprophylaxe der ersten Wahl.

Aseptisches endotracheales Absaugen

Hinweise

- Der Absaugvorgang ist sehr unangenehm und kann Husten- und Erstickungsanfälle auslösen.
- Das Auftreten von Herzrhythmusstörungen und ein Hypertonus sind möglich.
- Eine Infektionsgefahr besteht durch nicht-hygienisches Absaugen.
- Exogene Kontaminationen der Atemwege müssen beim Absaugvorgang nach Möglichkeit verhindert werden.

2.8.1 Endotracheales Absaugen mit offenem System

Vorbereitung

- Händedesinfektionsmittel,
- Einmalhandschuhe,
- steriler Handschuh,
- Absaugvorrichtung,
- steriler Absaugkatheter,
- evtl. Schutzkittel,
- Mundschutz, Schutzbrille,
- bei Lavage: 10 ml-Spritze und 10ml NaCl 0,9 % Ampulle,
- vor dem Absaugen muss der Magensaft abgesaugt werden,
- Mund-Nasen-Raum sorgfältig absaugen,
- bei Cascadenbefeuchtung Kondenswasser aus dem Schlauchsystem mit Handschuhen entfernen,
- präoxygenieren mit 100 % oder Ambubeutel,
- Absaugvorrichtung anstellen und überprüfen.

Durchführung

> **Merke:** Grundsätzlich zu Zweit absaugen.

- Hygienische Händedesinfektion (1A),
- keimarme Einmalhandschuhe anziehen (1B) (IV),
- zusätzlich sterilen Handschuh über die Hand, die den Absaugkatheter hält, ziehen (1B),
- assistierende Person reicht den sterilen Absaugkatheter aseptisch an (Peel-Back-Verfahren) (1A),
- eine Kontamination des Absaugkatheters vor dem Einführen vermeiden (1A)
- Diskonnektion von Tubus und Beatmungsschlauch; Konnektion des Ambubeutels,
- Patient mit Ambubeutel beatmen,
- Beatmungssystem auf sterile Unterlage legen, um Kontamination durch die Umgebung zu verhindern,
- die Absaugkatheter ohne Sog bis Widerstand einführen,
- unter Sog (intermittierender Fingertips) und Drehbewegungen zurückziehen,
- CAVE: Gentle Flow-Katheter mit Sog einführen,
- Sekret beurteilen,
- Absaugkatheter um die noch behandschuhte Hand wickeln, beim Ausziehen Handschuh über den Absaugkatheter stülpen,
- Schlauchsystem des Saugers mit Aqua dest. durchspülen und beim Herausziehen aufpassen, dass Wasser nicht verspritzt wird (1B),
- Schlauchansatz senkrecht in Halterung an der Wand klemmen (1B),
- Beatmungsparameter in die Ausgangsposition zurückstellen.

Nachbereitung

- Sachgerechtes Entsorgen der Materialien,
- hygienische Händedesinfektion (1A).

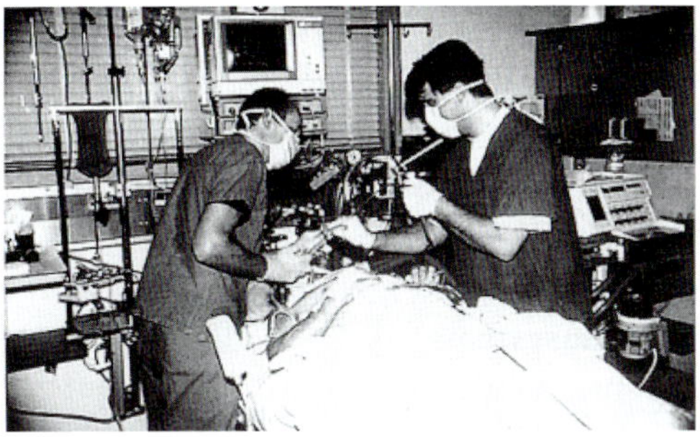

Abb. 2.10: Pflegende beim Absaugen

> **Hinweise**
>
> - Bei einem Patienten kann innerhalb eines Absaugvorganges derselbe Katheter mehrfach verwendet werden; zur Spülung ist dabei steriles Wasser zu verwenden (1A). Der Absaugvorgang darf nicht länger als 15 Sekunden dauern.
> - Keinen starren Zeitplan für die Absaugung erstellen: so oft wie nötig, so wenig wie möglich; mindestens einmal pro Schicht.
> - Blähen und Lavagieren der Lungen erhöht das Infektionsrisiko, da der Schleim dadurch in die Bronchien transportiert wird.

2.8.2 Absaugeinheit

- Vorrichtung auf der dem Beatmungsgerät gegenüberliegenden Seite anbringen. Hier gilt: jeder Intensivplatz hat eine reine und eine unreine Seite.
- Sekretauffangbehälter unter Patientenniveau anbringen,
- unsterile und sterile Einmalhandschuhe,
- Behälter mit sterilen Einmalabsaugkathetern,
- Verbindungsschlauch zum Sekretauffangbehälter mit Fingerdip,
- Wechsel der Sekrettöpfe je nach Hersteller, Wechsel der kompletten Absaugung alle 24 Stunden.

Lavage

- Nur sterile Spritze verwenden,
- steriles NaCl 0,9 % darf nur aus Brechampullen verwendet werden (1A),
- nicht direkt aus der Plastikampulle in den Tubus installieren,
- vor Gebrauch nicht im Bett ablegen, um Kontamination zu vermeiden.

Cuffpflege

- Einmal pro Schicht Entblocken der Cuff-Manschette und Blähen der Lungen,
- angestautes Sekret oberhalb des Cuffs wird in den Rachenraum gedrückt und kann abgesaugt werden; Cuff wieder blocken.

2.8.3 Endotracheales Absaugen mit geschlossenem Doppellumen-Absaugsystem

Vorteile des geschlossenen Absaugsystems

- Nosokomiale Infektionsrate ist geringer,
- Kreuzkontamination wird verhindert,
- Personalschutz, da die Aerosolbildung beim Absaugen verhindert wird.

Merke

- Bei der Langzeitbeatmung sollten geschlossene Absaugsysteme zur Anwendung kommen.
- Die Kolonisationsrate ist bei geschlossenen Absaugsystemen höher, die Tendenz geht jedoch zu weniger Infektionen.
- Die Letalität bei geschlossenem Absaugsystem ist signifikant geringer.

Vorteile

- Endobroncheales Absaugen ohne Unterbrechung der maschinellen Ventilation,
- PEEP im Ventilationssystem bleibt weitestgehend erhalten,
- Sauerstoffsättigung bleibt konstant,
- Durchführung von Blutgasanalysen kurz nach Absaugung möglich,
- Reduktion der Abfallmenge.

Bestandteile des Systems

- Katheter mit Schutzhülle,
- T-Stück als Verbindung zu Tubus/Trachealkanüle und Ventilator,
- Absaugventil,
- Spülkanal zur Lavage.

Durchführung

- Absaugsystem konnektieren, falls nicht bereits konnektiert,
- Händedesinfektion (1A),
- Keimarme Handschuhe tragen (1A),
- Katheter durch Festhalten des T-Stückes einführen,
- bis zur gewünschten Tiefe vorschieben,

- Instillation von sterilem NaCl 0,9 % durch das zweite Lumen zur Lavage möglich,
- Absaugung durch Drücken des Absaugknopfes,
- Tubus/Trachealkanüle durch gleichzeitiges Spülen und Saugen reinigen,
- Katheter in Ausgangssituation zurückbringen,
- anschließend Reinigung des Absaugschlauches mit NaCl 0,9 %.

Wechsel des geschlossenen Absaugsystems

Wechsel des geschlossenen Absaugsystems alle 48 Stunden.

Nachbereitung

- Sachgerechtes Entsorgen der Materialien,
- hygienische Händedesinfektion (1A).

2.8.4 Tubuspflege

Vorbereitung

- Händedesinfektionsmittel,
- Einmalhandschuhe,
- Pflaster oder Fixierband,
- Schere,
- Benzin,
- Wattestäbchen und Nasensalbe,
- 10 ml-Blockerspritze,
- unsterile Tupfer,
- Cuffdruckmesser,
- Mundschutz und Schutzbrille.

Durchführung

- Vorher endotracheales Absaugen,
- Händedesinfektion (1A),
- Einmalhandschuhe anziehen,
- Tubusfixierung lösen; Pflasterreste mit Tupfer (benzingetränkt) entfernen,
- bei oralintubierten Patienten Tubuslagewechsel vornehmen, um Druckstellen zu vermeiden,
- bei nasalintubierten Patienten Nasenpflege durchführen,
- beim Fixieren auf Markierung achten,
- Cuffdruck überprüfen.

Nachbereitung

- Sachgerechtes Entsorgen der Materialien,
- hygienische Händedesinfektion (1A).

2.8.5 Gewinnung von Trachealsekret für mikrobiologische Untersuchungen

Zweck

Mikrobiologische Untersuchungen dienen der Überprüfung einer Besiedelung und Resistenzentwicklung von pathogenen Mikroorganismen und sollten in regelmäßigen Abständen durchgeführt werden.

Vorbereitung

- Einmalhandschuhe,
- steriler Handschuh,
- Händedesinfektionsmittel,
- Absaugvorrichtung,
- steriler Absaugkatheter,
- evtl. Schutzkittel,
- Mundschutz, Schutzbrille,
- bei Lavage: 10 ml-Spritze und 10 ml NaCl 0,9 % Ampulle,
- geschlossenes steriles Absaugset.

Durchführung

> **Merke:** Grundsätzlich zu Zweit absaugen.

- Vorgehensweise wie bei endotrachealem Absaugen,
- nach dem Absaugen Absaugset entfernen und mit sterilem Deckel verschließen.

2.9 Tracheostomapflege

Intensivpflichtige Patienten sind prädestiniert für Atemwegs- und Wundinfektionen. Das aseptische Verhalten bei der Pflege tracheotomierter Patienten ist im Hinblick auf die Infektionsprophylaxe daher äußerst wichtig.

2.9.1 Verbandwechsel am Tracheostoma

Vorbereitung

- Einmalhandschuhe
- sterile Watteträger
- sterile Kompresse
- sterile Pinzette
- Einmalhandschuhe

- Schleimhautantiseptikum
- steriles NaCl 0,9 % zur Reinigung
- Händedesinfektionsmittel
- Fixierbändchen (gepolstert)
- Mundschutz, Schutzbrille
- Cuffdruckmesser

In Bereitschaft

- Absauggerät
- NaCl 0,9 %
- Absaugkatheter

Durchführung

> **Merke:** Der Verbandwechsel sollte nach Möglichkeit zu Zweit durchgeführt werden, um das Herausrutschen der Trachealkanüle zu verhindern.

- Mundschutz und Brille anlegen,
- endotracheales Absaugen sowie Absaugen des Mund- und Rachenraums vor dem Verbandwechsel,
- Einmalhandschuhe anziehen,
- Fixierband lösen; Verband und Kompressen entfernen,
- Tracheostomabereich bei Inkrustierungen mit NaCl 0,9 %-getränkten sterilen Watteträgern reinigen,
- Einmalhandschuhe ablegen,
- großflächige Desinfektion von Tracheostoma und Hautumgebung mit Schleimhautantiseptikum mit sterilen Watteträgern, Einwirkzeit von 1 Minute beachten,
- Desinfektion von innen nach außen,
- sterile Schaumstoffkompresse mit steriler Pinzette unter die Trachealkanüle legen (Non-Touch-Technik),
- Kanüle in richtige Lage bringen und Cuff-Druck überprüfen,
- Kanüle mit Fixierband fixieren.

Nachbereitung

- Sachgerechtes Entsorgen der Materialien,
- hygienische Händedesinfektion.

> **Spezielle Pflegehinweise**
>
> - Bei starker Schleimproduktion nur saugfähige Kompressen verwenden, da durch die Saugfähigkeit die Gefahr eines Sekretstaus und damit eine Infektionsgefahr für den Patienten verhindert wird.
> - Bei adipösen Patienten das Bändchen aufgrund der Einschnürungsgefahr nicht zu eng ziehen.

Häufigkeit

Einmal pro Schicht; bei Bedarf häufiger.

2.9.2 Wechsel der Trachealkanüle

- Erster Wechsel nach ca. 10 Tagen mit Entfernung der Fäden,
- anschließend Wechsel im Intervall von ca. 10 Tagen; Therapieverlauf beobachten,
- bei Einengung des Lumens durch zähes Sekret häufiger.

Vorbereitung

Siehe Tracheostomapflege, Seite 68.

In Bereitschaft

- Absauggerät
- NaCl 0,9 %
- Absaugkatheter

Zusätzlich

- OP-Lampe,
- Notfallmedikamente; Notfalltracheotomiebesteck; Intubationsset,
- Absaugkatheter,
- Kanülen entsprechender Größe und eine Nummer kleiner,
- 10 ml-Blockerspritze,
- Trachealspreizer.

Durchführung

- Fixierband entfernen; neue Kanüle auf Dichtigkeit prüfen,
- unter laufender Absaugung Entblocken der Manschette und Entfernen der Kanüle,
- Inspektion des Tracheostomas auf Infektionszeichen (Rötung, Schwellung, Überwärmung),
- Einführen der neuen Trachealkanüle über Mandrin oder Absaugkatheter,
- Herausziehen der Leitschiene,
- Anschluss an das Beatmungsgerät,
- Fixation der Kanüle,
- Auskultation; Überprüfung des Cuffdrucks.

Nachbereitung

- Sachgerechtes Entsorgen der Materialien,
- hygienische Händedesinfektion.

Merke

- Nicht jeder Kanülenwechsel funktioniert sofort.
- Vorbereitungen für den Notfall treffen.
- Der erste Kanülenwechsel muss vom Arzt durchgeführt werden.

2.9.3 Entfernung der Trachealkanüle

Vorbereitung

- Einmalhandschuhe,
- sterile Watteträger,
- Schleimhautantiseptikum,
- steriles NaCl 0,9 % zur Reinigung,
- Händedesinfektionsmittel,
- luftdichtes Pflaster,
- Mundschutz und Schutzbrille.

In Bereitschaft

- Absauggerät
- NaCl 0,9 %
- Absaugkatheter

Durchführung

- Mundschutz und Schutzbrille anlegen,
- hygienische Händedesinfektion,
- Einmalhandschuhe anziehen,
- endotracheales Absaugen und Absaugen von Mund- und Rachenraum vor Entfernung der Kanüle,
- Fixierband lösen, Verband und Kompressen entfernen,
- Tracheostomabereich bei Inkrustierung mit entsprechender Lösung und sterilen Watteträgern reinigen,
- großflächige Desinfektion von Tracheostoma und Hautumgebung mit Schleimhautantiseptikum mittels sterilen Watteträgern, Einwirkzeit 1min. beachten,
- Kanüle entblocken und herausziehen,
- sterile Kompresse falten und auf Tracheostoma legen, mit Pflaster dicht verkleben.

Nachbereitung

- Sachgerechtes Entsorgen der Materialien,
- hygienische Händedesinfektion.

2.10 Mundpflege und Nasen-Rachen-Spülung

Hygienisches Verhalten

Obwohl es für viele unbedeutend erscheint, ist bei der Mundpflege und der Nasen-Rachen-Spülung auf hygienisches Verhalten zu achten. Durch unsachgemäße Lagerung oder unsachgemäßen Umgang können die Pflegeutensilien kontaminiert werden und auf diese Weise einen idealen Nährboden für Infektionserreger bilden.
Insbesondere bei intubierten Patienten besteht die Möglichkeit der Aspiration. Aus Gründen der Infektionsprophylaxe, besonders bei Antibiotika- und anderer Chemotherapie, muss auf aseptische Vorgehensweise unbedingt geachtet werden.

2.10.1 Mundpflege

Die Mundpflege ist beim extubierten und intubierten Patienten gleich durchzuführen!

Vorbereitung

- Mundabsaugkatheter,
- Einmalhandschuhe,
- Händedesinfektionsmittel, Mundschutz,
- Mundpflegeset mit:
  - Klemme,
  - Kugeltupfer (müssen nicht steril, jedoch kontaminationsfrei gelagert werden),
  - Becher für Mundpflegelösung (geschlossen),
  - Becher mit Mundpflegemittel (geschlossen),
- b. B. Zahnbürste und Zahncreme,
- evtl. Gummikeil,
- Watteträger.

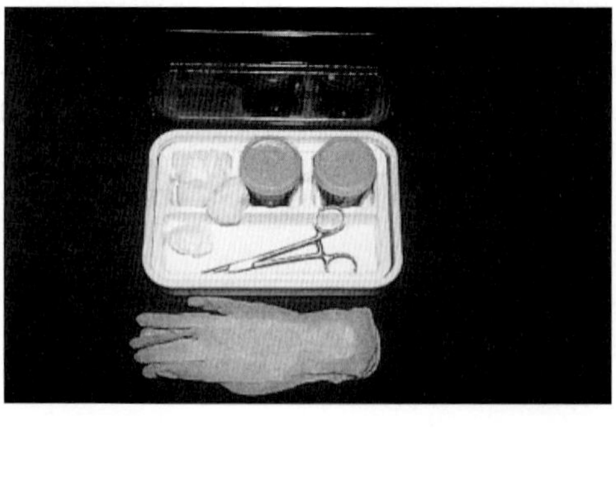

Abb. 2.11: Mundpflegeset

Durchführung mit Einmalhandschuh

- Mundschutz anlegen,
- Mundhöhle absaugen.

Methode I

- Tupfer einklemmen und mit Mundpflegelösung anfeuchten,
- Mund mit Tupfern sorgfältig auswischen,
- Vorgang mehrfach wiederholen und jeweils neuen Tupfer verwenden.

Methode II

- Finger/Handschuh mit feuchter Kompresse umwickeln,
- Mundhöhle sorgfältig auswischen,
- Vorgang mehrfach wiederholen und jeweils neue Kompresse verwenden.

Methode III

- Zähne mit Zahnbürste reinigen,
- anschließend Mundhöhle mit Tupfern sorgfältig auswischen und jeweils neuen Tupfer verwenden,
- Mund ausspülen (lassen), wenn möglich.

Methode IV

- Watteträger mit Mundpflegelösung anfeuchten,
- Mund mit Watteträger auswischen,
- Vorgang mehrfach wiederholen und jeweils neuen Watteträger verwenden; da die Watteträger sehr elastisch sind, besteht nur eine sehr geringe Verletzungsgefahr. Deshalb eignet sich diese Methode insbesondere für den Intensivbereich.

Spezielle Pflegehinweise

- Mund- und Rachenhöhle nach der Mundpflege nochmals absaugen, um überflüssiges Sekret zu entfernen,
- anschließend Lippenpflege mit Salbe durchführen.

Nachbereitung

- Sachgerechtes Entsorgen der Materialien,
- hygienische Händedesinfektion.

Häufigkeit

- Bei Intensivpatienten möglichst alle 2 Stunden,
- mindestens einmal pro Schicht.

Hinweise

- Mundpflegeset nur geschlossen aufbewahren, um Zubehör vor Kontamination zu schützen,
- Mundpflegeset täglich wischdesinfizieren und neu aufrüsten,
- auf die Verwendung von Tee zur Mundpflege sollte auf der Intensivstation verzichtet werden, da in den letzten Jahren nosokomiale Pneumonien durch nicht sachgemäß und zu lang gelagerten Tee hervorgerufen wurden.

Spezielle Pflegehinweise

Bei Patienten, die den Kiefer nicht öffnen können, Mundpflege mit Munddusche oder Atomiseur durchführen.

2.10.2 Nasen-Rachen-Spülung

Hygieneanforderungen

Bei der Nasen-Rachen-Spülung erfolgt eine Reinigung durch die Nase. Das Risiko einer sich ausbreitenden Infektion – ausgehend von einer Sinusitis – ist hierbei sehr groß. Da die Spülung oft mit Verletzungen im Nasen-Rachen-Raum einhergeht, muss auf eine aseptische Vorgehensweise geachtet werden. Auch die benötigten Materialien müssen den Hygienestandards entsprechen. Die Nasen-Rachen-Spülung darf nur auf ärztliche Anordnung durchgeführt werden!

Vorbereitung

- Mundschutz, Schutzbrille,
- Einmalhandschuhe,
- Händedesinfektionsmittel,
- Absaugvorrichtung; Absaugkatheter; Mundabsaugkatheter,
- Spüllösung (Schleimhautantiseptikum),
- 20 ml-Spritze mit Adapter,
- Tubusfixiermaterial,
- Cuffdruckmesser oder Stethoskop.

Durchführung

- Mundschutz und Schutzbrille anziehen,
- hygienische Händedesinfektion,
- Einmalhandschuhe anziehen,
- Tubuscuff hochblocken, da sonst die Gefahr der Aspiration und Infektion besteht; Spritze mit Lösung füllen und über Nase einspritzen,
- Absaugen der Lösung mit Katheter im Rachenraum; Vorgang bei Bedarf wiederholen,
- Cuffdruck neu anpassen,
- Mundpflege durchführen.

Nachbereitung

- Sachgerechtes Entsorgen der Materialien,
- hygienische Händedesinfektion.

> **Spezielle Pflegehinweise**
>
> - Bei Patienten mit Gerinnungsstörungen aufgrund der erhöhten Blutungsgefahr nur den Mund-Rachenraum spülen.
> - Patienten müssen vollständig sediert sein.

2.11 Schleimhautantiseptik

Infektionsprophylaxe

Um Schleimhautinfektionen zu vermeiden bzw. zu behandeln, ist zur Infektionsprophylaxe eine sorgfältige Antiseptik durchzuführen. Im gynäkologischen und urologischen Bereich werden operative Eingriffe vorgenommen, in deren Rahmen eine gründliche Desinfektion zur Infektionsverhütung beitragen kann. Ebenso ist beim Legen von transurethralen Kathetern die korrekte Anwendung von Schleimhaut- und Wundantiseptika wichtig. Bestimmte Schleimhaut- und Wundantiseptika haben zur Wundbehandlung mittlerweile eine Zulassung. Derzeit ist eine große Anzahl von Schleimhaut- und Wundantiseptika auf dem Markt.

Auswahlkriterien

- Breites Wirkungsspektrum,
- gute Schleimhautverträglichkeit,
- einfache Anwendbarkeit,
- kein Eiweißfehler,
- Wirksamkeit gegen Viren,
- schnelle Einwirkzeit (maximal 1 Minute),
- schnelle Abtötung von Bakterien bzw. Inaktivierung von Viren und Hemmung der Vermehrung von Mikroorganismen,
- Wirksamkeit in Kombination mit Hautdesinfektionsmitteln,
- farblos anwendbar.

Häufig verwendete Wirkstoffgruppen für die Schleimhaut-/ Wundantiseptik

- Octenidin
- Polihexanid
- PVP-Jod

Übersicht: Einteilung nach DGKH (Deutsche Gesellschaft für Krankenhaushygiene)

> **Merke:** Einteilung nach
>
> - prophylaktische (vorbeugende) Antiseptik,
> - länger dauernde prophylaktische Antiseptik,
> - therapeutische Antiseptik bei bereits bestehenden Infektionen.

Spezielle Pflegehinweise

Keine jodhaltigen Schleimhaut- und Wundantiseptika anwenden bei:

- Jodallergie,
- Schwangeren,
- Säuglingen unter 6 Monaten,
- Radio-Jod-Therapie.

Anwendung

- Bei interventionellen, operativen Eingriffen farbiges Schleimhautantiseptikum anwenden, da der zu desinfizierende Bereich sichtbar sein muss,
- Einwirkzeit beachten und Schleimhaut komplett benetzen.

2.12 Verbandwechsel

Infektionsprophylaxe

Beim Verbandwechsel muss sowohl von pflegerischer als auch von ärztlicher Seite unbedingt ein hoher hygienischer Standard eingehalten werden. Die Wundinfektionsrate von ca. 20 % könnte durch aseptisches Vorgehen reduziert werden (siehe Abb. 2.12).
Es darf nicht vergessen werden, dass Wundinfektionen bereits intraoperativ entstehen, und viele Mechanismen diese Entstehung noch zusätzlich unterstützen. Bei einer primär infizierten Wunde infolge eines Traumas muss der Verbandwechsel unter den gleichen aseptischen Bedingungen erfolgen wie bei einer nicht-infizierten Wunde. Die aseptische Vorbereitung und Durchführung des Verbandwechsels dient der Infektionsprophylaxe.

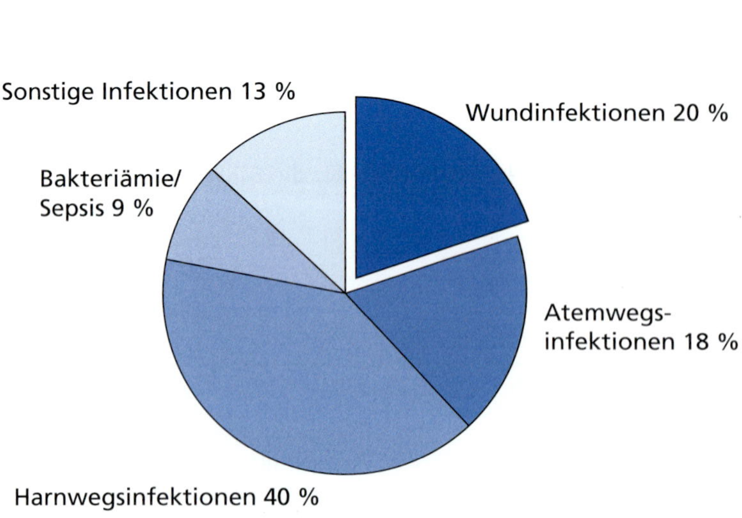

Abb. 2.12: Anteil der Wundinfektionen an den nosokomialen Infektionen in Deutschland

Die Wundheilung

Man unterscheidet die primäre und sekundäre Wundheilung. Eine Wunde kann traumatisch, d. h. durch einen Unfall, oder atraumatisch, d. h. durch eine Operation entstehen. Die Folge beider Ursachen ist eine Gewebedurchtrennung.

Unterscheidung

Primäre Wundheilung:

Tag 1–3: Exsudationsphase und Granulation.

Sekundäre Wundheilung:

Stunden bis Tage: Exsudationsphase und Granulation, Entstehung der Narbe.

Der Wundverband

Anforderungen an das Material

- Steril,
- luft- und wasserdampfdurchlässig,
- saugfähig,
- röntgenstrahlendurchlässig,
- hautverträglich,
- größenangepasst.

Fasermaterialien

- Natürliche Materialien: Leinen, Baumwolle, Zellstoff,
- synthetische Materialien: Polyamid, Polyester.

Materialarten

- Sterile, einzeln verpackte Kompresse,
- Folienverband,
- Tupfer; Okklusionsverband,
- sterile, mehrere verpackte Kompressen.

Reihenfolge der Verbandwechsel

1. Aseptische Wunde (Verbrennungswunden, Osteosynthese),
2. bedingt aseptische Wunde (Appendix),
3. kontaminierte Wunde (z. B. nach Unfall),
4. septische Wunde (Abszess).

Indikation

- Inspektion der Wunde (Rötung, Schwellung)
- Adaption der Wundränder
- Sekretion
- Hämatom
- Serom

- Geruch
- Temperatur
- Nekrose

Überwachung

Bakteriologisches Monitoring

Bakteriologisches Monitoring; bei infizierten Wunden wöchentlich Abstrich, um Identifikation und das Resistenzmuster der Erreger zu beobachten.

Vorbereitung – aseptischer Verbandwechsel

- Einmalhandschuhe,
- Händedesinfektionsmittel,
- Hautdesinfektionsmittel,
- sterile Watteträger,
- sterile Pinzette,
- ggf. sterile Tupfer,
- ggf. Fadenmesser,
- steriles Verbandmaterial.

Zusätzlich bei infiziertem Verbandwechsel

- Verbandset,
- Einmalschürze,
- Mundschutz und Schutzbrille,
- Haube bei großflächigen Verbandwechseln,
- evtl. sterile Pinzette und Schere,
- Schleimhautantiseptikum,
- Verbandmaterial zur feuchten Wundbehandlung.

Durchführung – aseptischer Verbandwechsel

- Hygienische Händedesinfektion (1B),
- Einmalhandschuhe anziehen,
- Verband mit Einmalhandschuhen entfernen,
- Einmalhandschuhe ablegen,
- hygienische Händedesinfektion (1B),
- Sprühdesinfektion; Einwirkzeit von 15 Sekunden abwarten,
- bei Bedarf Fadenentfernung mit steriler Pinzette und Fadenmesser,
- mit sterilem Verband abdecken; Datum und Uhrzeit oder ggf. offen lassen.

Durchführung – infizierter Verbandwechsel

- Hygienische Händedesinfektion (1B),
- Einmalschürze, Mundschutz und Schutzbrille anlegen,
- Einmalhandschuhe anlegen,
- alten Verband mit Einmalhandschuhen entfernen,
- Einmalhandschuhe ablegen,
- hygienische Händedesinfektion (1B),

- Inspektion der Wundverhältnisse,
- Reinigung/Behandlung mit Wundantiseptikum (1. sterile Pinzette),
- Einwirkzeit von 1 Minute beachten,
- weitere Wundbehandlung (Ein- bzw. Aufbringen von sterilem Wundbehandlungsmaterial mit 2. sterilen Pinzette).

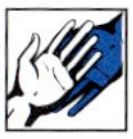

Spezielle Pflegehinweise

- Desinfektionsmodus der Wunde beachten, um Kontamination der Umgebung mit pathogenen Keimen zu verhindern,
- aseptische Wunden von innen nach außen desinfizieren,
- infizierte Wunden von außen nach innen desinfizieren,
- Verbandwechsel nach der „Non-touch-Technik“ durchführen und steriles Instrumentarium verwenden.

Fixation des Verbandes

- Kopf: Schlauchverband,
- Rumpf: Fixierpflaster, Folie, Okklusionsverband,
- Extremität: lockere, elastische Binde.

Nachbereitung

- Sachgerechtes Entsorgen der Materialien,
- hygienische Händedesinfektion (1B).

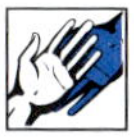

Spezielle Pflegehinweise

- Möglichst keine Verbandwagen mit in das Patientenzimmer nehmen, um eine Kontamination und dadurch eine mögliche Kreuzinfektion zu verhindern,
- zweite Person zur Assistenz,
- keine Verbandtrommeln, Standgefäße mit Kornzangen benützen,
- keine unsterilen Salben und Lösungen anwenden; Salben und Lösungen patientenbezogen anwenden und mit Datum und Uhrzeit versehen,
- keine Großpackungen benützen.

Häufigkeit des Verbandwechsels

- Bei trockenen Wunden alle 48 Stunden, ggf. offen lassen,
- bei nässenden Wunden abhängig von Wundauflagen und aufnehmender Exudatmenge,
- bei Präparaten zur feuchten Wundbehandlung die vom Hersteller angegebene Zeit berücksichtigen.

2.13 Drainagen

Hohe Hygieneanforderungen

Da durch Drainagen ein direkter Zugang zu Körperhöhlen oder Weichteilen gegeben ist, sind die hygienischen Maßnahmen bei Pflege und Therapie von größter Wichtigkeit. Die vielseitigen Möglichkeiten, Drainagen zu legen und die Liegedauer der Drainagen über mehrere Tage begünstigen die Entstehung von Infektionen. Da der Fremdkörperreiz zusätzlich zum Entstehen von Infektionen beiträgt, ist die Einhaltung der Hygienerichtlinien beim Legen von Drainagen äußerst wichtig. Im Folgenden werden exemplarisch Redon-, Pleuradrainagen und intraabdominelle Drainagen dargestellt.

2.13.1 Redondrainage

Prinzip: Unterdruck-System geschlossen.

Anwendung: in der Weichteil- und Knochenchirurgie zur Ableitung von überschüssiger Flüssigkeit aus Körperhöhlen und Wunden. Die Redondrainage wird in der Regel intraoperativ unter aseptischen Kautelen gelegt.

Material

- Steril verpackte Redonflasche aus Plastik (mittlerweile gibt es Mehrwegredonflaschen aus Plastik oder Glas, deren Wiederaufbereitung jedoch problematisch ist; Keimfreiheit in Plastikschlauch; Vakuum bleibt nicht konstant),
- Vakuum mit Vakuumanzeige,
- Verbindungsschlauch mit Absperrmöglichkeit der Luftzufuhr.

Überwachung der Redondrainage

- Kontrolle des Vakuums; Dokumentation des Mengeninhalts,
- Redonflasche grundsätzlich unter Patientenniveau hängen,
- Schlauch auf Koagel überprüfen.

Komplikationen

- Verstopfung der Leitung durch Koagel,
- Diskonnektion des Drainageschlauchs,
- Tamponadegefahr durch volle Flasche oder Überdruck.

Wechsel der Redonflasche

- Bei schneller Zunahme des Flascheninhalts,
- Vakuum nimmt ab, ist zu niedrig oder gleich null,
- nur volle Flasche oder auf ärztliche Anordnung wechseln.

Vorbereitung

- Steril verpackte Vakuumflasche,
- 2 anatomische Klemmen,
- Einmalhandschuhe,
- farbloses Hautdesinfektionsmittel (DGHM-gelistet),
- Händedesinfektionsmittel.

Durchführung

- Hygienische Händedesinfektion,
- Einmalhandschuhe anziehen,
- Flasche auf Vakuum kontrollieren und Verpackung entfernen,
- Klemmen oberhalb und unterhalb der Diskonnektionsstelle anbringen,
- Schlauchklemmen der gebrauchten Flasche schließen, Flasche diskonnektieren,
- Desinfektion (mit Hautdesinfektionsmittel) von Schlauch und neuer Flasche, Einwirkzeit von 15 Sekunden beachten,
- Schlauchende und neue Flasche aseptisch zusammenstecken; Klemmen entfernen (erst unten, dann oben),
- Vakuum überprüfen und Redonflasche befestigen.

Nachbereitung

- Sachgerechtes Entsorgen der Materialien,
- hygienische Händedesinfektion.

Hinweise

- Einmal pro Schicht Sog überprüfen,
- Redonflasche ohne Vakuum nur auf ärztliche Anordnung.

Entfernung der Redonflasche

Hinweis: Entfernung auf ärztliche Anordnung.

Vorbereitung

- Einmalhandschuhe,
- farbloses Hautdesinfektionsmittel (DGHM-gelistet),
- Händedesinfektionsmittel,
- steriles Fadenmesser; sterile Pinzette; sterile Tupfer,
- Einmalschürze,
- Pflaster.

Durchführung

- Hygienische Händedesinfektion,
- Einmalschürze anziehen,
- Einmalhandschuhe anziehen,

- Verband entfernen,
- Desinfektion der Haut und Naht durchführen, Einwirkzeit von 15 Sekunden beachten und mit steriler Kompresse abwischen; Vorgang wiederholen,
- Faden lösen und mit Pinzette entfernen,
- Redondrainage ziehen; sofort mit steriler Kompresse abdrücken,
- Drainageschlauch auf Vollständigkeit überprüfen,
- Kompressen mit Pflaster fixieren.

Nachbereitung

- Sachgerechtes Entsorgen der Materialien,
- hygienische Händedesinfektion.

2.13.2 Pleuradrainage

Vorbereitung

- Set für Pleurapunktion,
- Pleuradrainage oder Pleurapunktionsset.

Hinweis: Ausschließlich sterile Mehrkammersicherheitssysteme verwenden.

Durchführung

- Hygienische Händedesinfektion,
- Vorbereitung des kompletten Saugdrainagesystems,
- aseptisches Anziehen von Haube, Mundschutz, sterilem Kittel und sterilen Handschuhen,
- Desinfektion mit gefärbtem Hautdesinfektionsmittel, Einwirkzeit von 1 × 1 Minute beachten; mit steriler Kompresse abwischen,
- Applikation des Lokalanästhetikums,
- erneute Desinfektion der Haut,
- Abdecken der Punktionsstelle mit sterilem Lochtuch,
- Punktion durchführen,
- Fixation mit Faden,
- sterilen Verband anlegen und mit Datum und Uhrzeit versehen,
- Schlauch des Systems zusätzlich am Patienten fixieren, um Zug an der Einstichstelle zu vermeiden und um keinen zusätzlichen Reiz auszuüben.

Nachbereitung

- Sachgerechtes Entsorgen der Materialien,
- hygienische Händedesinfektion.

Pflege der Pleuradrainage

Verbandwechsel

- Inspektion der Einstichstelle und der Haut (Rötung, Schwellung, Schmerzen etc.),
- Verbandwechsel siehe oben; Ablauf siehe Verbandwechsel, S. 76.

> **Hinweis:** Das „Melken" (Ausstreifen) der Drainageschläuche mit einer Melkrolle verhindert eine Verlegung des Lumens durch Koagel.

Wechsel des Ableitungssystems

Indikation

- Schnelle Mengenzunahme erfordert eine Erneuerung des Systems,
- Vakuum ist zu niedrig oder gleich null,
- Verstopfung der Leitung durch Koagel,
- Tamponadegefahr durch volle Flasche oder Überdruck.

Vorbereitung

- Steril verpacktes Absaugsystem,
- 2 anatomische Klemmen,
- sterile Handschuhe,
- farbloses Hautdesinfektionsmittel (DGHM-gelistet),
- Händedesinfektionsmittel.

Durchführung

- Hygienische Händedesinfektion,
- Absaugsystem vorbereiten,
- Klemmen oberhalb und unterhalb der Diskonnektionsstelle anbringen und Schlauchklemmen des gebrauchten Ableitungssystems schließen,
- sterile Handschuhe anziehen,
- Absaugsystem diskonnektieren; Desinfektion mit Hautdesinfektionsmittel von Schlauch und neuem System, Einwirkzeit von 15 Sekunden beachten; Schlauchende und neues System zusammenstecken,
- Handschuhe ablegen,
- Klemmen entfernen (erst unten, dann oben),
- Vakuum überprüfen,
- fixieren.

Nachbereitung

- Sachgerechtes Entsorgen der Materialien,
- hygienische Händedesinfektion.

> **Hinweise**
>
> - Einmal pro Schicht Sog und Wasserschloss überprüfen,
> - Wasserschloss nur mit sterilem Aqua dest. füllen, um eine retrograde Kontamination und dadurch die Gefahr der Infektion zu vermeiden.

2.13.3 Intraabdominelle Drainagen

In der Regel werden intraabdominelle Drainagen intraoperativ gelegt.

Drainagearten

- Easy-flow-Drainage aus Silikon,
- Robinson-Drainage aus Silikon,
- Penrose-Drainage aus Latex,
- „T“-Drainage aus Latex.

Prinzip

- Als Dochtfunktion,
- Schwerkraft.

Indikation

- Sicherstellung des freien Abflusses von Flüssigkeitsansammlungen, z. B. bei Peritonitis oder zur Abszessdrainage,
- Ableitung von toxischen Substanzen aus der Bauchhöhle,
- Spülbehandlung über operativ eingesetzte Drainagen.

Pflege der intraabdominellen Drainage

- Positions- und Durchgängigkeitskontrolle, um Abflussbehinderungen sofort zu beseitigen,
- Inspektion der Einstichstelle und der Haut (Rötung, Schwellung etc.),
- Verhinderung von Hautmazerationen, da hierdurch die Gefahr von Infektionen steigt.
- Hautpflege mittels Stomahäsiveplatten und Hautcremes.

Verbandwechsel bei intraabdominellen Drainagen

Vorbereitung

- Einmalhandschuhe,
- Einmalschürze,
- sterile Handschuhe,
- farbloses Hautdesinfektionsmittel (DGHM-gelistet),

- Händedesinfektionsmittel,
- sterile Sicherheitsnadel,
- Verbandset verwenden.

Durchführung

- Hygienische Händedesinfektion,
- Einmalschürze anziehen,
- Handschuhe anziehen,
- Verband entfernen,
- Desinfektion der Haut und Drainage durchführen, Einwirkzeit von 15 Sekunden beachten; mit steriler Kompresse abwischen; wiederholen,
- sterile Handschuhe anziehen,
- Drainage mit Pinzette etwas herausziehen; sterile Sicherheitsnadel fixieren; Kürzen der Drainage mit Schere,
- erneute Desinfektion der Umgebung,
- mit steriler Pinzette sterile Kompressen um die Drainage legen (Non-Touch-Technik),
- sterilen Verband anlegen und mit Datum und Uhrzeit versehen.

Nachbereitung

- Sachgerechtes Entsorgen der Materialien,
- hygienische Händedesinfektion.

2.14 Vorbereitung von Transfusionen

Ziel: Minimierung des Infektionsrisikos

Wie bei den Infusionen müssen auch hier die Hygieneregeln strikt eingehalten werden, um den Patienten vor einer Bakteriämie oder Sepsis zu schützen. Bei der Transfusion müssen die Vorbereitung der Blutkonserve, die benötigten Materialien sowie die Durchführung unter aseptischen Kautelen vorgenommen werden, um das Infektionsrisiko so klein als möglich zu halten.
Die sachgemäße Lagerung von Blut- und Blutbestandteilkonserven spielt ebenfalls eine große Rolle. Die Lagertemperaturen und Temperaturbereiche entsprechend den „Richtlinien zur Blutgruppenbestimmung und Bluttransfusion (Hämotherapie)“ müssen berücksichtigt werden. Die Lagertemperaturen sind durch Temperaturschreiber zu messen und fortlaufend zu dokumentieren.

Vorbereitung einer Bluttransfusion

- Blutkonserve,
- Transfusionsbesteck,
- Einmalhandschuhe,
- farbloses Hautdesinfektionsmittel (DGHM-gelistet),
- Händedesinfektionsmittel,

- Bed-side-Test,
- 5 ml-Spritze.

Durchführung

- Kontrolle der Konservennummer, Patientenblutgruppe und Patientendaten auf dem Begleitschein der Konserve. Verantwortlich ist der Arzt, d. h. er führt vor der Transfusion den Bed-side-Test durch.
- Konserve ggf. wärmen auf ärztliche Anordnung (Blutwärmegerät, nur zugelassene Geräte verwenden)
- Sichtkontrolle der Konserve,
- Einmalhandschuhe anziehen,
- hygienische Händedesinfektion,
- Desinfektion der Konnektionsstelle; Einsprühen mit farblosem Hautdesinfektionsmittel; Einwirkzeit von 15 Sekunden beachten; mit sterilisierter Kompresse abwischen; wiederholen,
- Transfusionsbesteck an die Konserve anschließen und System entlüften.

Hinweise

- Blut und Blutprodukte müssen über Infusionssysteme mit genormten Standardfiltern (DIN 58369, Porengröße 170–230 µm) verabreicht werden, die nicht länger als 6 Stunden verwendet werden dürfen. Der Gebrauch eines Infusionssystems für mehrere Blutkomponenten derselben Art ist innerhalb von 6 Stunden zulässig (IV).
- Blut und Blutkomponenten müssen innerhalb von 6 Stunden transfundiert werden. Ein gesonderter Gefäßzugang wird empfohlen (IV).
- Nach Blutapplikation erfolgt eine Spülung des Systems und der Drei-Wege-Hähne mit steriler 0,9-prozentiger NaCl-Lösung (1B).
- Bei allen Besonderheiten während der Transfusion muss sofort der Arzt benachrichtigt werden.
- Bei Massentransfusion sind die Konserven zu erwärmen.

Nachbereitung

- Transfusionsbeutel 24 Stunden im Kühlschrank aufbewahren (Resistenzprobe); in Tüte verpacken, um Kontamination der Umgebung zu verhindern,
- sachgerechtes Entsorgen der Materialien,
- Hygienische Händedesinfektion.

2.15 Lagerung und Versendung von mikrobiologischem Material

Wichtige Aspekte

Die mikrobiologischen Untersuchungsmöglichkeiten haben stark zugenommen. Einige Punkte sind bei der Lagerung und Versendung sehr wichtig, da hierbei entstandene Fehler nicht mehr ausgeglichen werden können, und der Nachweis von Krankheitserregern erschwert oder evtl. nicht mehr möglich ist. Für die Diagnostik und Therapie von Infektionen ist das Resistenzmuster des Krankheitserregers relevant, da die Zahl der multiresistenten Keime in den letzten Jahren sehr stark angestiegen ist.

Wichtig sind:

- korrekte Entnahme,
- richtiges Transportmedium,
- richtiger Zeitpunkt,
- sachgemäße Zwischenlagerung.

> **Merke:** Begangene Fehler können durch die besten Labormethoden nicht mehr behoben werden.

Entnahmezeitpunkt

- Möglichst früh,
- in jedem Fall vor Beginn (oder ggf. der Umstellung) der Antibiotikatherapie.

Dokumentation

- Entnahmezeitpunkt,
- genaue Lokalisation,
- genaue Fragestellung,
- laufende Antibiotikatherapie,
- ggf. Notwendigkeit einer Resistenzbestimmung,
- Diagnose oder Verdacht.

2.15.1 Blutkultur

Material

- 10 ml Blut beim Erwachsenen,
- 2 ml Blut bei Kindern.

Transportmedium

Blutkulturflasche.

Zeitpunkt/Indikation

- Vor Beginn der Antibiotikatherapie,
- unmittelbar vor der nächsten Dosis,
- im antibiotikafreien Intervall,
- bei unklarem Fieber,
- bei Verdacht auf Sepsis, Endokarditis, Meningitis, Pneumonie.

Durchführung

- 3 × 2 Blutkulturflaschen innerhalb von 24 Stunden,
- jeweils aerobe und anaerobe Flasche mit 10 ml Blut beimpfen (siehe Herstellerangaben).

Lagerung

- Im Brutschrank bei + 37 °C (siehe Herstellerangaben),
- bei Transport in externes mikrobiologisches Labor Wärmebox benützen.

Hinweise

- Sorgfältige Hautdesinfektion durchführen; Einwirkzeit 15 Sekunden beachten; mit sterilem Tupfer abwischen; Vorgang wiederholen,
- keine Blutentnahme aus peripherem oder zentralem Venenkatheter,
- Ausnahme: zur Diagnostik einer Kathetersepsis gleichzeitige Entnahme aus ZVK und Punktion einer peripheren Vene,
- Beginn der Blutentnahme bei 38 °C; Temperatur steigend,
- aus Kanüle nur, wenn Liegedauer weniger als 24 Stunden beträgt,
- Gummistopfen der Blutkulturflaschen desinfizieren; Einwirkzeit von 15 Sekunden beachten; mit sterilem Tupfer abwischen; Vorgang wiederholen.

2.15.2 Blut für serologische und virologische Untersuchungen

Material

Venenblut

Transportmedium

Sterile Monovette

Zeitpunkt/Indikation

- Bei Verdacht auf virale Erkrankungen, z. B. Meningitis,
- bei Verdacht auf Infektionserkrankungen,
- zum Nachweis von Antigenen oder Antikörpern,
- bei Verdacht entsprechend der Symptome.

Durchführung

- 5 bis 10 ml Blut,
- Entnahme aus arteriellem oder peripher-venösem Katheter oder via Venenpunktion.

Lagerung

- Bei Raumtemperatur,
- im Kühlschrank bei + 4 °C bis zum Transport.

Hinweise

- Bei längerem Transport Blut zentrifugieren,
- Serum einschicken.

2.15.3 Mund-, Nasen-, Rachenabstrich

Material

- Schleimhautsekret
- membranöse Beläge

Transportmedium

Steriles Röhrchen mit Transportmedium (Nachweis von Pilzen möglich).

Zeitpunkt

- Ca. 6 Stunden nach letzter Mund-/Nasenpflege,
- ca. 6 Stunden nach letzter Rachenspülung (Gurgeln).

Lagerung

Im Kühlschrank bei + 4 °C bis zum Transport.

Durchführung

Abstrich der Schleimhaut aus tiefen Abschnitten sowie der Unterseite membranöser Beläge.

Hinweise

- Bei Nachweis auf β-hämolysierende Streptokokken kein Transportmedium verwenden,
- bei Verdacht auf Keuchhusten Nasopharyngealabstrich durchführen.

2.15.4 Trachealsekret

Material

Trachealsekret von intubierten und tracheotomierten Patienten.

Transportmedium

Absaugset mit sterilem Röhrchen

Zeitpunkt

- Morgens,
- nach Inhalation,
- zweimal wöchentlich routinemäßig,
- 2-tägig bei Patienten mit Pneumonie (Resistenzentwicklung).

Durchführung

- Aspiration mittels Absaugkatheter und Absaugset mit sterilem Röhrchen für Sekret,
- bronchoskopische Absaugung und bronchoalveoläre Lavage (BAL).

Lagerung

Im Kühlschrank bei + 4 °C bis zum Transport.

Hinweise

- Untersuchung sollte innerhalb von 24 Stunden erfolgen,
- BAL am besten zum Nachweis von Pneumocystis carinii, CMV und Legionellen geeignet,
- durch BAL erhält man eine kontaminationsfreie Probe,
- BAL zum Nachweis von Pilz- (insbesondere Aspergillus-)Infektion und Anaerobier-Infektionen.

2.15.5 Sputum

Material

Expektorat

Transportmedium

Steriles Behältnis

Zeitpunkt

- Nach sorgfältiger Reinigung mit Wasser (keine desinfizierenden Zusätze verwenden),
- morgens,
- nach Inhalation,
- zweimal wöchentlich routinemäßig,
- 2-tägig bei Patienten mit Pneumonie (Resistenzentwicklung).

Durchführung

Patient direkt in steriles Gefäß abhusten lassen.

Lagerung

Im Kühlschrank bei + 4 °C bis zum Transport.

> **Hinweis**
>
> Untersuchung sollte innerhalb von 24 Stunden erfolgen.

2.15.6 Urin

Material

- Mittelstrahlurin,
- Punktionsurin aus suprapubischem Katheter,
- Katheterurin.

Transportmedium

- Steriles Röhrchen,
- sterile Monovette,
- Urikult/Urinstat®.

Zeitpunkt

- Morgens,
- zweimal wöchentlich,
- zweimal wöchentlich bei Harnwegsinfektion (Resistenzentwicklung).

Durchführung

- Sorgfältige Desinfektion und Punktion der Entnahmemuffe am Urinableitungssystem,
- Mittelstrahlurin in steriles Gefäß (vorherige Reinigung des Genitalbereichs),
- Benetzung bzw. Eintauchen von Uricult mit Urin.

Lagerung

Im Kühlschrank bei + 4 °C (Uricult im Brutschrank).

> **Hinweise**
>
> - Mehrere Stunden Abstand zur letzten Miktion,
> - die suprapubische Blasenpunktion ist die einzige Möglichkeit, sterilen Urin zu gewinnen.

2.15.7 Stuhl

Material

- Erbsengroße Stuhlprobe,
- bei Diarrhöe ca. 2 ml.

Transportmedium

Versand- und Probenröhrchen aus Kunststoff

Indikation

- Bei unklarer Diarrhöe
- bei Sondenernährung
- bei Antibiotikatherapie
- bei Verdacht auf Infektion

Durchführung

Steckbecken benützen

Lagerung

- Bei Raumtemperatur,
- im Kühlschrank bei + 4 °C bei Verdacht auf Virusinfektion.

Hinweise

- Röhrchen nicht zu voll machen,
- außen nicht kontaminieren,
- Stuhlproben möglichst an 3 Tagen hintereinander abnehmen,
- Entnahme des Stuhls im Bereich von Blut- und Schleimbeimengungen.

2.15.8 Wundsekrete

Material

- Blut
- Eiter
- seröse Flüssigkeiten

Transportmedium

Steriles Röhrchen mit Transportmedium

Zeitpunkt/Indikationen

- Zweimal wöchentlich,
- bei Verdacht auf Wundinfektion,
- während einer pflegerischen Maßnahme,
- beim Verbandwechsel.

Durchführung

- Sekret steril abtupfen,
- Material aus der Tiefe entnehmen,
- mit steriler Spritze entnehmen.

Lagerung

Im Kühlschrank bei + 4 °C.

Hinweise

- Vor Entnahme nicht desinfizieren,
- keine Wundbehandlung mit PVP-Jod,
- zeitliche Differenz mindestens 12 Stunden,
- bei Verdacht auf Gasbrand und Tetanus Entnahme von Gewebeproben,
- bei geschlossenen Abszessen sorgfältige Hautdesinfektion und anschließende Punktion.

2.15.9 Punktionsflüssigkeiten

Material

- Pleuraflüssigkeit
- Perikardialflüssigkeit
- Peritonealflüssigkeit

Transportmedium

- Steriles Gefäß
- Blutkulturflasche
- Sabaroudbouillon für Pilznachweis
- Transportgefäß für Anaerobier

Indikation

Bei Verdacht auf Infektion

Durchführung

- Punktion nach sorgfältiger Hautdesinfektion,
- Entnahme aus Schlauch nach vorheriger Desinfektion (nur bei Einmalsystem möglich).

Lagerung

Im Brutschrank bei + 37 °C.

> **Hinweise**
>
> - Kurzer Transport: in steriler Spritze transportieren; ansonsten Blutkulturflaschen verwenden,
> - bei Verdacht auf Mykobakterien oder Pilze mindestens 15 ml einsenden,
> - Anaerobiergefäß nicht kühlen.

2.15.10 Liquor

Material

Liquor

Transportmedium

- Sterile Monovette
- Blutkulturflasche
- Sabaroudbouillon für Pilznachweis

Zeitpunkt/Indikation

- Bei Verdacht auf Enzephalitis
- bei Verdacht auf Meningitis
- zweimal wöchentlich bei liegender Liquordrainage

Durchführung

- Lumbalpunktion 2 ml
- Entnahme aus Liquordrainage

Lagerung

- Im Brutschrank bei + 37 °C,
- Nativliquor sofort ins bakteriologische Labor für Gram-Präparat,
- bei Transport in externes Labor Wärmebox benützen (Meningokokken),
- Liquor für Virologie im Kühlschrank bei + 4 °C kühlen,
- Nativliquor sofort ins virologische Labor bringen.

> **Hinweise**
>
> - Bei Virusnachweis Probe innerhalb von 24 Stunden verarbeiten oder bei –70 °C einfrieren,
> - Nativliquor für direkten Antigennachweis abnehmen,
> - Blutkulturen bei Verdacht auf bakterielle Meningitis abnehmen,
> - serologische Untersuchung bei Verdacht auf virale Erkrankung.

3 Personalhygiene – Infektionsprävention

M. Stahlhacke

3.1 Individualhygiene

Bedeutung der Individualhygiene

Die Individualhygiene umfasst viele, teilweise durch den Mitarbeiter selbst leistbare Maßnahmen, die sowohl dem Mitarbeiter- als auch dem Patientenschutz dienen. Auch hier gilt es, die Übertragung von Erregern zu verhindern.
Individualhygienische Maßnahmen ermöglichen auch dem Außenstehenden einen Blick in das Hygieneverständnis jedes einzelnen Mitarbeiters und zählen zu einem auch nach außen hin sichtbaren Qualitätsmerkmal der Einrichtung.

Schmuck

Beispiele: Armbanduhren, Fingerringe, Eheringe (siehe auch Kapitel 3.3.1, S. 100 ff.), Halsketten.

Uhren und Ringe

Armbanduhren und Fingerringe sind vor Arbeitsbeginn abzulegen, da akute Verletzungsgefahren vor allem für den Patienten bestehen und eine adäquate Händedesinfektion nicht möglich ist. Allergisierungen sind beschrieben worden. Lange Halsketten sind grundsätzlich zu vermeiden, da z. B. verwirrte Patienten diese greifen können und hier Verletzungsgefahr für den Mitarbeiter besteht.

In Bereichen mit erhöhter Infektionsgefährdung (potenzieller Kontakt mit infektiösen Körperflüssigkeiten, wie z. B. OP-Bereich, Intensivstationen, Infektionsstationen, Dialyseeinheiten, ZSVA, aber auch Pflegeeinheiten, in denen immobile Patienten/Bewohner einer intensiven pflegerischen Betreuung bedürfen) sind Ringe und Uhren grundsätzlich untersagt (UVV § 22).

Nach der TRBA 250 (Technische Regeln für Biologische Arbeitsstoffe) sind Ringe und Uhren immer dann abzulegen, wenn Tätigkeiten durchgeführt werden sollen, die eine hygienische Händedesinfektion erfordern, unabhängig vom jeweiligen Arbeitsbereich. Da kaum ein Mitarbeiter in Abhängigkeit von der bevorstehenden Tätigkeit den Ring bzw. die Uhr im Bedarfsfall abzieht, sollten auch hier grundsätzlich schon vor Dienstantritt Ringe und Uhren abgelegt werden. Diese technische Regel trifft somit auf Kliniken, Rehakliniken, Langzeitpflegeeinrichtungen und ambulante Dienste zu. Eheringe sind Fingerringe und sind ebenfalls vor Dienstantritt abzulegen.

Empfehlung: Armbanduhren oder Pulsuhren können ebenso in der Kasaktasche bei der pflegerischen Arbeit mitgeführt werden bzw. an die Dienstkleidung angeklippt werden.

Fingernägel

Fingernägel und Nagellack

Fingernägel sollten gepflegt, sauber, kurz und rund geschnitten sein. Eine Nagellänge, die über die Fingerkuppe hinausreicht, kann zu Verletzungsgefahren beim Patienten/Bewohner führen und Schutzhandschuhe perforieren (Mitarbeiterschutz).
Künstliche Fingernägel weisen häufig hohe Keimzahlen auf; im Besonderen wurden unter künstlichen Fingernägeln pathogene Erreger gefunden. Das Tragen von künstlichen Fingernägeln ist deshalb zu vermeiden.
Nagellack sollte vor allem in Risikobereichen vermieden werden, Risse im Nagellack stellen Keimnischen dar, Nagellack kann sich ablösen und z. B. ins Wundgebiet gelangen.

Piercings/Ohrringe

Piercings

Es obliegt dem Einrichtungsträger, ob und in welchem Umfang Piercings getragen werden dürfen. Grundsätzlich muss erwähnt werden, dass Piercings zu Wundinfektionen beim Träger führen können und somit eine Erregerübertragung auf Patienten oder Bewohner nicht ausgeschlossen werden kann. Hierbei spielen die Hände des Mitarbeiters eine wichtige Rolle, da sehr häufig am „Schmuckstück" manipuliert wird und die Keime über die kontaminierten Hände zum Patienten/Bewohner gelangen können.

Ohrringe

Großdimensionierte Piercings und Ohrringe sind aufgrund der Verletzungsgefahr für den Mitarbeiter im patienten- und bewohnernahen Bereich abzulehnen. Bei Verwirrten muss befürchtet werden, dass lange Ohrringe/Piercings mit der Hand gegriffen werden und es so zu Verletzungen beim Personal kommen kann. Gegen kleine Ohrstecker ist aus hygienischer Sicht nichts einzuwenden.

Lange Haare

Lange Haare zusammenbinden

Lange Haare sollten zusammengebunden getragen werden (Zopf). Bei sehr langen Haaren empfiehlt sich ein Zusammenstecken. Auch hier besteht vor allem aus Mitarbeitersicht Verletzungsgefahr durch das Ergreifen der Haare durch Patient oder Bewohner. In Risikobereichen wie OP oder auch bei der Durchführung von Verbandwechseln bei großflächigen Wunden muss ein Haarschutz (Haube) getragen werden. Haare gelten als massiv verkeimt.

Brillen/Sehhilfen

Anforderungen an Brillen ...

Diese sollten einen sicheren Sitz aufweisen und wischdesinfizierbar sein. Sie ersetzen nicht die Schutzbrille (siehe Kapitel 3.4, S. 106). Eine manuelle Korrektur der Brille während der Pflegemaßnahme muss unterbleiben.

Schuhe

... und Schuhe

Das Schuhwerk sollte aus einem wischbaren, flüssigkeitsundurchlässigen Material bestehen, vorne geschlossen und hinten mit Riemen versehen. Bei sichtbarer Verunreinigung sollte es sofort einer Wischdesinfektion unterzogen werden können. Die Dienstschuhe sind nur im Einrichtungsbereich zu tragen, bei ambulanten Diensten sind die Schuhe nur für die Ausübung der pflegerischen Tätigkeiten während der Arbeitszeit zu tragen und verbleiben nach Dienstschluss im Pflegestützpunkt.

Speisen und Getränke/Speisesaal/Cafeteria

Die Einnahme von Speisen und Getränken ist nur im Sozialraum/Speisesaal/Cafeteria erlaubt. Die Räume zur Speiseneinnahme dürfen nicht in Schutzkleidung betreten werden (Vorgaben im Hygieneplan beachten). Kittel wie z. B. Arztkittel werden vor dem Speisesaal an einer dafür vorgesehenen Garderobe aufgehängt und nicht über den Stuhl gehängt (Fußbodenkontakt).

Toilettenbesuch

Nach dem Toilettenbesuch erfolgt eine Händewaschung oder eine hygienische Händedesinfektion (siehe auch Kapitel 3.3, S. 99 ff.).

Infektiöse Erkrankungen/Infektionen des Mitarbeiters

Übertragungsrisiken

Bei Auftreten von infektiösen Erkrankungen oder potenziell infektiösen Erkrankungen, z. B. unklare Durchfälle, sollte vor dem Dienstantritt mit dem Hausarzt oder dem Betriebsarzt geklärt werden, ob ein Dienstantritt überhaupt möglich ist. Bei Wundinfektionen oder auch infizierten Hautekzemen (vor allem an den Händen) sollte ebenfalls vor Dienstantritt eine Abklärung erfolgen, ob Infektionsgefahren für den Patienten oder Bewohner bestehen. Hautpflege regelmäßig durchführen (siehe auch Kapitel 3.3, S. 99 ff.).

Arbeitsmedizinische Betreuung

Muss durch den Mitarbeiter wahrgenommen werden.

Impfschutz

Die vom arbeitsmedizinischen Dienst angebotenen Immunisierungen sollten im Interesse des Mitarbeiters, aber auch im Interesse des Patienten/Bewohners wahrgenommen werden (siehe auch Kapitel 3.5, S. 110 ff.).

3.2 Berufskleidung

Anforderungen an Berufskleidung

In der Regel besteht die Berufskleidung von Pflegenden aus einem Kasack oder T-Shirt und einer Hose. Das Oberteil ist kurzärmelig. Um Verunreinigungen frühzeitig festzustellen, sollte die Berufskleidung einen hellen Farbton aufweisen. Die Berufskleidung wird vor dem Dienstantritt angelegt. Für die Lagerung der sauberen Berufskleidung bietet sich ein Kleiderdispenser an, der regelmäßig mit neuer Berufskleidung gefüllt wird. Die Privatkleidung wird in einem separaten Spind abgelegt. Im Idealfall steht so viel Berufskleidung zur Verfügung, dass diese täglich gewechselt werden kann (obligatorisch in Bereichen mit erhöhter Infektionsgefährdung). Somit entfällt die Lagerung von benutzter Berufskleidung in einem separaten Spind. In Bereichen der Normalversorgung ist die Berufskleidung mindestens zweimal wöchentlich zu wechseln.

Merke: Privatkleidung, benutzte Berufskleidung und saubere Berufskleidung immer getrennt voneinander lagern.

Weitere Anforderungen an den Umgang mit Berufskleidung

- Sichtbar kontaminierte Berufskleidung wird sofort gewechselt.
- Berufskleidung immer geschlossen tragen, z. B. Arztkittel.
- Die Berufskleidung darf nur im Einrichtungsbereich getragen werden.
- Die Berufskleidung wird nur in der zertifizierten Wäscherei desinfizierend gewaschen (siehe S. 242).
- Besteht keine Möglichkeit der desinfizierenden Waschung in einer Wäscherei, sollte darauf geachtet werden, dass die Berufskleidung kochbar ist.

Empfehlung

Langärmelige Privatkleidung unter oder über der Berufskleidung darf nicht getragen werden, Privatjäckchen, Strickjacken sind ebenfalls untersagt. Als Alternative kann durch die Einrichtung langärmelige „Winterkleidung" angeboten werden, z. B. 6/8-Ärmel mit Bündchen. An den Umgang mit langärmeliger Berufskleidung werden die gleichen Anforderungen gestellt wie an die normale Berufskleidung.

3.2.1 Bereichskleidung

Definition: Bereichskleidung wird in der Regel eine farblich gekennzeichnete Berufskleidung genannt, die aber nur in ausgesuchten Bereichen einer Einrichtung getragen werden darf.

Bereichskleidung findet sich zumeist in Bereichen mit erhöhter Infektionsgefährdung wie z. B. OP- oder Dialyse-Einheiten. Durch die spezielle Farbgebung wird somit eine Zuordnung des Mitarbeiters zu dem entsprechenden Arbeitsbereich möglich. Je nach Hygieneplanfestlegung darf der Arbeitsbereich nur in der Bereichskleidung betreten bzw. vor Verlassen des Bereiches muss die Bereichskleidung abgelegt werden. Die Bereichskleidung ist ebenfalls täglich zu wechseln.

3.3 Händehygiene (in Anlehnung an die Empfehlungen des Robert Koch-Institutes zur Händehygiene)

Definition: Händehygienische Maßnahmen umfassen diverse Aspekte, die vom Mitarbeiter beachtet werden müssen. Neben der hygienischen und chirurgischen Händedesinfektion sind der Händehygiene außerdem personalhygienische (hier: Ringe/Uhren) Maßnahmen, die Händewaschung, die Handpflege, aber auch die Beachtung von Infektionen im Handbereich zuzuordnen.

Hygieneanforderungen

Für die Durchführung von händehygienischen Maßnahmen müssen Handwaschplätze vorzufinden sein, die jeweils mit leicht erreichbaren Spendern von Seifen- und Händedesinfektionsmitteln ausgestattet sein müssen. In Risikobereichen müssen die Armaturen ohne Handkontakt bedienbar sein. Die Händedesinfektionsmittelflaschen sollten in Spender eingepasst werden, um ohne Kontamination der Flasche durch die Hand das Händedesinfektionsmittel entnehmen zu können. Hautpflege- und Hautschutzmittel, Einmalhandtücher und Abwurf sind obligatorisch.
Die Verwendung von Einmalflaschen wird für die Waschlotion und die Händedesinfektionsmittel empfohlen. In hygienisch exponierten Bereichen des Krankenhauses (Flächen zum Vorbereitung von Sterilgütern und Infusionen oder Eingriffsräume) sollten zusätzlich noch separate Spender für Händedesinfektionsmittel angebracht werden, um die Durchführung der Händedesinfektion nahe dem Patienten oder nahe der durchzuführenden Maßnahme zu ermöglichen. Eine Händedesinfektion ist nur so gut, wie die Anzahl der zur Verfügung stehenden Spender mit Händedesinfektionsmittel und die Qualität ihrer Durchführung.

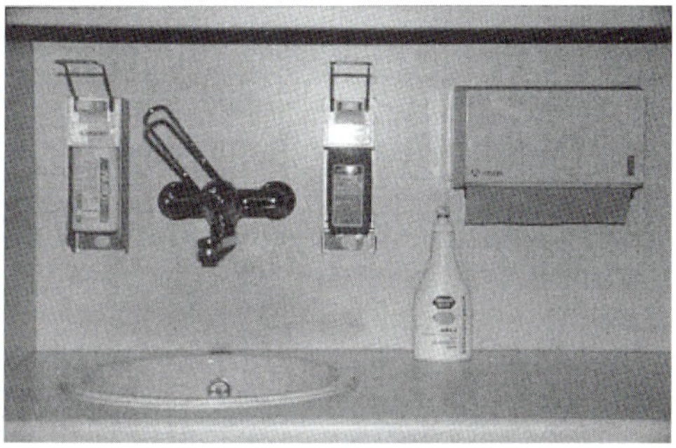

Abb. 3.1: Vorbildlicher Handwaschplatz

Empfehlung

Sollte kurzfristig kein Händedesinfektionsmittelspender zur Verfügung stehen, kann übergangsweise das Händedesinfektionsmittel auch direkt aus der Flasche entnommen werden. Um eine Kontamination der Flasche zu verhindern, sollte die Flasche mit einem Pumpsystem versehen sein. Für die ambulante Pflege bieten sich Händedesinfektionsmittelflaschen im Taschenformat an. Diese 100 ml-Flaschen werden von den meisten Händedesinfektionsmittelherstellern angeboten. Diese Flaschen sollten regelmäßig außen einer Wischdesinfektion unterzogen werden. Fertige Desinfektionstücher (zumeist mit Alkohol getränkt) sind für die hygienische Händedesinfektion nicht zugelassen und entsprechen somit nicht den Anforderungen.

3.3.1 Hygienische Händedesinfektion

Kreuzinfektionen werden in bis zu 80 % der Fälle über die Hände übertragen. Die hygienische Händedesinfektion tötet die so genannten transienten Keime ab, die durch Kontakt mit Flächen, Gegenständen, Patienten etc. auf die Haut gelangen (ständig wechselndes Keimspektrum). Wirkstoff der Händedesinfektionsmittel ist in der Regel 70–80-prozentiger Alkohol (Ethanol-Isopropanol).

Anforderungen an Händedesinfektionsmittel

Bei der Auswahl der Händedesinfektionsmittel sollte auf die Unterscheidung nach „begrenzt viruzid“ und „viruzid“ geachtet werden. Für den Routineeinsatz sind „begrenzt viruzide“ Mittel ausreichend. Die **Wirksamkeit gegen ausgesuchte virale Erreger** wie z. B. **Noro-Viren** muss unbedingt **beachtet werden**. Die zur Verwendung kommenden Händedesinfektionsmittel müssen den Standardzulassungen gemäß § 36 Arzneimittelgesetz entsprechen. Es sind vorzugsweise Mittel aus der Liste der deutschen Gesellschaft für Hygiene und Mikrobiologie (DGHM) zu verwenden.

Merke: Händedesinfektionsmittel aus der Liste des Robert Koch-Institutes (RKI) sind nur bei behördlicher Anordnung bzw. bei ausgesuchten meldepflichtigen Erkrankungen einzusetzen.

Geringe Akzeptanz

Leider ist die Akzeptanz dieses wichtigsten Desinfektionsverfahrens immer noch zu gering ausgeprägt. Werden Hände desinfiziert, so wird dieser Vorgang häufig falsch und unzureichend ausgeführt. Deshalb ist es unbedingt erforderlich, sowohl die Qualität als auch Quantität und Frequenz der Händedesinfektion in Krankenhäusern, Rehakliniken und Altenheimen zu verbessern. Erste Aufgabe für alle Mitarbeiter im medizinischen Bereich muss die konsequente Umsetzung der Händedesinfektionsmaßnahme sein, um auf diese Weise mögliche Kreuzinfektionen zu vermeiden.

Rangfolge der Begründungen für das Weglassen der Händedesinfektion
61 % eigene Bequemlichkeit/Vergesslichkeit
42 % mangelnde Schulung, Unkenntnis
35 % Zeitdruck, Zeitmangel
22 % Hautprobleme
17 % mangelndes Problembewusstsein

Tab. 3.1: Problemfaktoren mangelnder Händehygiene nach „Leitfaden zur hygienischen Händedesinfektion" (EURIDIKI)

Merke: Für die Infektionsprävention stellt die Händedesinfektion die wichtigste, einfachste und billigste Maßnahme dar. Die zielgerichtete und korrekte Durchführung der hygienischen Händedesinfektion ist ein sichtbares Qualitätsmerkmal einer Einrichtung. Der immer wieder postulierte Zeitverlust bei der korrekten Durchführung der hygienischen Händedesinfektion ist kein tragbares Argument. Das Personal ist für die korrekte Durchführung aller Pflegemaßnahmen verantwortlich und gewährleistet somit auch die Sicherheit des Patienten/Bewohners. In die Pflegeabläufe lässt sich häufig die hygienische Händedesinfektion integrieren, indem z. B. die Pflegekraft bei Betreten des Zimmers das Händedesinfektionsmittel in die Hände aufnimmt, sich an den Patienten wendet, diesen über die bevorstehende Pflegemaßnahme informiert und gleichzeitig die Hände desinfiziert. Hygienebewusstsein kann auch auf diesem Wege sichtbar demonstriert werden.

Unfallverhütungsvorschrift

Die Unfallverhütungsvorschrift der Berufsgenossenschaft für den Gesundheitsdienst schreibt im § 22 vor, dass in Arbeitsbereichen mit erhöhter Infektionsgefährdung an Händen und Unterarmen keine Schmuckstücke, Uhren und Eheringe getragen werden dürfen (siehe auch „Individualhygiene).

Verzicht auf Schmuck

Gründe hierfür sind:

- erhöhte Verletzungsgefahr für Mitarbeiter und Patient,
- mögliche Allergisierung durch Reaktion des Händedesinfektionsmittels mit Metall,
- Ringe verhindern eine konsequente Händedesinfektion, da der oftmals kostspielige und mit ideellen Werten verbundene Fingerschmuck aus Angst vor Beschädigung oder Materialveränderung nicht oder nur sehr zögerlich mitdesinfiziert wird,
- im Bereich des Ringes kann die Haut nicht mit Händedesinfektionsmittel benetzt werden,
- Abtrocknung des Desinfektionsmittels ist erheblich verlangsamt.

Technik der hygienischen Händedesinfektion

- Hände müssen trocken sein,
- Spender immer mit dem Ellbogen betätigen,
- ausreichende Menge (mindestens 3 ml, besser 2–3 Hübe aus dem Spender),

- Händedesinfektionsmittel in die hohle Hand geben,
- intensiv in die Hände einmassieren,
- Handfläche auf Handfläche,
- rechte Handfläche über linken Handrücken und linke Handfläche über rechten Handrücken,
- Handfläche auf Handfläche mit gespreizten, verschränkten Fingern,
- Außenseite der Finger auf gegenüberliegende Handfläche mit verschränkten Fingern,
- kreisendes Reiben des rechten Daumens in der geschlossenen linken Handfläche und umgekehrt,
- kreisendes Hin- und Herreiben mit geschlossenen Fingerkuppen der rechten Hand in der linken Handfläche und umgekehrt,
- Einwirkzeit mindestens 30 Sekunden bzw. bis die Hände trocken sind,
- während der Dauer der Einwirkzeit sind die Hände feucht zu halten

(siehe Abbildung 10.1, Seite 260).

Wirksamkeit des Verfahrens

Bei einem Ausgangswert von 1.000.000 Keimen auf einer definierten Fläche verbleiben nach einer einwandfreien Händedesinfektion nur noch 10 Keime auf diesem Areal.

Merke: Jeder Mitarbeiter hat vor der Durchführung der Maßnahme zu prüfen, ob eine hygienische Händedesinfektion erforderlich ist oder nicht. Deshalb sollten die allgemeinen Indikationen bekannt sein. Im Zeitalter der resistenten Erreger muss die Entscheidung im Zweifel immer für die Durchführung der hygienischen Händedesinfektion getroffen werden.

Indikationen für die Händedesinfektion

Indikationen für die Durchführung einer hygienischen Händedesinfektion sind vielfältig gegeben. Eine einzelne Auflistung der Indikationen würde lediglich einen kleinen Auszug repräsentieren. Untenstehend werden pauschalierende, aber dennoch praktikable Indikationen für die Durchführung der hygienischen Händedesinfektion aufgeführt.

Allgemeine Indikationen der hygienischen Händedesinfektion

- Vor dem Betreten der reinen Seite der Personalschleuse von Operationsabteilungen, Sterilisationsabteilungen und anderen Reinraumbereichen,
- vor invasiven Maßnahmen, auch wenn dabei Handschuhe (steril oder nicht sterilisiert) getragen werden (z. B. Legen eines Venen- oder Blasenkatheters, vor Angiographie, Bronchoskopie, Endoskopie, Injektionen, Punktionen),
- vor Kontakt mit Patienten, die in besonderem Maße infektionsgefährdet sind (z. B. Leukämiepatienten, polytraumatisierte Patienten, bestrahlte oder sonstige schwer erkrankte Patienten, Verbrennungspatienten),
- vor Tätigkeiten mit Kontaminationsgefahr (z. B. Bereitstellung von Infusionen, Herstellung von Mischinfusionen, Aufziehen von Medikamenten)

- vor und nach jeglichem Kontakt mit Wunden,
- vor und nach Kontakt mit dem Bereich der Eintrittsstellen von Kathetern, Drainagen u. Ä.,
- nach Kontakt mit potentiell oder definitiv infektiösem Material (Blut, Sekret oder Exkremente) oder infizierten Körperregionen,
- nach Kontakt mit potentiell kontaminierten Gegenständen, Flüssigkeiten oder Flächen (Urinsammelsysteme, Absauggeräte, Beatmungsgeräte, Beatmungsmasken, Trachealtuben, Drainagen, Schmutzwäsche, Abfälle u. Ä.,
- nach Kontakt mit Patienten, von denen Infektionen ausgehen können oder die mit Erregern von besonderer krankenhaushygienischer Bedeutung besiedelt sind (z. B. MRSA),
- nach Ablegen von Schutzhandschuhen bei stattgehabtem oder wahrscheinlichem Erregerkontakt oder massiver Verunreinigung.

Merke: Die hygienische Händedesinfektion stellt das wichtigste Instrument zur Infektionsprophylaxe dar. Sie ist eine Muss- und keine Kann-Bestimmung. Eine vergessene Händedesinfektion ist kein Kavaliersdelikt, sondern ein medizinischer Kunstfehler mit strafrechtlicher Relevanz. Bei bestimmten viralen Erkrankungen wie z. B. durch Noro-Viren sind die Herstellerangaben hinsichtlich der Viruswirksamkeit und die evtl. längeren Einwirkzeiten des Händedesinfektionsmittels zu beachten.

3.3.2 Chirurgische Händedesinfektion

Definition: Die chirurgische Händedesinfektion ist notwendig vor operativen/invasiven Eingriffen. Sie unterscheidet sich von der hygienischen Händedesinfektion in ihrer Wirksamkeit vor allem durch die Beseitigung der transienten als auch der residenten (in den tieferen Hautschichten lebenden) Hautkeime. Sie besteht aus zwei Verfahrensschritten, der Reinigung und der Desinfektion.

Voraussetzungen

Wichtige Voraussetzungen:

- Fingernägel müssen kurz und rund geschnitten sein.
- Es dürfen keine Nagelbettverletzungen oder entzündliche Prozesse vorhanden sein.

Technik der Reinigung und Desinfektion

Technik der Reinigung

- Armaturen und Spender nicht über Handkontakt bedienen,
- Hände und Unterarme werden mit einer Seifenlösung mindestens 1Minute lang gereinigt (von den Händen beginnend bis oberhalb des Ellbogens),
- Reinigung der Fingernägel und der Nagelfalze mit einer mindestens desinfizierten, weichen Bürste und Handwaschpräparat.

Merke: Die Bürste sollte ausschließlich zur Reinigung der Nägel und Nagelfalze verwendet werden, nicht aber zur Reinigung der gesamten Hand. Das Bürsten der Hände und Unterarme ist wegen möglicher Hautirritationen und höherer Keimabgabe zu unterlassen.

- Sorgfältiges Abspülen (von der Hand beginnend den Arm durch den Wasserstrahl führen) und Abtrocknen mit einem keimarmen Tuch.

Technik der Desinfektion

- Permanente Zumischung des Händedesinfektionsmittels,
- Desinfektionsmittel in die Hände und Unterarme einmassieren (Zeit: 2 Minuten),
- Desinfektionsmittel anschließend nur noch in die Hände und Handgelenke einmassieren (Zeit: 1 Minute).

Um eine Kontamination der Hände zu vermeiden, müssen bei der Desinfektionsmaßnahme die Hände über Ellbogenniveau gehalten werden. Nach der erfolgten chirurgischen Händedesinfektion müssen Hände und Arme vom Körper entfernt gehalten werden und über Gürtellinienniveau verbleiben.
Die Hände müssen vor dem Anlegen der Handschuhe lufttrocken sein. Erfolgen zwei kurze Eingriffe hintereinander, ist die dazwischenliegende Pause kürzer als 60 Minuten und ist die Kontaminationsgefahr für die Hände als gering einzuschätzen (intakter Handschuh), kann vor dem nächsten Eingriff auf den Schritt der Händewaschung verzichtet werden.

3.3.3 Händewaschen

Das Waschen der Hände stellt ebenfalls eine hygienische Maßnahme im Rahmen der Infektionsprophylaxe dar. Aufgrund der geringeren Wirksamkeit ist die Händewaschung allerdings keine Alternative für die hygienische Händedesinfektion.

Voraussetzungen

Voraussetzung für die optimale Durchführung des Händewaschens ist die Anbringung leicht erreichbarer Waschbecken in ausreichender Zahl. In Bereichen mit erhöhter Infektionsgefährdung (z. B. Intensivstation, OP) ist die kontaktlose bzw. Ellbogen-Betätigung empfehlenswert. Seifenspender, Einmalhandtücher und Abwurf sind obligatorisch.

Technik

- Seife aus dem Seifenspender entnehmen,
- Hände mindestens1 Minute gründlich waschen,
- anschließend die Hände von Seifenresten befreien,
- Hände gut abtrocknen.

Bei sichtbarer, massiver Kontamination der Hände mit z. B. Blut oder anderen Körperflüssigkeiten werden diese Verunreinigungen vorsichtig abgespült und gewaschen. Kontamination der nahen Umgebung bzw. der Kleidung nach Möglichkeit vermeiden. Anschließend sind die Hände einer hygienischen Händedesinfektion zu unterziehen.
Lediglich bei punktueller sichtbarer Verunreinigung wird diese zuerst mit einem mit Händedesinfektionsmittel getränkten Tuch (Einmalhandtuch) vorsichtig beseitigt. Im Bedarfsfall wird dieser Vorgang wiederholt. Erst wenn die groben Verunreinigungen beseitigt wurden, erfolgt eine hygienische Händedesinfektion.
Grundsätzlich ist die hygiensiche Händedesinfektion nicht nur hinsichtlich ihrer hygienischen Sicherheit, sondern auch aus dermatologischen Gründen immer zu bevorzugen. Häufiges Händewaschen kann zu Hautirritationen und Läsionen führen.

Verunreinigungen

In Abwägung zum jeweiligen Risiko kann eine Händewaschung als Alternative zur hygienischen Händedesinfektion infrage kommen:

Einsatzbereiche der Händewaschung

- vor der Essenszubereitung und Essensverteilung,
- vor und nach der Pflege bzw. Versorgung von Patienten, sofern nicht die genannten Indikationen für die hygienische Händedesinfektion zutreffend sind,
- nach Toilettenbenutzung (bei Diarrhoe besteht eine hohe Wahrscheinlichkeit einer massiven Ausscheidung von viralen, bakteriellen oder parasitären Krankheitserregern mit zum Teil extrem niedriger Infektionsdosis: Rotavirus, SRVS, EHEC, Cl. difficile, Cryptosporidien; deshalb zuerst Händedesinfektion),
- nach dem Nasenputzen (bei Rhinitis besteht hohe Wahrscheinlichkeit einer viralen Infektion mit konsekutiver erhöhter Ausscheidung von S. aurus, deshalb zuerst Händedesinfektion).

3.3.4 Hautschutz/Hautpflege

Im pflegerischen Alltag sind die Hände des Personals durch häufiges Waschen und durch das Tragen von Handschuhen einer extremen Beanspruchung ausgesetzt. Die Mikroflora der Haut kann geschädigt werden und wird in der Folge ihrer Schutzfunktion nicht mehr gerecht. Keime können in die defekte Haut eindringen und dort zu Wundinfektionen führen. Diese können sowohl Patient als auch Mitarbeiter gefährden. Deshalb ist es unerlässlich, die Hände einer ständigen Hautpflege zu unterziehen. Hautpflege- und Hautschutzpräparate sollten vor allem an Handwaschplätzen erreichbar sein, um eine regelmäßige und möglichst häufige Hautpflege zu ermöglichen. Im Zusammenhang mit dem Einsatz von Händedesinfektionsmitteln werden immer wieder Hautreaktionen an den Händen beschrieben. Diese Erscheinungen können allerdings auch auf eine Reaktion des Händedesinfektionsmittels mit z. B. auf den Händen verbliebenen Seifenresten oder Zusatzstoffen zurückgeführt werden. Wichtig ist daher, dass vor der Händedesinfektion die Hände trocken und sauber sind. Treten trotz Einhaltung dieser Vorgaben Haut-

Notwendigkeit einer Hautpflege

reaktionen oder Unverträglichkeiten auf, so sollte das Händedesinfektionsmittel für den betroffenen Mitarbeiter gewechselt werden.

Merke:

- Eine nicht gepflegte und mit Läsionen behaftete Haut lässt sich nicht sicher desinfizieren.
- Einrichtungsbezogene Hautschutzpläne müssen beachtet werden.

Spender oder Tube

Hautpflegemittel sollten entweder aus Spendern oder aus der Tube entnommen werden. Dosen entsprechen aufgrund der schnellen Verkeimung durch die ungünstige Entnahmetechnik nicht dem hygienischen Standard. Hautpflege sollte z. B. in den Pausen, vor Arbeitsbeginn bzw. bei Arbeitsende durchgeführt werden. Die Hautpflegepräparate sollten in die Haut eingezogen sein, bevor Schutzhandschuhe übergezogen werden (mögliche Materialbeeinflussung). Bei infektiösen Hautprozessen ist eine Tätigkeit mit entsprechendem Infektionsrisiko (z. B. Betreuung immunsupprimierter Patienten/Bewohner, Speisenausgabe, Operationen) zu unterlassen. Die Hautpflege ist somit ebenfalls wichtiger Teil der Personalhygiene.

Empfehlung

Die eingesetzten Händedesinfektionsmittel sollten nach Möglichkeit keine sensibilisierenden Stoffe beinhalten. Je verträglicher und hautschonender das Präparat, umso besser die Compliance der Mitarbeiter sowohl bei der hygienischen als auch chirurgischen Händedesinfektion.

3.4 Persönliche Schutzausrüstung

Zweck

Die persönliche Schutzausrüstung verhindert in erster Linie die Kontamination der Berufskleidung, verhindert den Übertritt von Erregern auf das Personal und eine anschließende Keimverschleppung. Sie dient folglich dem Personalschutz, minimiert aber auch das Risiko einer Kreuzinfektion und schützt somit auch den Patienten. Im Sinne der Umkehrisolierung (Schutz des infektionsanfälligen, immunsupprimierten Patienten vor Erregern) kann es ebenfalls erforderlich sein, Schutzkleidung zu tragen.
Persönliche Schutzausrüstung sollte immer dann getragen werden, wenn mit dem Verspritzen von Blut, Sekret, anderen Körperflüssigkeiten oder chemischen Substanzen zu rechnen ist. Sie kann ebenso bei Verbandwechseln, Katheterisierungen etc. zum Schutz des Patienten erforderlich sein. Individuelle Festlegungen sind im Hygieneplan zu fixieren.

Zur persönlichen Schutzausrüstung gehören

- Schutzkittel
- Ponchos

- Plastikschürzen
- Mund- und Nasenschutz/Schutzmasken
- Haarschutz
- Schuhe
- Handschuhe
- Schutzbrille, Gesichtsschutz.

Der Krankenhausträger muss die Bereitstellung der persönlichen Schutzausrüstung in ausreichender Menge sicherstellen und ist ebenso für die notwendige Desinfektion, Reinigung und Instandhaltung verantwortlich.

Schutzkittel

Einzelne Schutzausrüstungen

Der Schutzkittel ist immer dann zu tragen, wenn Arbeiten mit erhöhter Infektionsgefährdung durchgeführt werden. Hierzu zählen Patienten mit z. B. fäkal-oralen übertragbaren Infektionskrankheiten, aber auch MRSA-positive Patienten bzw. Bewohner.

- Ein Schutzkittel ist immer langärmelig und die Ärmel sind mit Bündchen versehen.
- Der Schutzkittel muss immer geschlossen getragen werden, die Berufskleidung muss vollständig bedeckt sein.
- Der Schutzkittel muss immer patienten-/bewohnerbezogen eingesetzt werden.
- Bei zu erwartender grober Verunreinigung oder Durchfeuchtung ist zusätzlich eine Plastikschürze zu tragen (bei Schutzkitteln, die nicht mindestens flüssigkeitsabweisend sind.
- Das Betreten von Sozialräumen, Speisesälen oder Aufenthaltsräumen darf immer erst nach Ablegen des Schutzkittels erfolgen.

Ponchos

Ponchos sind für die täglichen Verrichtungen der Grundpflege zu tragen. Hierzu zählt z. B. das Lagern der Patienten/Bewohner, die Waschung bzw. die Unterstützung beim Waschen.

- Ponchos müssen immer richtig verschlossen werden.
- Ponchos müssen immer patienten-/bewohnerbezogen eingesetzt werden.
- Bei zu erwartender grober Verunreinigung oder Durchfeuchtung ist zusätzlich eine Plastikschürze zu tragen (z. B. Bettenaufbereitung).
- Das Betreten von Sozialräumen, Speisesälen oder Aufenthaltsräumen darf immer erst nach Ablegen des Ponchos erfolgen.

Plastikschürzen

Für das Tragen von Plastikschürzen gelten die gleichen Indikationen wie für das Tragen von Ponchos. Plastikschürzen sind immer dann bevorzugt anzuwenden, wenn mit dem Freisetzen von Flüssigkeiten gerechnet werden muss. Plastikschürzen müssen nach Verwendung verworfen werden, alternativ können sie z. B. pro Schicht eingesetzt werden.

- Plastikschürzen müssen immer richtig verschlossen werden.
- Plastikschürzen müssen immer patienten-/bewohnerbezogen eingesetzt werden.
- Das Betreten von Sozialräumen, Speisesälen oder Aufenthaltsräumen darf immer erst nach Ablegen der Plastikschürze erfolgen.

Mund- und Nasenschutz/Schutzmasken

Mitarbeiterschutz

Primär dienen Mund- und Nasenschutz, Schutzmasken oder auch Gesichtsmasken dem Mitarbeiterschutz. Erforderlich werden sie aber auch zum Schutz des Patienten/Bewohners (Immunsupprimierte). Sowohl der Übertritt von aerogen übertragbaren Erregern auf den Patienten/Bewohner als auch die Übertragung von aerogen übertragbaren Erkrankungen auf den Mitarbeiter sollen durch das Tragen des Mund- und Nasenschutzes verhindert werden. Als Komplettschutz kommen auch kombinierte Gesichtsmasken infrage, die sowohl Mund/Nase als auch Augen schützen. Grundsätzlich erforderlich ist ein Mund- und Nasenschutz bei Operationen oder auch bei großen Wundversorgungen, um ein Übertreten der Erreger (Tröpfchen) in das Wundgebiet oder auf sterile Flächen oder Gegenstände zu verhindern.

- Abgeklappte Masken dürfen nicht mehr angelegt werden,
- bei Durchfeuchtung wechseln, spätestens nach 2 Stunden (OP),
- Schutz- und Gesichtsmasken korrekt aufsetzen (eng anliegend).

Offene Lungentuberkulose

Bei der Betreuung von Patienten/Bewohnern mit einer offenen Lungentuberkulose ist ein chirurgischer Mund- und Nasenschutz nicht ausreichend. Partikelfiltrierende Masken der Klasse FFP-2 sind erforderlich. Bei offener Lungentuberkulose mit multiresistenten Mykobakterien sind partikelfiltrierende Masken der Schutzstufe FFP-3 zu tragen.

Haarschutz

Immunsupprimierte

Haare stellen ein Keimreservoir dar, deren Verbreitung durch den Haarschutz deutlich eingeschränkt werden kann. Ein Haarschutz oder eine Kopfhaube sind vor allem bei immunsupprimierten Patienten/Bewohnern angezeigt. Haarschutz ist ebenso erforderlich im OP-Bereich, bei Wundversorgungen oder bei Eingriffen mit erhöhter Infektionsgefährdung. Haare und Bart müssen vollständig bedeckt sein.

Schuhe

Schuhe sind Teil der Berufskleidung, erfüllen aber ebenso eine Schutzfunktion. Die Anforderungen an die Schuhe sind unter dem Kapitel zur Berufskleidung (siehe Kap. 3.2, S. 99 f.) nachzulesen. Im OP-Bereich werden OP-Schuhe eingesetzt, die nur hier getragen werden dürfen.

Empfehlung

Das Tragen von Einmalüberziehschuhen ist i. d. R. nicht zu empfehlen, da der Hygieneaspekt nur eine untergeordnete Rolle spielt und unnötiger Kunststoffmüll entsteht. Durch das Anziehen der Überziehschuhe können die Hände kontaminiert werden.

Schutzhandschuhe

Schutzhandschuhe können sowohl den Patienten als auch das Personal vor Kontamination schützen. Grundsätzlich verhindern Schutzhandschuhe den möglichen Kontakt mit

- Blut,
- Sekret,
- anderen Körperflüssigkeiten,
- chemischen Substanzen (Desinfektionsmittel, Zytostatika).

Sterile Handschuhe werden bei allen Operationen, Eingriffen etc. eingesetzt, bei denen aseptisches Arbeiten unabdingbar ist.

Materialien

Unterschiedliche Indikationen erfordern auch unterschiedliche Handschuhe. Für Tätigkeiten, bei denen eine massive mechanische Belastung der Handschuhe auftreten kann, wie z. B. Reinigungstätigkeiten oder Versorgung von kontaminierten Instrumenten, sind flüssigkeitsdichte, dickwandige Handschuhe zu tragen. Diese sind mitarbeiterbezogen einzusetzen.

Naturlatex als Handschuhmaterial weist auch heute noch die meisten positiven Eigenschaften auf. Sensitivität und Reißfestigkeit stehen bei der Wahl von Naturlatexhandschuhen im Vordergrund. Aufgrund der möglichen Gefahr der Naturlatexsensibilisierung bei den Mitarbeitern sollte in einem Handschuhplan festgelegt werden, wann Naturlatexhandschuhe getragen werden sollten und wann alternative Handschuhmaterialien wie z. B. Polyvinylchlorid als Schutzhandschuhe ausreichend sind. Mögliche Indikationen zum Tragen von unsterilen Schutzhandschuhen sind u.a.

- Entsorgungstätigkeiten (Fäkalien),
- Grundpflegemaßnahmen,
- Verbandwechsel (unreine Phase),
- Versorgung von MRSA-Patienten,
- Umgang mit Flächen- oder Instrumentendesinfektionsmitteln.

Für diese Tätigkeiten sind z. B. Handschuhe aus Polyvinylchlorid ausreichend.

Indikationen für das Tragen von Naturlatexhandschuhen sind u.a.

- Blutentnahmen,
- Legen von Venenverweilkanülen.

Merke: Auch nach dem Tragen von Schutzhandschuhen ist eine Händedesinfektion erforderlich (Schutzhandschuhe können Mikroöffnungen aufweisen und dadurch einen Keimübertritt ermöglichen). Handschuhe verhindern nicht eine Verletzung durch kontaminierte Kanülen, können aber die Anzahl der inokulierten Keime verringern.

Empfehlung

Die **Desinfektion von Handschuhen** kann in Ausnahmefällen dann erfolgen, wenn ein häufiger Wechsel der Handschuhe erforderlich werden sollte. Als typisches Beispiel gilt hier die Blutentnahme bei mehreren Patienten hintereinander. Voraussetzungen für die Desinfektion der Handschuhe:

- Es dürfen nur Latexhandschuhe desinfiziert werden, die nach Anwendung eines Händedesinfektionsmittels keinerlei Eigenschaftsveränderungen aufweisen.
- Handschuhe dürfen nicht sichtbar kontaminiert sein.
- Handschuhe dürfen keine Perforationen aufweisen.
- Handschuhe dürfen keinen Kontakt mit multiresistenten Erregern bzw. bekannt pathogenen Erregern gehabt haben.

Im Hygieneplan ist die Häufigkeit der Handschuhdesinfektion strikt festzulegen.

Schutzbrille/Gesichtsschutz

Die Augen stellen eine mögliche Eintrittspforte für Mikroorganismen dar. Beim Umgang mit Desinfektionsmittelkonzentraten oder anderen chemischen Substanzen kann eine Schutzbrille ebenfalls erforderlich sein (Sicherheitsdatenblatt). Als Präventionsmaßnahme kommen Schutzbrillen oder als Komplettschutz auch kombinierte Gesichtsmasken zum Einsatz, die Mund/Nase und Augen schützen.

- Die Schutzbrille muss einen Seitenschutz aufweisen, um den seitlichen Eintritt von Blut/Sekret ins Auge zu verhindern.
- Sie sollte immer getragen werden bei möglichem Verspritzen von Blut und Sekreten und je nach Übertragungsweg der bestehenden Infektionskrankheit.

Merke: Eine Sehhilfe ersetzt nicht die Schutzbrille oder die Gesichtsmaske.

3.5 Impfungen

Die heute möglichen Schutzimpfungen für medizinisches Personal stellen ohne Zweifel eine der wichtigsten Säulen des Infektionsschutzes dar. Sie sind die wichtigste präventive Maßnahme und in aller Regel gut verträglich.

Impfstoff- und Immunisierungsarten

Impfstoffarten

- Lebendimpfstoffe (vermehrungsfähige Erreger),
- Totimpfstoffe (nicht-vermehrungsfähige Erreger),

- gentechische Impfstoffe,
- Toxoidimpfstoffe.

Infektionsprophylaxe wird vor allem durch Impfungen ermöglicht. Folgende Arten der Immunisierung werden unterschieden:

- aktive Immunisierung,
- passive Immunisierung,
- simultane Immunisierung.

Aktive Immunisierung

Definition: Verabreichung eines Lebendimpfstoffes, der aus abgeschwächten, inaktivierten oder toten Erregern oder deren Toxinen besteht.

Spezifische Antikörper

Nach der Impfung stellt sich beim Geimpften durch die aktive Auseinandersetzung des Immunsystems mit dem verabreichten Impfstoff die Bildung von spezifischen Antikörpern ein. Typische Krankheitssymptome entstehen in der Regel nicht. Bei einigen Aktiv-Impfungen wird nach bestimmten Zeiträumen eine Auffrischung (Boosterung) notwendig, um die Antikörperbildung neu anzuregen und die Schutzfunktion zu erhalten.

Merke: Bei der aktiven Immunisierung kommt es zu einer zögerlichen Bildung von spezifischen Antikörpern. Die Schutzfunktion der gebildeten Antikörper ist meist lang anhaltend. Mögliche Nebenwirkungen können vor allem durch Ballast- und Konservierungsstoffe bedingt sein.

Beispiele

Beispiele: Keuchhusten, Tuberkulose, Hepatitis A

Passive Immunisierung

Definition: Verabreichung von spezifischen Antikörpern tierischen oder menschlichen Ursprungs.

Die passive Impfung wird aufgrund ihrer schnellen Wirksamkeit vor allem bei akut verlaufenden Infektionskrankheiten und in Fällen eingesetzt, in denen für eine aktive Impfung keine Zeit mehr verbleibt.

Merke: Der Wirkungseintritt der verabreichten Antikörper erfolgt recht schnell; die Dauer der Wirksamkeit ist jedoch auf relativ kurze Zeit (Wochen bis Monate) begrenzt. Bei häufiger Verabreichung der Antikörper kann es zu Unverträglichkeiten kommen (Anaphylaxie).

Beispiele

Beispiele: Diphterie, Hepatitis B

Simultanimmunisierung

Eine Kombination der passiven und aktiven Immunisierung vereint die genannten Vorzüge. Da die verabreichten Antikörper nach wenigen Wochen als Fremdeiweiß im Körper abgebaut werden, ist deren Schutzwirkung in absehbarer Zeit verbraucht. Ungefähr ab diesem Zeitpunkt setzt die Schutzwirkung der aktiven Immunisierung ein, sodass ein dauerhafter Schutz gewährleistet ist.

Beispiele

Beispiele: Tetanol/Tetagam bei nicht vollständig immunisierten Frischverletzten, Hepatitis B bei sicherem Kontakt mit verseuchtem Material.

Mögliche Verabreichungsformen von Impfstoffen

- Injektion
- Schluckimpfung

Kontraindikationen für eine Impfung

- Akute Erkrankungen,
- Schwangerschaft,
- bevorstehende oder vor kurzem durchgeführte Operation (bei Lebendimpfstoff),
- Verabreichung von Blut, Plasma oder Immunglobulinen innerhalb der letzten 3 Monate (bei Lebendimpfstoff),
- bei Personen mit akuten behandlungsbedürftigen Erkrankungen sollte frühestens zwei Wochen nach Genesung geimpft werden (Postexpositionsprophylaxe bildet die Ausnahme).

Im Einzelfall muss der betreuende Arzt abwägen, ob eine Impfung trotz gegebener Kontraindikation erforderlich ist.

Hinweise

Um die Wirksamkeit der Impfstoffe unter allen Bedingungen zu erhalten, sind die jeweiligen Angaben des Herstellers bezüglich Verfallsdatum, Lagerungsart und Lagerungstemperatur unbedingt zu berücksichtigen.

Impfpass/Impfdokumentation

Inhalt

Der Impfpass ist für die Dokumentation und Information von Arzt und Patient eine sinnvolle und hilfreiche Einrichtung. Wichtige Daten wie Kinderkrankheiten, Impfungen, serologische Kontrollen, Allergien, bestehende Grunderkrankungen etc. geben jederzeit Auskunft über den Impfstatus/Risiken und die Notwendigkeit einer Impfung. Der Impfpass sollte immer mitgeführt werden, um auch im Notfall die wichtigen Informationen zum Impfstatus verfügbar zu haben.

Impfungen für das medizinische Personal

Beschäftigte in medizinischen Bereichen von Krankenhäusern und Kliniken sind erwiesenermaßen erhöhten Infektionsgefahren ausgesetzt. Der zuständige Betriebsarzt wird die Mitarbeiter über den notwendigen Impfschutz informieren. Die vom Betriebsarzt angebotenen Impfungen sind freiwillig. Im Sinne der Biostoffverordnung zählen bestimmte Impfungen zu den Arbeitsschutzmaßnahmen, sodass der Arbeitgeber in der Regel die Kosten der Impfung trägt. Informationen können beim Betriebsarzt eingeholt werden. Das angebotene Impfspektrum kann je nach Einrichtung und Gefährdungsgrad variieren.

Betriebsarzt

Ein Impfangebot ist allerdings immer dann dem Personal zu machen, wenn eine Tätigkeit im Sinne der Biostoffverordnung ausgeübt wird und die Tätigkeit ein entsprechendes Gefährdungspotenzial in sich birgt.

Empfohlene Impfungen

In Anlehnung an die empfohlenen Impfungen der Ständigen Impfkommission am Robert Koch-Institut für Personal mit erhöhten beruflichen Risiken (Mitarbeiter in Einrichtungen des Gesundheitswesens) können folgende Impfungen empfohlen werden:

- Hepatitis A (Pädiatrie, Infektionsmedizin; Küchenbereich; Laboratorien; Psychiatrische Einrichtungen),
- Hepatitis B (Personal im Gesundheitsdienst; Reinigungspersonal; Psychiatrische Einrichtungen bzw. Personal, das durch Blutkontakte mit infizierten Personen gefährdet ist; siehe auch Kapitel zu Kanülenstichverletzungen),
- Influenza (medizinisches Personal; Personen in Einrichtungen mit umfangreichem Publikumsverkehr; Personal, das als mögliche Infektionsquelle für von ihm betreute ungeimpfte Risikopersonen wie Patienten und Bewohner infrage kommt),
- Meningokokken (Laborpersonal, das dem Risiko der Meningokokken/Aerosolfreisetzung ausgesetzt ist),
- Mumps (Personal in pädiatrischen Einrichtungen),
- Pertussis (Personal in pädiatrischen Einrichtungen, der Schwangerenbetreuung, der Geburtshilfe),
- Poliomyelitis (medizinisches Personal, das engen Kontakt zu Erkrankten haben kann; Personal in Laboratorien mit Poliomyelitis-Risiko),
- Röteln (ungeimpfte bzw. empfängliche Personen in pädiatrischen Einrichtungen, Geburtshilfe, Schwangerenbetreuung),
- Varizellen (seronegatives Personal im Gesundheitsdienst).

Der Betriebsarzt wird je nach Arbeitsbereich eine Risikoeinschätzung für den betreffenden Mitarbeiter vornehmen und auf dieser Grundlage die Indikation für eine Impfung stellen.

3.6 Kanülenstichverletzungen

Bedeutung

Pflegepersonal unterliegt durch das entsprechende Tätigkeitsprofil zwangsläufig immer wieder der Blut- und Sekretexposition, sodass Risiken eindeutig erkennbar sind. Durch den häufigen Umgang am Patienten/Bewohner mit benutzten Kanülen, Skalpellen, scharfkantigen Instrumenten usw. kommt es im Pflegebereich nicht selten zu Verletzungen mit einer Inokulation und Übertragung von Blut und Erregern (Überbegriff:

Häufigkeit

Kanülenstichverletzung). Statistisch gesehen kommt es pro Mitarbeiter im Gesundheitswesen einmal jährlich zu einer Stichverletzung. Allein in Deutschland geht man von 500.000 Kanülenstichverletzungen pro Jahr aus. Am häufigsten entstehen Kanülenstichverletzungen bei Entsorgungstätigkeiten, Blutentnahmen und im OP.

Übertragene Erkrankungen

Im Vordergrund stehen die vor allem über Blut übertragbaren infektiösen Erkrankungen wie Hepatitis B, Hepatitis C und HIV.

Hepatitis B/C

Hepatitis B/C und HIV-Infektionen stellen nach wie vor ein nicht zu unterschätzendes Gefahrenpotenzial für medizinische Mitarbeiter im Krankenhaus dar. Bei der Hepatitis B kann es zu chronischen Verläufen (5–10 %) und später zur Ausbildung einer Leberzirrhose kommen. Tödliche Ausgänge durch Leberkarzinombildung werden in ca. 1 % beobachtet. Die Hepatitis C wird in 50–80 % zu einer chronischen Infektion der Leber. Bis zu 20 % der Betroffenen entwickeln ein Leberkarzinom, in bis 20 % kommt es nach Jahren zu einer Leberzirrhose; tödliche Ausgänge können die Folge sein.

HIV

Das HIV-Infektionsrisiko für medizinische Mitarbeiter entspricht dem der Normalbevölkerung. Infektionen mit HIV führen auch heute noch zu einem letalen Ausgang, auch wenn durch die Verbesserung der Medikamente die Lebenserwartung der Betroffenen gestiegen ist. Bei Beschäftigten im Gesundheitswesen (Deutschland) sind bis Mai 2001 insgesamt 41 HIV/AIDS-Erkrankungen als Berufskrankheiten anerkannt worden (Epidemiologisches Bulletin RKI 10/2001 Nr. 42).

Expositionsmöglichkeiten für die Übertragung von Hepatitis B/C- und HIV-Viren ist der Blutkontakt und vor allem die Inokulation von Blut über Nadelstichverletzungen.
Statistische Wahrscheinlichkeit einer Serokonversion bei einer Nadelstichverletzung mit HBV/HCV/HIV-kontaminiertem Material:

- HBV: 30 %
- HCV: 3 %
- HIV: 0,3 %

Übertragungsformen im Krankenhaus

- Inokulation von virushaltigem Blut/Sekret durch Stich- und Schnittverletzung,
- virushaltiges Blut/Sekret auf defekter Haut,
- virushaltiges Blut/Sekret auf Schleimhäuten.

Merke: Die Gefahr der Inokulation von Blut besteht durch spitze Gegenstände, vor allem Kanülen, Nadeln und Instrumente. Deswegen darf nie eine kontaminierte Kanüle in die Schutzkappe zurückgesteckt werden. Nicht-geimpfte Mitarbeiter haben ein bis zu dreimal höheres Hepatitis B-Infektionsrisiko als Geimpfte.

Präventivmaßnahmen

Technisch:

- Verwendung von Spritzentabletts (komplette Bestückung),
- Verwendung geeigneter Kanülenabwurfbehälter,
- verletzungssichere Kanülen bzw. Arbeitsgeräte,
- Verwendung von Rücksteckhilfen bei Pens (einhändiges Zurückstecken),
- Verwendung von geschlossenen Blutentnahmesystemen.

Organisatorisch:

- kein Zurückstecken der Nadel in die Schutzhülle,
- kontrolliertes Ablegen der Kanülen in den Kanülenabwurfbehälter,
- Kanülenabwurfbehälter immer am Ort der Maßnahme,
- Schutzhandschuhe immer am Ort der Maßnahme,
- besondere Vorsicht bei Entsorgungsmaßnahmen,
- Hepatitis B-Schutzimpfung.

Merke:

- Das Tragen von Handschuhen verhindert keine Kanülenstichverletzung. Es kommt allerdings beim Durchstechen der Handschuhmembran zu einem Abstreicheffekt, der die inokulierte Blut- und Erregermenge reduzieren kann.
- Ein Kanülenabwurfbehälter darf maximal bis zu 2/3 gefüllt werden. Dann ist er sicher zu verschließen und zu entsorgen.
- Kanülenabwurfbehältnisse müssen bei Nichtgebrauch verschlossen werden, damit es nicht zur spontanen Freisetzung von Kanülen kommt (Umfallen des Behälters etc.).

Schutzmaßnahmen bei invasiven Eingriffen/Operationen

- Wenn möglich und nur mit Zustimmung des Patienten Infektionsstatus (HBV/HIV) erheben,
- Personal bei bekanntem Status informieren,
- zur Risikominimierung sollte dass komplette sterile OP-Team zwei Paar Handschuhe übereinander tragen,
- Verwendung von Instrumenten, die eine Stich- und Schnittgefahr minimieren,
- Entfernen von spitzen und scharfen Gegenständen von einem z. B. OP-Sieb nach Möglichkeit mit Hilfsmitteln (Zangen),
- Separieren von spitzen und scharfen Gegenständen, z. B. in einer Nierenschale von einem benutzten Instrumentiertisch.

Empfehlung: Tragen von so genannten Indikatorhandschuhen, die eine Verletzung der Handschuhe durch Nadel oder Instrument anzeigt.

Erregerübertragungen vom medizinischen Personal auf den Patienten/Bewohner

Im umgekehrten Fall kann es ebenso zu Erregerübertragungen vom medizinischen Personal auf den Patienten/Bewohner kommen. Auch hier stehen Hepatitis B, Hepatitis C und HIV im Vordergrund. Eine kontinuierliche arbeitsmedizinische Betreuung mit Überprüfung des Serostatus und die regelmäßige Einweisung und Unterrichtung der Mitarbeiter hinsichtlich der Präventionsmaßnahmen müssen erfolgen. Der eigene Infektionsstatus hinsichtlich Hepatitis B, Hepatitis C und HIV sollte jedem Mitarbeiter bekannt sein. Bei Tätigkeiten, die eine erhöhte Übertragungsgefahr darstellen, sollte ein einrichtungsinternes Gremium prüfen, ob und unter welchen Umständen ein z. B. Hepatitis C-positiver Mitarbeiter eingesetzt werden kann (Empfehlungen der deutschen Vereinigung zur Bekämpfung von Viruskrankheiten).

Impfschutz besteht bisher lediglich bei der Hepatitis B. Bei HIV und Hepatitis C spielt (siehe Kapitel 3.5, S. 110 ff.) vor allem die Expositionsprophylaxe eine wichtige Rolle, da hier bisher keine Impfungen möglich sind.

Grundsätzliche Maßnahmen bei Kanülenstichverletzung mit kontaminierten Materialien

Durchführung von Sofortmaßnahmen:

- Blutfluss durch Druck auf das umliegende Gewebe anregen,
- Wunde spreizen,
- mindestens 2 Minuten ausbluten lassen,
- Kompressen mit viruswirksamen Antiseptikum anfeuchten und auf die Stich- oder Schnittverletzung aufbringen; Kompresse belassen und immer wieder neu mit dem Antiseptikum tränken (über mindestens 10 Minuten).

Durchführung von Sofortmaßnahmen bei Kontamination von geschädigter Haut, den Augen oder der Mundhöhle:

- geschädigte Haut:
  - Entfernen des infektiösen Materials mit 70-80-prozentigem Alkohol,
  - Kompresse tränken.
- Augen:
  - gründliches Ausspülen der Augen mit einem geeigneten antiseptischen Mittel wie z. B. einer isotonen wässrigen PVP-Lösung 2,5 %.
- Mundhöhle:
  - Ausspucken des infektiösen Materials,
  - unvergälltes Ethanol für das Spülen der Mundhöhle verwenden.
- Durchführung von Blutentnahmen bei den exponierten Personen auf HIV, HBV, HCV.
- Durchführung von Blutentnahmen bei den Spenderpersonen (Patienten/Bewohner, bei denen z. B. die Kanüle zum Einsatz kam, sofern diese zuzuordnen ist), auf
  - HIV
  - HBV
  - HCV

- schnellstmögliches Aufsuchen des arbeitsmedizinischen Dienstes.
- D-Arzt Bericht erstellen.

Impfprophylaxe bei Exposition mit HBV-haltigem Material

(in Anlehnung an die empfohlenen Impfungen der Ständigen Impfkommission am Robert Koch-Institut)

HBsAg-positiv

Kommt es zur Exposition mit HBV-haltigem Material (hier: HBsAg-positives Material) wie Blut (Kanülenstichverletzung) oder anderen positiven Materialien, so sind **keine Maßnahmen** bei geimpften Personen erforderlich, wenn

- bei der exponierten Person Anti-HBs nach der Grundimmunisierung ≥ 100 IE/l betrug und die letzte Impfung nicht länger als 5 Jahre zurückliegt,
- innerhalb der letzten zwölf Monate ein Anti-HBs-Wert von ≥ 100 IE/l gemessen wurde (unabhängig vom Zeitpunkt der Grundimmunisierung).

Eine **sofortige Gabe einer Dosis Hepatits B-Impfstoff** ist erforderlich, wenn die letzte Impfung 5 bis 10 Jahre zurückliegt, selbst wenn Anti-HBs direkt nach Grundimmunisierung ≥ 100 IE/l betrug.

Eine **sofortige Testung des Exponierten** ist erforderlich, wenn

- die exponierte Person nicht bzw. nicht vollständig geimpft ist oder
- die exponierte Person ein „Low-Responder“ ist (Anti-HBs nach Grundimmunisierung ≥ 100 IE/l oder
- der Impferfolg nie kontrolliert wurde,
- die letzte Impfung länger als 10 Jahre zurückliegt.

Non-Responder

So genannte „Non-Responder“ (Anti-HBs ≤ 10IE/l nach mindestens 6 Impfungen) sowie andere **gesichert Anti-HBs-Negative** erhalten nach der Exposition schnellstmöglich den HB-Impfstoff und HB-Immunglobulin.

Negative Spender

Bei Kanülenstichverletzungen ist weiterhin zu beachten, dass bei **negativen Spendern** (hier Patient/Bewohner, bei dem die Tätigkeit durchgeführt wurde und dieser HBsAg negativ ist) weitere Maßnahmen entfallen. Ist das exponierte Personal noch nicht Hepatitis B-geimpft, sollte allerdings eine Impfung erfolgen, um bei neuerlichen Kanülenstichverletzungen einen entsprechenden Schutz aufzuweisen.

Bei **unbekanntem Spender- und Personalstatus** sollten innerhalb von 48 Stunden beim Spender eine HBsAg-Bestimmung erfolgen und beim betroffenen Personal Anti-HBs bestimmt werden.

Patient/Bewohner HBs-negativ:

- keinerlei Infektionsgefahr,
- ist das betroffene Personal noch nicht immun, sollte eine Hepatitis B-Impfung erfolgen.

Patient/Bewohner HBs-positiv:

Ist das betroffene Personal nicht immun, sollte eine Simultanimpfung erfolgen bzw. die Grundimmunisierung erfolgen.

Kanülenstichverletzung

Bei **Kanülenstichverletzung mit einer unbekannten Nadel bzw. sonstigem Blutkontakt** sollte beim Personal bei unbekanntem Immunschutz das Anti-HBs bestimmt werden. Falls noch kein Schutz besteht, sollte eine Simultanimpfung erfolgen.

Tab. 3.2: Empfehlungen der STIKO

Aktueller Anti-HBs-Wert	Verabreichung von	
	HB-Impfstoff?	HB-Immunglobulin?
≥ 100 IE/l	Nein	Nein
≥ 10 bis < 100 IE/l	Ja	Nein
< 10 IE/l	Ja	Ja
Wert nicht innerhalb von 48 Stunden bestimmbar	Ja	Ja

Exposition mit HIV-haltigem Material

(in Anlehnung an das Epidemiologische Bulletin des Robert Koch-Institutes Nr. 30)

Durchführung von Sofortmaßnahmen bei Stich- oder Schnittverletzung

- Blutfluss durch Druck auf das umliegende Gewebe anregen (mehr als 1 Minute),
- Wunde spreizen,
- mindestens 2 Minuten ausbluten lassen,
- Kompressen mit viruswirksamem Antiseptikum (mehr als 80-prozentige Ethanol-basierte Präparate) anfeuchten und auf die Stich- oder Schnittverletzung aufbringen; Kompresse belassen und immer wieder neu mit dem Antiseptikum tränken (über mindestens 10 Minuten).

Durchführung von Sofortmaßnahmen bei Kontamination von geschädigter Haut, den Augen oder der Mundhöhle

- Geschädigte Haut:
  - Entfernen des infektiösen Materials mit 70-80-prozentigem Alkohol,
  - Kompresse tränken.
- Augen:
  - gründliches Ausspülen der Augen mit einem geeigneten antiseptischen Mittel wie z. B. einer isotonen wässrigen PVP-Lösung 2,5 %.
- Mundhöhle:
  - Ausspucken des infektiösen Materials,
  - unvergälltes Ethanol für das Spülen der Mundhöhle verwenden.

Empfehlung

Die Anweisungen zu den Sofortmaßnahmen sollten an allen exponierten Stellen der Einrichtung sichtbar aushängen bzw. für jeden Mitarbeiter schnellstmöglich auffindbar sein. Die erforderlichen Präparate für die antiseptischen Maßnahmen müssen ebenfalls verfügbar sein. Sind keinerlei antiseptische Präparate verfügbar, sollte ein gründliches Spülen z. B. mit isotonischer Kochsalzlösung oder auch Trinkwasser erfolgen.

Ermittlung des tatsächlichen Infektionsrisikos

Erhöhtes Risiko bei

- tiefen Stich- und Schnittverletzungen (z. B. Nadel nach intravenöser Injektion),
- sichtbaren Blutspuren an dem verletzenden Instrument,
- AIDS oder eine hohe Konzentration an HI-Viren bei der Spenderperson.

Weitere Maßnahmen

- Wunde/Verletzung begutachten,
- Ermittlung der Verletzungstiefe,
- ermitteln, ob Gefäße beteiligt sind,
- ermitteln, ob das verletzende Instrument sichtbar mit Blutspuren kontaminiert ist,
- ermitteln, ob die Spenderperson tatsächlich HIV-positiv ist,
- ermitteln, in welchem HIV-Stadium sich die Spenderperson befindet,
- ermitteln, ob die Spenderperson antiretroviral behandelt wird.

Merke: Die Postexpositionsprophylaxe (PEP) ist der vorbeugende Einsatz von Anti-HIV-Medikamenten. Ziel der PEP ist die Verhinderung einer HIV-Infektion.

Postexpositionsprophylaxe

Tab. 3.3: Postexpositionsprophylaxe

Empfohlen	Anbieten
• bei perkutaner Verletzung mit einer Injektionsnadel oder Hohlraumnadel • bei Verletzung mit Beteiligung von Körperflüssigkeiten, die eine hohe HI-Viruskonzentration aufweisen, wie z. B. Blut, Liquor, Punktat, Virusmaterial, Organmaterial • bei tiefer Verletzung (z. B. Schnittverletzung) • bei sichtbaren Blutspuren am verletzenden Instrument • bei Verletzung durch eine Nadel, die für eine i.v.-Injektion, Blutentnahme oder zu Infusion eingesetzt wurde • der Spenderpatient/Bewohner hat AIDS oder eine hohe HI-Viruskonzentration	• Kontakt zu Schleimhaut oder verletzter oder geschädigter Haut mit Flüssigkeiten von erhöhter Viruskonzentration • oberflächliche Verletzung (z. B. an einer chirurgischen Nadel)

Eine Postexpositionsprophylaxe ist dann *nicht* erforderlich, wenn

- lediglich perkutaner Kontakt mit anderen Körperflüssigkeiten als Blut vorgelegen hat,
- lediglich Blutkontakt mit der intakten Haut stattgefunden hat,
- lediglich Haut- oder Schleimhautkontakt mit Körperflüssigkeiten wie Speichel oder Urin stattgefunden hat.

Gabe so schnell wie möglich

Die Medikamente zur Postexpositionsprophylaxe sollten so schnell wie möglich verabreicht werden (innerhalb von 1–2 Stunden). Die Entscheidung für oder gegen die Postexpositionsprophylaxe sollte mit einem HIV-Experten besprochen werden. Ist dies zeitnah nicht möglich, sollte im Zweifelsfall die Entscheidung für die Postexpositionsprophylaxe getroffen werden. Sollte erst danach eine Risiko-Nutzen-Einschätzung möglich sein, kann die Postexpositionsprophylaxe im Bedarfsfall immer noch abgebrochen werden.

Weitere Kontrolluntersuchungen:

Blutkontrolle auf HIV-Antikörper nach 4 Wochen, 6 Wochen, 3 Monaten, 6 Monaten.

Merke

- Jede Kanülenstichverletzung bzw. jeder Blut-/Sekretkontakt mit Wunden oder Schleimhäuten ist zu melden und zu dokumentieren.

- Der zuständige Betriebsarzt sollte schnell und umgehend erreichbar sein.
- In der ambulanten Pflege muss ebenfalls ein System etabliert werden, das es den Mitarbeitern und Mitarbeiterinnen ermöglicht, trotz der teilweise ausgedehnten Wegstrecken schnellstmöglich den arbeitsmedizinischen Dienst zu erreichen.

3.7 Schutzmaßnahmenkatalog für Infektionskrankheiten

Hinsichtlich des Risikopotenzials stehen in Einrichtungen des Gesundheitswesens übertragbare infektiöse Erkrankungen an vorderster Stelle. Um Erregerübertragungen zu vermeiden, müssen infektionspräventive Maßnahmen ergriffen werden.

Schutzmaßnahmenkatalog

Im Schutzmaßnahmenkatalog werden wichtige und häufig anzutreffende Infektionskrankheiten behandelt. Bei anderen, im Schutzmaßnahmenkatalog nicht aufgeführten Infektionskrankheiten empfiehlt sich die Durchsicht der RKI-Empfehlungen unter 5.1, in der weitere Infektionskrankheiten bearbeitet werden. Welche Präventivmaßnahmen als Infektionsschutz notwendig sind, hängt vor allem von den Übertragungswegen ab.

Übertragungswege von Erregern

Als **mögliche Übertragungswege von Erregern** kommen infrage (nach I. Kappstein):

- Kontakte (Blut, Körperflüssigkeiten, Hände des Personals, kontaminierte Flächen und Gegenstände),
- Tröpfchen (große Tropfen (> 100 µm), die Kontakt mit Haut und Schleimhäuten haben können; kleine Tröpfchen, die als Aerosole bezeichnet werden und durch ihre Größe (< 10µm) bis tief in den Respirationstrakt eindringen können),
- Nahrungsmittel,
- Tiere als Vektoren.

Im Zusammenhang mit infektiösen Erkrankungen muss die Meldepflicht nach § 6 (meldepflichtige übertragbare Erkrankungen) und § 7 (meldepflichtige Erreger) des Infektionsschutzgesetzes beachtet werden.

Infektionspräventive Maßnahmen im Einzelnen

Räumliche Unterbringung

- **Räumliche Unterbringung:** In Abhängigkeit vom jeweiligen Übertragungsweg, der Infektiosität der Erkrankung und schwer kontrollierbaren Symptomen (z. B. Durchfälle; diffuse, starke Blutungen; ausgedehnte Wunden) kann eine Einzelzimmerunterbringung erforderlich sein. Idealerweise besitzt das Isolierzimmer eine Schleuse. WC/Nasszelle sind in einem Isolierzimmer obligatorisch. Eine gemeinsame Isolierung mehrerer Patienten, die so genannte Kohortenisolierung, kann bei bestimmten Erkrankungen angestrebt werden, wenn die gleichen Erregertypen nachgewiesen wurden.

Persönliche Schutzausrüstung

- Persönliche Schutzausrüstung (siehe auch Kapitel 3.4, S. 106 ff.):
  - **Schutzkittel** sind immer zu tragen, wenn es zur Freisetzung von Blut und Körperflüssigkeiten kommen kann. Schutzkittel sind immer langärmelig und mit Bündchen versehen. Ist mit der Freisetzung von Körperflüssigkeiten zu rechnen, muss ein flüssigkeitsdichter Schutzkittel getragen werden bzw. eine Plastikschürze wird über dem Schutzkittel getragen. In Abhängigkeit von der übertragbaren Erkrankung kann es notwendig sein, den Schutzkittel schon vor Betreten des Zimmers anzulegen.
  - **Handschuhe (unsterile Einmalhandschuhe):** sind bei vorhersehbarem oder wahrscheinlichem Erregerkontakt zu tragen. In Abhängigkeit von der infektiösen Erkrankung kann es notwendig sein, die Einmalhandschuhe schon vor Betreten des Zimmers anzulegen.
  - **Mund-/Nasenschutz/Gesichtsschutz:** ist bei aerogen oder über große Tröpfchen übertragbaren Erkrankungen anzulegen, ebenso wenn mit dem Verspritzen von Blut und Körperflüssigkeiten gerechnet werden muss. In Abhängigkeit von der übertragbaren Erkrankung kann es notwendig sein, den Mund-/Nasenschutz/Gesichtsschutz schon vor Betreten des Zimmers anzulegen. Bei speziellen Erkrankungen kann der Einsatz von partikelfiltrierenden Masken (FFP2/3) erforderlich sein.
  - **Schuhe:** Bei den im Schutzmaßnahmenkatalog aufgeführten infektiösen Erkrankungen sind außer Standardhygienemaßnahmen keine zusätzlichen Maßnahmen in Verbindung mit Schuhen zu treffen. Wischdesinfektion bei sichtbarer Verunreinigung, anschließend Durchführung der hygienischen Händedesinfektion.

Desinfektionsmaßnahmen

- **Desinfektionsmaßnahmen:** Im Vordergrund stehen die hygienische Händedesinfektion, die laufende Desinfektion, die Schlussdesinfektion sowie die Desinfektion von Instrumenten, Geschirr und Textilien. Für die Desinfektionsroutine sind in aller Regel Desinfektionsmittel einzusetzen, die in der DGHM-Liste (Deutsche Gesellschaft für Hygiene und Mikrobiologie) aufgeführt sind. Desinfektionsmittel und Desinfektionsverfahren aus der Liste bzw. nach Angaben des Robert Koch-Institutes sind üblicherweise nur nach behördlicher Anordnung einzusetzen bzw. bei bestimmten meldepflichtigen Erkrankungen (Ausbruchsituationen). Zu beachten ist die Auswahl viruswirksamer Desinfektionsmittel bei viralen Erkrankungen (Herstellerangaben beachten).
  Desinfektionsmittel können unterschiedliche Wirkungsbereiche aufweisen:

Wirkungsbereiche von Desinfektionsmitteln

A: Abtötung von vegetativen bakteriellen Keimen einschließlich Mykobakterien, Pilzen und pilzlichen Sporen,
B: Inaktivierung von Viren,
C: Abtötung von Sporen des Milzbranderregers,
D: Abtötung von Sporen des Erregers des Gasbrandödems und des Wundstarrkrampfes.

- **Hygienische Händedesinfektion:** zur Unterbrechung der Keimkette und somit zur Vermeidung der Erregerübertragung, zum Selbstschutz und zum Patientenschutz. Bei einigen viralen Erkrankungen ist ebenfalls auf die Viruswirksamkeit der Händedesinfektionsmittel zu achten. Hygienische Händedesinfektion
- **Laufende Desinfektion:** Durch die laufende Desinfektion kommt es täglich zu Wischdesinfektionsmaßnahmen von kontaminierten Flächen bzw. Gegenständen im Zimmer des betroffenen Patienten/Bewohners. Ziel ist die Unterbindung der Weiterverbreitung von Erregern im Umfeld des Patienten. Sichtbare Verunreinigungen sind sofort zu entfernen, anschließend erfolgt eine Wischdesinfektion. Laufende Desinfektion
- **Schlussdesinfektion:** Durch die Schlussdesinfektion wird das Patientenzimmer bei z. B. Verlegung des Patienten so aufbereitet, dass dieses Zimmer wieder durch einen neuen Patienten belegt werden kann, ohne dass für diesen Infektionsgefahren bestehen. Schlussdesinfektion
- **Textilien/Wäsche:** Einsatz von desinfizierenden Waschverfahren, sodass von der Wäsche keinerlei Infektionsgefahren mehr ausgehen. Farblich gekennzeichnete Wäschesäcke maximal bis zwei Drittel füllen, sicher verschließen. Bei Durchfeuchtungsgefahr Einsatz von Plastiksäcken. Einrichtungsbezogene Vorgehensweisen beachten (Standardverfahren). Textilien/Wäsche
- **Betten:** Das Bettgestell kann durch Wischdesinfektionsmaßnahmen desinfiziert oder in der Bettenzentrale einer maschinellen Aufbereitung (Desinfektion) unterzogen werden. Kissen, Decken bzw. deren Bezüge müssen einem desinfizierenden Waschverfahren unterzogen werden. Die Matratze sollte mindestens einen wischbaren Halbbezug, besser einen Komplettbezug aufweisen. Dieser wird durch Wischdesinfektionsmaßnahmen aufbereitet (Standardverfahren). Betten
- **Instrumente:** Für die Aufbereitung von Instrumenten (Medizinprodukten) ist die maschinelle, thermische Aufbereitung vor allem aus Personalschutzgründen zu bevorzugen. Die Instrumente müssen zeitnah nach Anwendung in einem z. B. Container zur Aufbereitung gebracht werden (Standardverfahren). Instrumente
- **Geschirr:** Für die Aufbereitung des Geschirrs stellt eine Mehrtankgeschirrspülmaschine das sicherste Verfahren dar. Durch die zentrale Desinfektion wird das Geschirr sicher aufbereitet. Tabletts und Geschirr sollten ohne Zwischenlagerung direkt in den Tablettwagen gegeben werden. Geschlossener Transport in die Spülküche (Standardverfahren). Geschirr
- **Entsorgung/Abfälle:** Die Abfälle werden in normkonformen Plastiksäcken gesammelt, die eine Mindestwandstärke aufweisen müssen. Abfallsäcke maximal bis zwei Drittel füllen, sicher verschließen. Entsorgung/Abfälle

  Unterscheidung des Abfalls:
  - Abfall Gruppe A (AS 180203): keine besonderen Anforderungen aus infektionspräventiver Sicht an die Entsorgung.
  - Abfall Gruppe B (AS 180104): besondere Anforderungen aus infektionspräventiver Sicht innerhalb der Einrichtungen (Wundverbände, Blut, Sekrete etc.).

- Abfall Gruppe C (AS 180103): besondere Anforderungen aus infektionspräventiver Sicht (infektiöse Abfälle).
- Abfallgruppe E (AS 180102): ethische Anforderungen (Körper- und Organabfälle, Blutbeutel, Konserven).
- Zur Komplettierung wird hier noch die Abfallgruppe D erwähnt. Sie befindet sich allerdings nicht im Schutzmaßnahmenkatalog. Abfall Gruppe D (AS 180105): Sondermüll, Giftmüll wie Zytostatika, Chemikalien, Impfmaterial.

Empfehlung

In Abhängigkeit von der jeweiligen infektiösen Erkrankung und dem zur Verfügung stehenden Impfmaterial empfiehlt es sich, Mitarbeiter mit dem entsprechenden Impfschutz zur Betreuung bzw. Behandlung des infektiösen Patienten einzusetzen.

Schutzmaßnahmenkatalog für Infektionskrankheiten (Auszug von wichtigen Infektionskrankheiten) in Anlehnung an die Richtlinie des Robert Koch-Institutes 5.1

Siehe Tabelle 3.4

Legende zu Tabelle 3.4:

X in Spalte „Schutzkittel": Schutzkittel sind immer zu tragen, wenn es zur Freisetzung von Blut und Körperflüssigkeiten kommen kann.
X in Spalte „Handschuhe": Handschuhe sind bei vorhersehbarem oder wahrscheinlichem Erregerkontakt zu tragen.
X in Spalte „Mund-/Nasenschutz": Mund-/Nasenschutz ist zu tragen bei aerogen oder über große Tröpfchen übertragbaren Erkrankungen und wenn mit dem Verspritzen von Blut und Körperflüssigkeiten gerechnet werden muss.
X in Spalte „Hyg. Händedesinfektion": hygienische Händedesinfektion zur Unterbrechung der Keimkette und somit zur Vermeidung der Erregerübertragung, zum Selbstschutz und zum Patientenschutz. Bei einigen viralen Erkrankungen ist ebenfalls auf die Viruswirksamkeit der Händedesinfektionsmittel zu achten.
Empfehlung: gilt als optimale Möglichkeit, ist aber nicht zwingend erforderlich
RKI-Liste/Verfahren: nur bei behördlicher Anordnung durchzuführen bzw. bei bestimmten meldepflichtigen Erkrankungen einzusetzen.

Tab. 3.4: Schutzmaßnahmenkatalog für Infektionskrankheiten

	Erreger	Erregerhaltiges Material	Einzelzimmer	Schutzkittel	Handschuhe	Mund-/Nasenschutz	Hyg. Händedesinfektion	Laufende Desinfektion	Instrumente	Geschirr	Wäsche	Textilien	Schlussdesinfektion	Matratzen/Kissen/Decken	Entsorgung
Akute infektiöse Erkrankungen der Atemwege (viral)	z. B. Adenoviren, Coronaviren, Coxackieviren, Echoviren, Parainfluenzaviren, Rhinoviren	respiratorische Sekrete, Fäzies	erforderlich	X	X	empfehlenswert	X	1 Std. Wert BGA-Liste	Standard	Standard	Standard	Standard	1 Std. Wert BGA-Liste	Standard	B
Aspergillose	Aspergillus spez.	respiratorische Sekrete	bei bronchopulmonaler Asperg. empf.	X	X	nicht erforderlich	X	4 Std. Wert	Standard	Standard	Standard	Standard	4 Std. Wert	Standard	B
Diphterie	Corynebakterium diphteriae	respiratorische Sekrete, Wundsekrete	erforderlich	erforderlich	X	erforderlich	X	1 Std. Wert RKI-Liste	X	Desinfektion innerhalb der Einheit (Einmalgeschirr)	gelber Plastiksack; Desinfektion mit Mitteln der RKI-Liste	gelber Plastiksack; Desinfektion mit Mitteln der RKI-Liste	1 Std. Wert RKI-Liste	gelber Plastiksack; Desinfektion mit Mitteln der RKI-Liste	C

	Erreger	Erregerhaltiges Material	Einzelzimmer	Schutzkittel	Handschuhe	Mund-/Nasenschutz	Hyg. Händedesinfektion	Laufende Desinfektion	Instrumente	Geschirr	Wäsche	Textilien	Schlussdesinfektion	Matratzen/Kissen/Decken	Entsorgung
Enteritis infectiosa (Erreger bekannt)	Salmonella spez.; Adenoviren; Yersinia spez. u. v. mehr	Fäzes	erforderlich	X	X	nicht erforderlich; Ausnahme: Noro-Viren; bei Erbrechen/bei Entsorgung von Erbrochenem	X	1 Std. Wert RKI-Liste	Standard	Standard bei sicherem Transport zur zentralen Aufbereitung	gelber Plastiksack; Desinfektion mit Mitteln der RKI-Liste	gelber Plastiksack; Desinfektion mit Mitteln der RKI-Liste	1Std. Wert RKI-Liste	gelber Plastiksack; Desinfektion mit Mitteln der RKI-Liste	B
Enteritis infectiosa (Erreger unbekannt)		Fäzes, Urin, Erbrochenes, Blut	erforderlich	erforderlich	X	nicht erforderlich	X	1 Std. Wert RKI-Liste	Standard	Desinfektion innerhalb der Einheit (Einmalgeschirr)	gelber Plastiksack; Desinfektion mit Mitteln der RKI-Liste	gelber Plastiksack; Desinfektion mit Mitteln der RKI-Liste	1 Std. Wert RKI-Liste	gelber Plastiksack; Desinfektion mit Mitteln der RKI-Liste	B
Hepatitis A/E	Hepatitis A/E-Virus	Fäzes, Urin, evtl. Blut	1 Woche nach Ikterus; nicht erforderlich	X	X	nicht erforderlich	X	1 Std. Wert RKI-Liste	Standard	Standard bei sicherem Transport zur zentralen Aufbereitung	gelber Plastiksack; Desinfektion mit Mitteln der RKI-Liste	gelber Plastiksack; Desinfektion mit Mitteln der RKI-Liste	1 Std. Wert	gelber Plastiksack; Desinfektion mit Mitteln der RKI-Liste	B
Hepatitis B/C/D	Hepatitis B/C/D-Virus	Körperflüssigkeiten, Blut, Sekrete, Sperma, Vaginalsekret	in der Regel nicht erforderlich	X	X	X	X	1 Std. Wert RKI-Liste	Standard	Standard	gelber Plastiksack; Desinfektion mit Mitteln der RKI-Liste	gelber Plastiksack; Desinfektion mit Mitteln der RKI-Liste	1 Std. Wert RKI-Liste	Standard	B

	Erreger	Erreger-haltiges Material	Einzel-zimmer	Schutz-kittel	Hand-schuhe	Mund-/Nasen-schutz	Hyg. Hände-desin-fektion	Lau-fende Desin-fektion	In-stru-mente	Geschirr	Wäsche	Textilien	Schluss-desin-fektion	Matrat-zen/Kissen/Decken	Ent-sor-gung
HIV-infizier-te Pat.	HI-Virus	Blut, Sperma, Vaginal-sekret, Mutter-milch, Liquor	nur in Ausnah-mefällen erforder-lich z. B. Durchfäl-le, Inkon-tinenz; auch zum Patien-tenschutz	X	X	X	X	4 Std. Wert	Stan-dard	Standard	Standard	Standard	4 Std. Wert	Standard	B
Influen-za	Influenza-Viren	respira-torische Sekrete	erforder-lich	X	X	erfor-derlich	X	1 Std. Wert RKI-Liste	Stan-dard	Standard	Standard	Standard	1 Std. Wert RKI-Liste	gelber Plastik-sack; Desinfek-tion mit Mitteln der RKI-Liste	B
Keuch-husten (Pertus-sis)	Bordetella pertussis	respira-torische Sekrete	erforder-lich	erfor-derlich	X	erfor-derlich	X	1 Std. Wert RKI-Liste	Stan-dard	Standard	Standard	Standard	1 Std. Wert RKI-Liste	Standard	B
Krätze (Skabi-es)	Sarcoptes scabiei	Haut-schup-pen	nicht erforder-lich	X	X	nicht erfor-derlich	gründli-ches Wa-schen der Hände erfor-derlich; Hände-desinfek-tions-mittel hier nicht ausrei-chend wirksam	Reini-gung ausrei-chend	Stan-dard	Standard	Standard	Standard	Reini-gung ausrei-chend	Entwesen	B

	Erreger	Erreger-haltiges Material	Einzel-zimmer	Schutz-kittel	Hand-schuhe	Mund-/Nasen-schutz	Hyg. Hände-desin-fektion	Lau-fende Desin-fektion	In-stru-mente	Geschirr	Wäsche	Textilien	Schluss-desin-fektion	Matrat-zen/ Kissen/ Decken	Ent-sor-gung
Lebens-mit-telinto-xikatio-nen	Bacillus ce-reus, Clo-stridium perfrin-gens, Staph. aureus u. a.	Fäzes, Erbro-chenes	nicht erforder-lich	X	X	nicht erfor-derlich	X	4 Std. Wert	Stan-dard	Standard	Standard	Standard	4 Std. Wert	Standard	B
Legio-nellose	Legionella spez.	respira-torische Sekrete	nicht erforder-lich	X	X	nicht erfor-derlich	X	4 Std. Wert	Stan-dard	Standard	Standard	Standard	4 Std. Wert	Standard	B
Masern	Masern-Virus	respira-torische Sekrete	erforder-lich	erfor-derlich	X	empfeh-lens-wert für nicht immu-nisierte Perso-nen	X	1 Std. Wert RKI-Liste	Stan-dard	Standard	Standard	Standard	1 Std. Wert RKI-Liste	gelber Plastik-sack; Desinfek-tion mit Mitteln der RKI-Liste	B
Menin-gokok-ken-Menin-gitis	Neisseria menigitidis	Blut, Liquor Nasen-/ Rachen-sekrete	erforder-lich	X	X	erfor-derlich	X	1 Std. Wert RKI-Liste	Stan-dard	Standard	Standard	Standard	1 Std. Wert RKI-Liste	Standard	B
Mumps	Mumps-Vi-rus	respira-torische Sekrete, Speichel, Tränen-flüssig-keit, Blut, Urin, Liquor	erforder-lich	X	X	empfeh-lens-wert	X	1 Std. Wert RKI-Liste	Stan-dard	Standard	Standard	Standard	1 Std. Wert RKI-Liste	Standard	B

	Erreger	Erregerhaltiges Material	Einzelzimmer	Schutzkittel	Handschuhe	Mund-/Nasenschutz	Hyg. Händedesinfektion	Laufende Desinfektion	Instrumente	Geschirr	Wäsche	Textilien	Schlussdesinfektion	Matratzen/Kissen/Decken	Entsorgung
Pneumonie	Klebsiella, Pneumonie Candida, Pneumokokken, Pseudomonas aerogi-nosa u. a.	respiratorische Sekrete	nur bei Beatmungspatienten erforderlich	X	X	nicht erforderlich	X	1 Std. Wert RKI-Liste	Standard	Standard	Standard	Standard	1 Std. Wert RKI-Liste	Standard	B
Röteln	Röteln-Virus	respiratorische Sekrete, Blut, Fäzes, Urin	erforderlich	X	X	für Frauen im gebärfähigen Alter ohne Antikörper-Schutz	X	1 Std. Wert RKI-Liste	Standard	Standard	Standard	Standard	1 Std. Wert RKI-Liste	Standard	B
Staphylokokken-Erkrankungen	Staphylococcus aureus	je nach Lokalisation: Blut, Eiter, respiratorische Sekrete, Fäzes, Liquor	bei Besiedlung mit multiresistenten Stämmen; bei Pneumonie, großflächigen Haut-/Wundinfektionen	X	X	bei multiresistenten Stämmen; bei Pneumonie; großflächigen Haut-/Wundinfektionen	X	1 Std. Wert RKI-Liste	Standard	Standard	gelber Plastiksack Desinfektion mit Mitteln der RKI-Liste	gelber Plastiksack Desinfektion mit Mitteln der RKI-Liste	1 Std. Wert RKI-Liste	gelber Plastiksack Desinfektion mit Mitteln der RKI-Liste	B

	Erreger	Erregerhaltiges Material	Einzelzimmer	Schutzkittel	Handschuhe	Mund-/Nasenschutz	Hyg. Händedesinfektion	Laufende Desinfektion	Instrumente	Geschirr	Wäsche	Textilien	Schlussdesinfektion	Matratzen/Kissen/Decken	Entsorgung
Tuberkulose	Mykobakterium tuberkulosis	je nach Lokalisation: respiratorische Sekrete, Eiter, Urin, Fäzes, Blut	bei offener Lungen-TB; Gemeinschaftseinrichtungen dürfen nicht aufgesucht werden	bei offener Lungen-TB und bei möglichem Kontakt mit erregerhaltigem Material/Objekten/Personen und bei Verlassen der Einheit für den Pat.	bei offener Lungen-TB und möglichem Kontakt mit erregerhaltigem Material und kontaminierten Objekten	Partikelfiltrierende Maske FFP2 bei offener Lungen-TB für das betreuende Personal; Mund-/Nasenschutz auch für den Patienten bei Verlassen der Einzelunterbringung	X	siehe RKI-Liste	Standard	bei offener Lungen-TB: Desinfektion innerhalb der Einheit (Einmalgeschirr); sonst Standard	gelber Plastiksack; Desinfektion mit Mitteln der RKI-Liste	gelber Plastiksack; Desinfektion mit Mitteln der RKI-Liste	bei offener Lungen-TB: Verdampfen des Raumes mit Formaldehyd; danach Wischdesinfektion mit RKI-Mitteln; bei allen anderen Formen der TB: Wischdesinfektion mit Mitteln der RKI-Liste	gelber Plastiksack; Desinfektion mit Mitteln der RKI-Liste	C

	Erreger	Erreger-haltiges Material	Einzel-zimmer	Schutz-kittel	Hand-schuhe	Mund-/ Nasen-schutz	Hyg. Hände-desin-fektion	Lau-fende Desin-fektion	In-stru-mente	Geschirr	Wäsche	Textilien	Schluss-desin-fektion	Matrat-zen/ Kissen/ Decken	Ent-sor-gung
Typhus Paraty-phus	Salmonella typhi; Sal-monella paratyphi	Blut, Urin, Fäzes, Galle, Erbro-chenes, Eiter	erforder-lich	X	X	nicht erfor-derlich	X	1 Std. Wert RKI-Liste	Stan-dard bei siche-rem Trans-port zur ZSA	Standard	gelber Plastik-sack; Desinfek-tion mit Mitteln der RKI-Liste	gelber Plastik-sack; Desinfek-tion mit Mitteln der RKI-Liste	1 Std. Wert RKI-Liste	gelber Plastik-sack; Desinfek-tion mit Mitteln der RKI-Liste	C
Wind-pocken	Varicella Zoster-Virus	Nasen-/ Rachen-sekrete, Läsions-sekrete, Liquor, Krusten	erforder-lich	erfor-derlich	erfor-derlich	erfor-derlich	X	1 Std. Wert RKI-Liste	Stan-dard	Ein-malge-schirr oder Desinfek-tion in der Ein-heit	gelber Plastik-sack; Desinfek-tion mit Mitteln der RKI-Liste	gelber Plastik-sack Desinfek-tion mit Mitteln der RKI-Liste	1 Std. Wert RKI-Liste	gelber Plastik-sack Desinfek-tion mit Mitteln der RKI-Liste	B
Strepto-kokken-Erkran-kung	A-Strepto-kokken	je nach Lokali-sation: respira-torische Sekrete, Eiter, geni-taler Ausfluss	empfeh-lenswert	X	X	bei Schar-lach, Pharyn-gitis, Pneu-mo-nie und großflä-chigen Haut-/ Wund-infekti-onen	X	1 Std. Wert RKI-Liste	Stan-dard	Standard	Standard	Standard	1 Std. Wert RKI-Liste	Standard	B

4 Aufbereitung

M. Stahlhacke

4.1 Desinfektion

Ziel

Per definitionem bewirkt die Desinfektion die Abtötung und Schädigung von pathogenen Mikroorganismen sowie eine Reduzierung der Keimzahl insgesamt. Ziel einer Desinfektionsmaßnahme ist es, lebendes oder totes Material in einen Zustand zu versetzen, von dem keine Infektionsgefahr mehr ausgeht. Eine ausreichende Desinfektion gilt nur dann als erreicht, wenn die Keimzahlreduktion mindestens 99,99 % beträgt. Durch zielgerichtete Desinfektionsmaßnahmen können Infektketten und Kreuzinfektionen unterbunden werden.

Differenzierung der Desinfektionsverfahren

- chemische Desinfektion,
- thermische Desinfektion,
- chemo-thermische Desinfektion.

Aussagen über den mikrobiologischen Wirkungsbereich der Desinfektionsmittel und Verfahren werden durch die **Resistenzstufen-Einteilung** gemacht:

Resistenzstufen-Einteilung

A: Abtötung von vegetativen bakteriellen Keimen einschließlich Mykobakterien und Pilzen bzw. Pilzsporen,
B: Inaktivierung von Viren,
C: Abtötung des Milzbranderregers,
D: Abtötung der Erreger von Gasbrand, Gasödem, Wundstarrkrampf.

Die **viruzide Wirksamkeit** eines Desinfektionsmittels wird nochmals unterschieden. Abhängig von der Widerstandsfähigkeit gegen Desinfektionsmittel werden 2 Gruppen unterschieden:

- begrenzt viruzid (wirksam gegen behüllte Viren),
- viruzid (wirksam gegen unbehüllte Viren).

Wahl des Desinfektionsmittel

Welches der beiden Desinfektionsmittel eingesetzt wird, muss jeweils in Abhängigkeit vom zu erwartenden Virus (behüllt/unbehüllt) entschieden werden. Bei der Instrumentendesinfektion sollten nur viruzide Desinfektionsmittel zum Einsatz kommen. Für die Händedesinfektion reichen für den Routineeinsatz begrenzt viruzide Präparate aus. Die Wirksamkeit gegen ausgesuchte virale Erreger wie z. B. Noro-Viren muss beachtet werden.

Merke: Bei der Auswahl der Desinfektionsmittel ist darauf zu achten, dass nur Mittel zum Einsatz kommen, die in der Liste der Deutschen Gesellschaft für Hygiene und Mikrobiologie (DGHM) aufgeführt sind. Nur diese Präparate wurden durch die DGHM einem Prüfverfahren unterzogen und auf ihre Wirksamkeit geprüft. Der Einsatz von Desinfektionsmitteln gemäß der Liste des Robert Koch-Instituts kann bei Infektionskrankheiten gemäß Infektionsschutzgesetz notwendig werden. Hierzu sind die jeweiligen Anforderungen des RKI bezüglich Konzentration und Einwirkzeit zu beachten. Im Lebensmittelbereich kommt aufgrund der speziellen Anforderungen die Liste der Veterinärmedizinischen Gesellschaft (DVG) zum Einsatz.

4.1.1 Chemische Desinfektion

Mögliche Einsatzbereiche der chemischen Desinfektion:

- Wischdesinfektion/Flächendesinfektion (laufende-/Schlussdesinfektion),
- Instrumentendesinfektion/Tauchdesinfektion,
- Haut-/Händedesinfektion,
- andere Verfahren für z. B. Wäsche, Stuhl etc.

Merke: Desinfektionsmittel sollten nur aus Originalgebinden entnommen werden. Ein Umfüllen oder Auffüllen der Gebinde beinhaltet eine Verkeimungsgefahr der verwendeten Präparate.

Wischdesinfektion/Flächendesinfektion

Desinfektion oder Reinigung?

Vor der eigentlichen Maßnahme sollte geprüft werden, ob eine Desinfektion des betreffenden Bereichs/Materials überhaupt notwendig ist und ob eine Reinigung des Materials oder der Fläche nicht ausreicht. In exponierten Bereichen einer Einrichtung wie Intensivstationen, OP-Bereichen, Überwachungsstationen und Infektionsabteilungen ist eine Wischdesinfektion der Materialien/Flächen erforderlich. Im Einzelfall muss die Frage, ob eine Desinfektion oder eine Reinigung in Betracht kommt, im Hygieneplan festgelegt werden.

Empfehlung: Im Bereich der Altenpflegeeinrichtungen ist in der Regel von Desinfektionsmaßnahmen abzusehen. In Einzelfällen (z. B. resistente Mikroorganismen, Durchfälle, Erbrechen, Bewohnerwechsel) kann eine Desinfektion angezeigt sein. Koordination mit dem Hygienebeauftragten der Einrichtung ist erforderlich.

Typische Beispiele für die Anwendung einer Wischdesinfektion/Flächendesinfektion (Auszug):

- Fußböden (z. B. OP-Bereich, Intensivstation)
- Nasszellen
- Lagerungshilfen

- Schutzbezug von Matratzen
- Mobilisationshocker
- Pflegearbeitswagen
- Spritzentabletts
- Blutdruckmanschetten
- Stethoskope
- Badewannen

Merke

- Die immer noch häufig praktizierte Sprühdesinfektion ist aufgrund der Mitarbeiterbelastung durch Freisetzung von Aerosolen und aufgrund des geringen Wirkungsgrads (oftmals erreicht nur ein kleiner Teil der versprühten Menge die zu desinfizierende Fläche) nur in Sonderfällen angezeigt (schwer zugängliche Areale).
- Die Standardkonzentrationen der Flächendesinfektionsmittel entsprechen in der Regel 0,25 % für den 4-Stunden Wert und 0,5 % für den 1-Stunden Wert. Der 1-Stunden Wert wird zumeist in Bereichen mit erhöhter Infektionsgefährdung eingesetzt (OP, Intensiv etc.).

Wirkstoffgruppen bei der Flächen- und Wischdesinfektion

Alkohole

- **Alkohole:** Ethanol/Propanol 70–80 % (vornehmlich für kleine Flächen); schneller Wirkungseintritt, aber Wirkungslücken bei Sporen und unbehüllten Viren.

Empfehlung: Die auf dem Markt erhältlichen, mit Alkohol getränkten Einmaltücher haben sich in der Praxis bewährt. Sie ermöglichen ohne großen Aufwand eine Wischdesinfektionsmaßnahme vor Ort. Diese Tücher bieten sich durchaus auch für die häusliche Pflege an.

Aldehyde

- **Aldehyde (Formaldehyde, Glutaralaldehyd, Glyoxal):** Aufgrund der allergisierenden und reizenden Eigenschaften und nicht zuletzt wegen der fraglichen kanzerogenen Wirkung ist das Formaldehyd in der Popularität der Flächendesinfektionsmittel stark gesunken. Unbestritten ist jedoch nach wie vor der außerordentlich hohe Wirkungsgrad gegenüber Viren und das sehr breite Wirkungsspektrum.
  Glutaralaldehyd und Glyoxal weisen im Gegensatz zum Formaldehyd ein weniger breites Wirkungsspektrum auf. Bei Mitarbeitern, die dauerhaft mit Aldehyden Umgang haben, werden nicht selten Sensibilisierungen beobachtet. Bei Einsatz von Aldehyden sollte immer eine Abstimmung mit den Verantwortlichen der Hygiene erfolgen; die Fachkraft für Arbeitssicherheit ist mit einzubeziehen.

Quats

- **Quarternäre Ammoniumverbindungen (Quats):** Diese Wirkstoffgruppe wird aufgrund ihrer nur sehr geringen toxischen Wirkung vor allem im Lebensmittelbereich zur Desinfektion eingesetzt. Die Verwendung in Krankenhäusern kann nur bedingt empfohlen werden, da quarternäre Ammoniumverbindungen Wirkungslücken gegen Viren, Tuberkelbakterien und gramnegative Bakterien aufweisen. In Kombination mit anderen Wirkstoffgruppen sind Quats auch in Flächendesinfektionsmitteln enthalten.

Biguanide

- **Biguanide:** Für Biguanide treffen bezüglich ihres Wirkungsspektrums und ihrer Einsatzmöglichkeiten dieselben Eigenschaften und Ansprüche zu wie für die quarternären Ammoniumverbindungen.

Phenole

- **Phenole:** Phenole besitzen ein relativ breites Wirkungsspektrum gegen Bakterien, Viren und Pilze. Ihre hohe Toxizität verbietet den Einsatz im Bereich von Früh- und Neugeborenenstationen, da Phenole nicht nur über den Atemtrakt, sondern auch über die Haut aufgenommen werden können.

Glucoprotamine

- **Glucoprotamine:** Glucoprotamine zeichnen sich durch ein sehr breites Wirkungsspektrum hinsichtlich Bakterien, Pilzen und Viren aus und sind im Bereich der Flächendesinfektionsmittel eine noch sehr junge, aber schon bewährte Wirkstoffgruppe.

Umgang mit Desinfektionsmitteln

- Handschuhe tragen (Flächen-/Instrumentendesinfektionsmittel),
- evtl. Schutzbrille verwenden (s. Sicherheitsdatenblatt),
- Desinfektionsmittellösungen immer mit kaltem Wasser ansetzen (bei warmem Wasser verdampft ein Teil des Wirkstoffes in die Raumluft (Mitarbeiterbelastung)),
- Desinfektionsmittellösungen in Eimern oder Wannen immer mit Deckel versehen (Verhinderung der Freisetzung von Desinfektionsmitteln in die Raumluft),
- beim Ansetzen von Desinfektionsmittellösungen wird zuerst das Wasser und danach das Desinfektionsmittel eingefüllt (Reihenfolge wichtig, um Schaumbildung zu vermeiden),
- Konzentration und Einwirkzeit beachten,
- Standzeit der Lösung nach Herstellerangabe,
- Zumischung von Reinigungsverstärkern nur auf ausdrückliche Empfehlung des Herstellers (evtl. Einschränkung des Wirkungsbereichs).

Merke: Für die Dosierung von Desinfektionsmittellösungen empfehlen sich dezentral angeordnete Dosierautomaten, mit deren Hilfe verschiedene Konzentrationen der Desinfektionsmittellösung entnommen werden können. Eine Routineüberprüfung dieser Geräte auf exakte Dosierung und Verkeimung der Desinfektionsmittellösung ist allerdings notwendig.

Instrumentendesinfektion

Thermische Verfahren

Für die Instrumentendesinfektion sollten möglichst thermische Verfahren angewendet werden, da vor allem durch die Anwendung dieses Verfahrens die hygienische wie auch die Mitarbeitersicherheit gegeben ist. Sollte eine chemische Desinfektion der Instrumente unumgänglich sein, so kommen folgende Wirkstoffgruppen infrage:

Wirkstoffgruppen bei der Instrumentendesinfektion:

- Formaldehyd
- Glutaralaldehyd
- Glyoxal
- Phenole/Phenolderivate
- quarternäre Ammoniumverbindungen in Kombination mit Aldehyden oder Alkoholen
- Peroxidverbindungen
- Glucoprotamine
- Peressigsäure

Die Instrumentendesinfektionsmittellösung wird in einer Wanne angesetzt. Für die Desinfektion ist es erforderlich, die Instrumente komplett in die Desinfektionsmittellösung einzutauchen. Eine Benetzung sämtlicher Oberflächen ist unumgänglich (siehe Kapitel zur Aufbereitung von Medizinprodukten).

4.1.2 Thermische Desinfektion

Reinigungs- und Desinfektionsgeräte (RDG)

Ao-Werte

Für die thermische Desinfektion werden so genannte Ao-Werte angenommen, die bei bestimmten Temperaturen eine entsprechende Einwirkzeit erfordern. Um eine sichere Desinfektion von vegetativen Bakterien, Pilzen, aber auch von Viren einschließlich Hepatitis B-Viren zu gewährleisten, ist ein Ao-Wert von 3000 am Apparat einzustellen. Dies bedeutet für die Praxis eine Temperatur von 90 °C und eine Einwirkzeit von 5 Minuten.
Das so genannte RKI-Programm (93 °C, 10 Minuten) ist nur bei behördlicher Anordnung (Ausbruchsituation) einzusetzen.

Merke: Nach dem Medizinproduktegesetz ist auch der Reinigungs- und Desinfektionsprozess zu validieren (siehe auch Kapitel zur Aufbereitung von Medizinprodukten).

Instrumente/Steckbecken/Narkoseschläuche/Inhalationsschläuche (Auszug)

Sicherste Form

Das thermische Desinfektionsverfahren stellt die sicherste Form einer Desinfektion dar. Die auf dem Markt befindlichen Geräte sind jeweils mit verschiedenen Einsätzen zu versehen, um neben Instrumenten auch andere Materialien wie Glaswannen oder Waschschüsseln aufzunehmen.

4.1.3 Chemo-thermische Desinfektion

Dieses kombinierte Verfahren findet sich unter anderem bei der Desinfektion von

Einsatzgebiete

- Wäsche
- Endoskopen
- Geschirr
- Steckbecken und Urinflaschen

4.1.4 Hautdesinfektion

Eine Hautdesinfektion wird immer dann erforderlich, wenn mit einer Verletzung der Epidermis und infolgedessen mit einer Keimverschleppung in tiefere Körperregionen zu rechnen ist. Zur Infektionsprophylaxe muss das vorgesehene Hautareal mit einem geeigneten Hautdesinfektionsmittel desinfiziert werden.

Beispiele für eine notwendige Hautdesinfektion:

- Injektionen
- Punktionen
- Operationen
- invasive Eingriffe

Merke: Für die Hautdesinfektion sind nur die hierfür vorgesehenen Mittel zu verwenden. Ein Händedesinfektionsmittel besitzt zwar auch eine desinfizierende Wirkung, ist aber aufgrund anderer Eigenschaften (z. B. rückfettend) nur bedingt für eine Hautdesinfektion geeignet.

Eigenschaften eines Hautdesinfektionsmittels:

- gefärbtes Mittel (zur genauen Beschreibung des desinfizierten Areals bei risikoreichen Eingriffen),
- keine Rückfetter (evtl. notwendige Klebefolien haften nicht),
- gute Hautverträglichkeit,
- frei von Bakteriensporen.

Wirkstoffe für die Hautdesinfektion:

- Alkohole
- PVP-Jod
- Chlorhexidin
- Kombinationen dieser Präparate

Merke: Das Hautdesinfektionsmittel muss wischend aufgetragen werden, um durch den dadurch erzeugten mechanischen Effekt eine Keimreduktion zu bewirken. Die Herstellerangaben bezüglich der Einwirkzeit sind zu beachten.

Beispiele

Beispiele für Vorgehensweisen bei einer Hautdesinfektion:

- Injektionen/periphere Venenkatheter:
  - sprühen, Einwirkzeit von 15 Sekunden abwarten; mit sterilisertem Tupfer abwischen,
  - sterilisierte Tupfer ausreichend.
- Zentrale Venenkatheter:
  - gefärbtes Hautdesinfektionsmittel mittels steriler Kornzange und sterilen Tupfern auftragen,
  - Einwirkzeit: mindestens 1 Minute (Alkohol).
- OP-Vorbereitung:
  - sterile Schale mit gefärbtem Hautdesinfektionsmittel,
  - Kornzange und sterile Kompressen dreimal wischend auftragen (vom OP-Gebiet in die Peripherie),
  - für jeden Desinfektionsvorgang neue sterile Kompressen verwenden,
  - Einwirkzeit: mindestens 3 × 1 Minute (Alkohol),
  - während der Einwirkzeit muss die Haut mit dem Desinfektionsmittel feucht gehalten werden.

Merke: In talgdrüsenreichen Körperregionen verlängert sich die Einwirkzeit des Hautdesinfektionsmittels auf mindestens 10 Minuten.

4.1.5 Schleimhaut-/Wundantiseptik (siehe auch Kap. 2.11, S. 75)

Anforderungen an den Wirkstoff

Die Schleimhaut- und Wundantiseptik stellt eigene Anforderungen an den Wirkstoff. Das verwendete Antiseptikum muss aufgrund der Empfindlichkeit des zu desinfizierenden Areals gut verträglich sein. Alkohol führt hier häufig zu starkem Brennen. Eine optimale Desinfektion ist in diesen Bereichen nicht möglich, allenfalls eine Keimzahlreduzierung.

Mögliche Einsatzgebiete:

- Mundschleimhaut
- Vaginalschleimhaut
- im Rahmen einer Blasenkatheterisierung
- Wundbehandlung

Je nach Einsatzgebiet kann das Antiseptikum flüssig, wischend oder sprühend aufgetragen werden. Es sollten zumindest sterilisierte Tupfer verwendet werden, bei Wundbehandlungen und Operationen in jedem Fall sterile Tupfer/Kompressen. Einwirkzeiten nach Herstellerangaben beachten.

Häufig verwendete Wirkstoffe für die Schleimhautantiseptik:

- PVP-Jod
- Octenidin
- Polihexanid

Händedesinfektion

Die Händedesinfektion stellt unumstritten die wichtigste und einfachste Maßnahme im Rahmen der Infektionsprophylaxe dar. Durch sehr einfache Maßnahmen kann dadurch die Keimkette unterbrochen werden (siehe Kapitel 3.3.1, S. 100 ff.).

4.2 Sterilisation

Definition: Sterilisation ist das Abtöten oder Entfernen aller lebensfähigen pathogenen und apathogenen Mikroorganismen einschließlich ihrer Dauerformen in Stoffen, Zubereitungen oder an Gegenständen.

Ziel und Bedeutung

Definitionsgemäß wird eine Keimreduktion um den Reduktionsfaktor 6 gefordert. Das bedeutet, dass bei einer Ausgangskeimzahl von 1 Million Keimen nach der Sterilisation lediglich ein einzelner Keim überleben darf.
Die Sterilisation ist wichtiger Bestandteil der Infektionsprophylaxe bei Operationen und invasiven Eingriffen. Da durch die Sterilisationsmaßnahmen Bakterien, Pilze und Viren abgetötet bzw. inaktiviert werden, ist die Sterilisation aus dem klinischen Ablauf nicht mehr wegzudenken. Da das zu sterilisierende Gut in Beschaffenheit und Haltbarkeit große Unterschiede aufweist, muss auch ein entsprechend breites Spektrum an verschiedenen Sterilisationsformen zur Verfügung stehen. Gummi oder Kunststoffe müssen einem anderen Sterilisationsverfahren unterzogen werden als beispielsweise Metallinstrumente.
Nach dem Medizinproduktegesetz und der Medizinproduktebetreiberverordnung müssen Sterilisatoren validiert sein (siehe auch Kapitel 4.3, S. 147 ff.).

Empfehlung: Alt- und Kleinstgeräte sind häufig nicht validierbar bzw. nur unter massivem finanziellem Aufwand in einen Zustand zu versetzen, in dem sie validierbar sind. Bei der Neuanschaffung von Sterilisationsgeräten sollte auf die Validierbarkeit der Geräte geachtet werden.

Merke: Beim Einsatz von mehrfach verwendbaren Materialien ist das vom Hersteller vorgeschlagene Sterilisationsverfahren anzuwenden.

4.2.1 Sterilisationsverfahren

Gängige Sterilisationsverfahren in Krankenhaus/Reha-Klinik/Altenpflegeheim:

- Dampfsterilisation (gespannter, gesättigter Dampf),
- Gassterilisation (Ethylenoxid/Formaldehyd),
- Heißluftsterilisation (trockene, heiße Luft),
- Plasmasterilisation (Diffusionsverfahren).

Merke: Die Dampfsterilisation stellt immer noch das sicherste Verfahren dar.

Wirkungsgrad

Der Wirkungsgrad einer Sterilisation ist von folgenden Faktoren abhängig:

Faktoren

- Sterilisationsverfahren
- Temperatur
- Auswahl der eingesetzten chemischen Substanzen
- Einwirkzeit
- Penetrationsfähigkeit des angewandten Sterilisationsverfahrens
- Ausgangskeimzahl

Tab. 4.1: Anwendbarkeit der Sterilisationsverfahren

Objekt	Dampf-sterilisation	Heißluft-sterilisation	Ethylen-oxid/Form-aldehyd	Plasma-sterilisation
Instrumente (thermostabil)	X	X		
Gummihand-schuhe	X			
Schläuche Katheter	X Sonden (thermo-stabil)			
Schläuche Katheter Sonden Instrumente (thermolabil)			X	X
Textilien Verbandstoffe	X			
wässrige Lösungen (thermostabil)	X (jedoch kein Vakuum-Dampf-sterilisationsverfahren)			

Hinweis: Um eine einwandfreie Sterilisation zu gewährleisten, muss das Sterilisiergut vor der eigentlichen Sterilisation desinfiziert und gereinigt werden.

Anforderungen an die Sterilgutverpackung

- Durchlässigkeit für Feuchtigkeit (Dampf),
- Durchlässigkeit für Gas (Formaldehyd/Ethylenoxid),
- Undurchlässigkeit für Mikroorganismen und Wasser,
- Widerstandsfähigkeit gegen mechanische Belastung im trockenen und feuchten Zustand während der Entlüftung, der Entgasung und der Lagerung,
- keimdichte Verschließbarkeit zur Vermeidung einer Rekontamination,
- geringes Ad- und Absorptionsvermögen bei der Gassterilisation,
- einfache und sichere Entnahmetechnik des Sterilguts aus der Sterilgutverpackung,
- bei Verwendung der Sterilgutfolie empfiehlt sich eine Zweifach-Verpackung.

Merke: Die Sterilgutverpackung ist dem jeweiligen Sterilisationsverfahren anzupassen. Bezüglich der Eignung der Sterilgutverpackung für die verschiedenen Sterilisationsverfahren sind die Herstellerangaben unbedingt zu beachten.

Notwendige Maßnahmen vor der Sterilisation

- Materialreinigung
- Materialdesinfektion
- Trocknung
- Verpackung
- Kennzeichnung

4.2.1.1 Dampfsterilisation

Für die Dampfsterilisation im Autoklaven wird gesättigter und gespannter Dampf bei Temperaturen von 121 °C (ca. 2,0 bar) oder 134 °C (ca. 3,0 bar) eingesetzt. Die Sterilisierphase beträgt 121 °C über 15–20 Minuten und 134 °C über 6 Minuten.

Temperaturen/ Einwirkzeiten

Chronologischer Ablauf einer Dampfsterilisation

- Entlüftungsphase (Evakuierung)/fraktioniertes Vakuum
- Belegung der Kammer mit gesättigtem, gespanntem Dampf
- Aufheizphase
- Ausgleichsphase
- Sterilisierzeit
- Druckentlastung
- Trocknungsphase

Faktoren, die eine mangelhafte Sterilisation begünstigen

- Verunreinigungen am Sterilisationsgut (mangelhafte Aufbereitung wie Reinigung/Desinfektion),
- Verpacken von feuchtem aufbereiteten Sterilisationsgut in die Sterilgutfolie,
- Verwendung falscher Verpackungsmaterialien,
- Überladen der Autoklavenkammer (Dampfschatten),
- mangelhafte Wartung des Autoklaven,
- technische Unzulänglichkeiten am Gerät (z. B. schlechte Dampfqualität).

Maßnahmen vor Inbetriebnahme des Dampfsterilisators

- Durchführung des Vakuumtests, Leercharge,
- Durchführung des Dampfdurchdringungstests (z. B. Bowie-Dick).

4.2.1.2 Gassterilisation

Ethylenoxid

Eigenschaften

Ethylenoxid ist ein Gas mit einer hervorragenden bakteriziden Wirkung. Es wird überwiegend für thermolabile Materialien eingesetzt und eignet sich durch sein hohes Penetrationsvermögen vor allem auch zur Sterilisation von Materialien mit Innenlumen. Den positiven Eigenschaften des Ethylenoxids stehen leider eine kanzerogene Wirkung und hochtoxische Eigenschaften gegenüber.

Merke: Für die Begasung mit Ethylenoxid ist nach TRGS 513 der Nachweis eines Befähigungsscheins erforderlich.

Anforderungen nach TRGS 513:

- Mindestalter 18 Jahre,
- Nachweis der erforderlichen Zuverlässigkeit (polizeiliches Führungszeugnis),
- Zeugnis eines ermächtigten Arztes im Sinne des § 30 der Gefahrstoffverordnung,
- körperliche und geistige Eignung,
- uneingeschränkte Geruchswahrnehmung,
- Farbunterscheidungsvermögen,
- Sachkundezeugnis aus einem von der zuständigen Behörde anerkannten Lehrgang,
- Teilnahme an einer Begasungseinweisung an dem zu betreibenden Gerät.

Temperatur: 55 °C

Einwirkzeit: bis zu 6 Stunden

Aufgrund der sehr hohen Absorptionsfähigkeit des Ethylenoxids muss das sterilisierte Material vor der Anwendung entlüftet werden. Dies passiert in der Regel schon in der Sterilisatorkammer, die sich erst öffnen lässt, nachdem die Mindestentlüftungszeiten erreicht wurden.

Formaldehyd

Eigenschaften

Formaldehyd besitzt im Gegensatz zu Ethylenoxid nicht dessen hohe Penetrationseigenschaften, sodass Formaldehydgas vor allem für die Sterilisation von thermo-labilen Oberflächen infrage kommt. Auch Formaldehyd zeigt negative Eigenschaften wie Kanzerogenität, toxische und allergene Wirkung.

Temperatur: 60 °C

Einwirkzeit: bis zu 90 Minuten

> Merke:
>
> - Das mit Formaldehyd sterilisierte Material kann direkt nach der Sterilisation verwendet werden, da die Entlüftung des Materials bereits im Sterilisationsgerät stattfindet.
> - Sowohl bei der Ethylenoxidsterilisation als auch bei der Formaldehydsterilisation ist es erforderlich, das zu sterilisierende Gut vorher gründlich zu reinigen und zu desinfizieren. Hierfür muss demineralisiertes Wasser verwendet werden, um das Anhaften von Kristallen auf der Materialoberfläche zu vermeiden. Kristalline Ablagerungen verhindern die Penetration des Gases und somit eine einwandfreie Sterilisation.

4.2.1.3 Heißluftsterilisation

Der Einsatz von Heißluftsterilisatoren setzt eine Thermostabilität der zu sterilisierenden Materialien von bis zu 200 °C voraus.

Zu **sterilisierende Materialien** können sein:

- Glas
- Porzellan
- Metalle
- Öle/Fette

> **Merke:** Gummi, Kunststoffe oder Textilien sind für die Heißluftsterilisation nicht geeignet.

Temperaturen und Einwirkzeiten:

- 160 °C während 200 Minuten
- 180 °C während 30 Minuten
- 200 °C während 10 Minuten

Mögliche Fehlerquellen bei der Heißluftsterilisation:

- Unterbrechungen der laufenden Sterilisation,
- Nichterreichen der notwendigen Sterilisationstemperatur,

- Nichteinhaltung der Einwirkzeiten,
- Überladung etc.

Empfehlung

Die Heißluftsterilisation gilt nicht als Sterilisationsart der Wahl. Nach Möglichkeit sollte auf einen Dampfautoklaven umgestellt werden, da diese Sterilisationsform die sicherste Möglichkeit der Sterilisation darstellt.

4.2.1.4 Plasmasterilisation

Modernstes Verfahren

Die Plasmasterilisation stellt im Rahmen der gängigen Sterilisationsverfahren im Krankenhaus das modernste Verfahren dar. Als Niedrigtemperaturverfahren mit < 50 °C kommt diese Sterilisationsform vor allem für thermo-labile Materialien infrage.
Zunächst wird Wasserstoffperoxid elektromagnetisch in die Plasmaphase geleitet. Das dadurch entstandene Wasserstoffperoxidplasma schädigt und zerstört die Mikroorganismen.

Vorzüge dieses Verfahrens:

- sofort nach Sterilisation einsetzbares Sterilgut,
- im Gegensatz zur Gassterilisation keine toxischen oder kanzerogenen Eigenschaften,
- selbst Optiken können sterilisiert werden (keine Erblindung).

Besondere **Nachteile** des Verfahrens:

- nicht für alle Materialien geeignet (z. B. Textilien, Kleidung),
- bisher nicht für die Sterilisation von langen, englumigen und blind endenden Hohlinstrumenten geeignet,
- Blut, Salzkristallrückstände und Feuchtigkeit auf den zu sterilisierenden Materialien verhindern eine einwandfreie Sterilisation, was eine sorgfältige Vorreinigung erforderlich macht,
- bei langstreckigen Innenlumen ist ein Diffusionsverstärker erforderlich,
- generell sind spezielle Sterilgutverpackungen notwendig.

4.2.2 Kontroll- und Prüfverfahren der Sterilisation

Bedeutung

Jede einzelne Sterilisation ist ein individueller Vorgang, sodass Sterilisationskontrollen für jeden Vorgang und für jedes Sterilgut gefordert werden müssen. Es muss jederzeit möglich sein, eine juristisch unangreifbare Dokumentation des einwandfreien Sterilisationsvorgangs abzurufen.

4.2.2.1 Indikatoren

Behandlungsindikatoren

Merke: Diese Indikatoren geben keine Auskunft über die Sterilität des Materials, sondern belegen lediglich, dass eine „Behandlung“ stattgefunden hat.

Behandlungsindikatoren sind meistens entweder außen an der Sterilgutfolie aufgebracht oder werden mittels Klebestreifen außen auf die Folie geklebt. Sie können dem Sterilgut auch beigelegt werden, um dadurch dem Mitarbeiter, der das Sterilgut entnimmt, eine zusätzliche Kontrollmöglichkeit zu geben, ob das Material auch einer Sterilisation unterzogen wurde. Wichtig ist, dass diese Indikatoren gut sichtbar angebracht werden und sich der Anwender von der durchgeführten Sterilisation überzeugen kann.

Prozessindikatoren

Prüfkörper

Für die Chargendokumentation kommen Prüfkörper (Simulatoren) zum Einsatz, die – mit einem Prozessindikator bestückt – Auskunft über die physikalischen/thermischen Gegebenheiten im Sterilisationsgerät geben. Nach dem Sterilisationsvorgang wird der Indikator entnommen und zur Dokumentation abgeheftet.

4.2.2.2 Sterilisationskontrollen

Physikalische Kontrollen

Hier werden über das Sterilisationsgerät selbst verschiedene Parameter aufgezeichnet. Diese können sein:

- Temperatur
- Druck
- Vakuum
- Sterilisationszeit etc.

Merke: Diese Parameter müssen dokumentiert werden. Moderne Sterilisatoren sind mit einem Schreiber ausgestattet, der diese Parameter aufzeichnet bzw. die Daten online sichert.

Biologische Kontrollen (Auszug)

Testkeime

Zum Einsatz kommen hier entsprechende Testkeime, deren Abtötungsnachweis die Wirksamkeit des Verfahrens und des Geräts bestätigt.

Dampfsterilisation

Testkeim: Bacillus stearothermophilus.

Alle 400 Chargen oder mindestens halbjährlich muss eine geprüft werden.

Gassterilisation

Auch bei der Gassterilisation sind alle 200 Chargen oder mindestens halbjährlich biologische Kontrollen durchzuführen.

Testkeime:
- Bacillus stearothermophilus (Formaldehyd),
- Bacillus subtilis (Ethylenoxid).

Hinweise

Für jeden einzelnen Sterilisationsvorgang muss ein Chargenprotokoll geführt werden. Die genannten Kontrollen müssen entsprechend dokumentiert werden. Hierzu ist es erforderlich, entsprechende Ordner und Formulare zu führen, die auch retrospektiv einen Sterilisationsvorgang nachvollziehbar machen.

4.2.2.3 Chargendokumentation

Chargendokumentation **mit**

- Sterilisationsdatum
- Uhrzeit
- Verfallsdatum
- Gerätebezeichnung
- Chargennummer
- Anwendercode (Wer hat sterilisiert?)
- Indikatorverhalten

Sollte das Sterilisationsgerät mit einem Schreiber ausgestattet sein, so wird der Ausdruck dem Chargenprotokoll beigelegt. Überprüfen des entnommenen Sterilgutes darauf, ob

- Verpackung intakt,
- Sterilgutverpackung trocken,
- Indikator vorschriftsmäßig umgeschlagen.

Tab. 4.2: Beispiel für eine Chargendokumentation bei Sterilisation (X: Indikator aufkleben)

Chargendokumentation Sterilisation		
Sterilisator-bezeichnung Station	Bowie-Dick-Test Korrekt ❑ Unkorrekt ❑ Beurteiler	Datum
Durchgang 1 X Korrekt ❑ Unkorrekt ❑ Beurteiler	Durchgang 2 X Korrekt ❑ Unkorrekt ❑ Beurteiler	Durchgang 3 X Korrekt ❑ Unkorrekt ❑ Beurteiler
Durchgang 4 X Korrekt ❑ Unkorrekt ❑ Beurteiler	Durchgang 5 X Korrekt ❑ Unkorrekt ❑ Beurteiler	Durchgang 6 X Korrekt ❑ Unkorrekt ❑ Beurteiler
Durchgang 7 X Korrekt ❑ Unkorrekt ❑ Beurteiler	Durchgang 8 X Korrekt ❑ Unkorrekt ❑ Beurteiler	Durchgang 9 X Korrekt ❑ Unkorrekt ❑ Beurteiler
Gegenunterschrift		

Die jeweilige Charge sollte durch eine Person vorgenommen werden, die eine entsprechende Erfahrung im Umgang mit dem Sterilisator, dem Sterilgut und dem Umschlagverhalten der Indikatoren hat. In zentralen Sterilgutversorgungsabteilungen sollten nach Möglichkeit Personen eingesetzt werden, die einen entsprechenden Fachkundelehrgang absolviert haben (siehe auch Kap. 4.3, S. 147 ff.).

Merke

Für den Anwender von sterilisierten Materialien ist es notwendig, Kenntnis über das Farbumschlagverhalten von Indikatoren zu erhalten. Durch das große Angebot an verschiedenen Indikatoren wird es immer zu Unsicherheiten bezüglich des Farbumschlags kommen. Aus diesem Grund ist es sinnvoll, für alle Anwender von sterilisierten Materialien Fortbildungen zu veranstalten, um explizit auf die entsprechenden Farbveränderungen des Indikators hinzuweisen (z. B. vor Sterilisation blau, nach Sterilisation gelb).

4.3 Aufbereitung von Medizinprodukten

(in Anlehnung an die Empfehlung des Robert Koch-Institutes zur Hygiene bei der Aufbereitung von Medizinprodukten)

Bedeutung

Medizinprodukte können mit Krankheitserregern kontaminiert sein und somit als Keimquelle Patienten und Mitarbeiter gefährden. Um das Infektionsrisiko so gering wie möglich zu halten, ist es erforderlich, Medizinprodukte einer entsprechend gründlichen und definierten Aufbereitung zu unterziehen. Maßgeblich für die Aufbereitung von Medizinprodukten sind neben der Empfehlung des Robert Koch-Institutes das Medizinproduktegesetz und die Medizinproduktebetreiberverordnung.

Definitionen:

Es wird von Medizinprodukten und Teilen solcher Produkte einschließlich des Zubehörs gesprochen, wenn diese dafür vorgesehen sind,

- mit dem menschlichen Körper in Berührung gebracht oder in diesen eingebracht zu werden,
- für die Durchleitung, die Veränderung der biologischen oder chemischen Zusammensetzung oder die Aufbewahrung von Blut, Blutbestandteilen, anderen Körperflüssigkeiten oder Körpergeweben zur späteren Anwendung am Menschen oder
- für die Durchleitung von Flüssigkeiten, Gasen oder anderer Zubereitungen zum Zwecke einer Infusion, Reinfusion, Perfusion oder sonstigen Verabreichung oder Einleitung in den menschlichen Körper angewendet zu werden.

Medizinprodukte sind somit Pflegeutensilien und z. B. Instrumente, mit denen Pflegekräfte täglich Umgang haben.

Einstufung von Medizinprodukten

Medizinprodukte werden nochmals unterschieden in

- unkritische Medizinprodukte (lediglich Kontakt mit intakter Haut wie Blutdruckmanschetten),
- semikritische Medizinprodukte (Kontakt mit Schleimhäuten oder krankhaft veränderter Haut),
- kritische Medizinprodukte (Durchdringen von Haut oder Schleimhaut und Kontakt mit Blut und innerem Gewebe, aber auch Medizinprodukte für den Einsatz von Blut oder sterilen Arzneimitteln).

Aufbereitbarkeit

Jedes Medizinprodukt muss hinsichtlich seiner Aufbereitbarkeit geprüft werden. Bei jedem in der Einrichtung eingesetzten Medizinprodukt muss geprüft werden,

- ob,
- mit welchem Aufbereitungsverfahren,
- unter welchen Umständen wie räumlichen Anforderungen, Einsatz von Arbeitsmitteln, Einsatz des Personals,

das Medizinprodukt aufbereitet werden kann.

Diese Anforderungen an ein Medizinprodukt sind schriftlich zu definieren.

Merke: Die Aufbereitung der Medizinprodukte muss gemäß der Medizinproduktebetreiberverordnung mit validierten Verfahren erfolgen. Hinsichtlich der Prionenproblematik sind die Empfehlungen des RKI gesondert zu beachten.

Definition: Ein validiertes Verfahren ist ein dokumentiertes Verfahren zum Einbringen und Interpretieren der Ergebnisse, die benötigt werden, um zu zeigen, dass ein Verfahren ständig mit den vorgegebenen Spezifikationen übereinstimmt. Es ist ein Nachweis der Eignung und Wirksamkeit des Verfahrens.

Maschinelle Aufbereitung

Die maschinelle Aufbereitung ist immer der manuellen Aufbereitung vorzuziehen. Nicht jede Einrichtung ist in der Lage, Geräte für die Aufbereitung von Medizinprodukten (Spülmaschinen, Sterilisatoren) validieren zu lassen oder es sind Altgeräte anzutreffen, die sich aus technischer Sicht nicht mehr auf ein validierbares Niveau aufrüsten lassen. Dies erschwert eine sichere Aufbereitung der Medizinprodukte. Nach der Medizinproduktbetreiberverordnung dürfen Medizinprodukte nur von Personen angewendet werden und darf der Betreiber nur Personen beauftragen, die dafür die erforderliche Ausbildung, Kenntnis und Erfahrung haben.

Einhaltung der gesetzlichen Anforderungen

Der Einrichtungsträger ist für die Einhaltung der gesetzlichen Anforderungen verantwortlich. Stehen keine validierten Verfahren zur Verfügung, muss nach bestem Wissen und Gewissen die Aufbereitung der Medizinprodukte erfolgen.

Grundlegende Aufbereitungsschritte

Folgende **Einzelschritte** sind für die Aufbereitung von Medizinprodukten zu beachten:

- sachgerechtes Vorbereiten (Vorbehandeln, Sammeln, Vorreinigen, Zerlegen),
- zeitnaher geschlossener Transport der Medizinprodukte zum Aufbereitungsort,
- Reinigung/Desinfektion, Spülung, Trocknung,
- Prüfen des Medizinproduktes auf Verunreinigung, Unversehrtheit,
- Pflege und Instandsetzung,
- Funktionsprüfung,
- Kennzeichnung, Verpackung, Sterilisation bei Notwendigkeit.

Anforderungen an die Aufbereitungsräume

Die Aufbereitung der Medizinprodukte erfolgt günstigerweise in einer Zentralen Sterilgut-Versorgungsabteilung (ZSVA). Hier ist in aller Regel eine räumliche Trennung nach reinen und unreinen Arbeitsbereichen möglich.

Anforderungen an die Schutzkleidung der aufbereitenden Personen

Für den Infektionsschutz ist es zwingend erforderlich, entsprechende Schutzkleidung zu tragen, um direkten Kontakt mit Blut und Sekret zu vermeiden. Hierzu zählen:

- Plastikschürze oder flüssigkeitsdichter Schutzkittel,
- Einmalhandschuhe, besser schnittfeste Handschuhe, flüssigkeitsdicht,
- Mund-/Nasenschutz, Brille bzw. Gesichtsschutz bei möglichem Verspritzen von Blut/Sekret.

Empfehlung

Die Hepatitis B-Schutzimpfung ist für Mitarbeiter, die die Aufbereitung der Medizinprodukte durchführen, dringend zu empfehlen (siehe auch Kapitel 3.5, S. 110 ff.).

4.3.1 Transport

Die Aufbereitungschritte im Einzelnen

Ziel ist ein sicherer und schneller Transport des benutzten Medizinproduktes zum Aufbereitungsort. Im Bedarfsfall erfolgt schon während des Einsatzes des Medizinproduktes eine grobe Vorreinigung, um ein Antrocknen von Blut und Sekret zu verhindern. Innenlumen sollten frühzeitig unter Beachtung des Personalschutzes (Schutzkittel, Handschuhe, Gesichtsschutz) durchgespült werden, um eine Verlegung des Innenlumens zu vermeiden. Nach Möglichkeit werden die Medizinprodukte in ihre Einzelteile zerlegt. Die Medizinprodukte müssen geöffnet in den Transportcontainer gelegt werden.

Empfehlung

Für die ambulante Pflege empfiehlt sich der Einsatz von sicher verschließbaren und flüssigkeitsdichten Kunststoffbehältern. Diese müssen ausreichend groß dimensioniert sein und können im Bedarfsfall mit einer Instrumentendesinfektionsmittellösung versehen werden, um bei längeren Transportzeiten ein Antrocknen von Blut und Sekreten zu vermeiden. Diese Behälter müssen während des Transportes im Fahrzeug sicher fixiert werden.

4.3.2 Reinigung und Desinfektion

Mögliche Verfahren

- Tauchdesinfektion,
- Reinigungs- und Desinfektionsgerät (RDG).

Merke

Die **Aufbereitung in einem RDG-Automaten** ist einer manuellen Aufbereitung immer vorzuziehen, da nur hier eine Aufbereitung in einem geschlossenen System stattfindet, eine Gefährdung des Personals auf ein Minimum reduziert wird sowie eine Validierung möglich ist. Steht für die Desinfektion/Reinigung von Instrumenten kein RDG zur Verfügung, kann eine Tauchdesinfektion durchgeführt werden.
Fixierende Verfahren wie die Anwendung von Hitze oder der Einsatz von Aldehyden vor der Reinigung müssen unbedingt vermieden werden.
Eine Reinigung der Medizinprodukte im **Ultraschallbad** ist bei bestimmten Medizinprodukten möglich. Das Ultraschallbad kann zu einer gründlichen Reinigung des Medizinproduktes beitragen. Zu beachten ist die richtige Auswahl der Reiniger und die sorgfältige Beladung des Ultraschallreinigers. Die Herstellerangaben sind zu beachten.

4.3.2.1 Tauchdesinfektion

- Beachtung der vorgegebenen Konzentration und Einwirkzeit,
- Beachtung der vorgegebenen Standzeiten der Desinfektionslösung (nach Herstellerangabe),
- komplettes Eintauchen der zu desinfizierenden Medizinprodukte,
- Medizinprodukte komplett geöffnet einlegen,
- darauf achten, dass auch Innenlumen luftblasenfrei mit Desinfektionslösung benetzt werden,
- gründliches Abspülen der zu desinfizierenden Güter mit Wasser (mindestens Trinkwasserqualität, nach Möglichkeit demineralisiert oder Aqua dest.)

- bei starken Verunreinigungen kann der Desinfektionsmittellösung ein Reinigungsverstärker beigegeben werden, um den Reinigungserfolg zu gewährleisten (nur vom Desinfektionsmittelhersteller empfohlene Reinigungsverstärker verwenden),
- schwimmende Medizinprodukte müssen durch z. B. ein Beschwergitter komplett unter die Wasseroberfläche getaucht werden,
- Wanne, in der die Instrumente eingelegt werden, mit Deckel verschließen.

Merke: Für die Desinfektion sollte ein Mittel aus der Liste der Deutschen Gesellschaft für Hygiene und Mikrobiologie (DGHM) verwendet werden. Hinsichtlich der Lösungsfähigkeit von Proteinen sollten alkalische Reiniger verwendet werden.

Nachteile der Tauchdesinfektion

- **Es bestehen Risiken für das Aufbereitungspersonal durch:**
  - mögliche Freisetzung von Desinfektionsmitteln in die Raumluft,
  - manuelles Reinigen des Gegenstands (akute Infektionsgefahr),
  - Hautschädigung, Allergisierung.
- **Fraglicher Desinfektionserfolg durch:**
  - falsch angesetzte Desinfektionsmittellösung (Konzentration),
  - mangelhafte Reinigung,
  - Nichteinhaltung der Einwirkzeiten,
  - Nichteinhaltung der Standzeiten und Zersetzung der Wirkstoffe,
  - organische Belastung der Desinfektionsmittellösung,
  - Gegenstand nicht komplett eingetaucht,
  - Blasenbildung im Innenlumen; somit keine Benetzung,
  - Seifen-/Eiweißfehler.
- **Risiken für den Patienten durch:**
  - nicht ausreichend desinfiziertes Material,
  - Materialveränderungen durch das Desinfektionsmittel,
  - Desinfektionsmittelrückstände auf dem Material,
  - Rekontamination.

Merke

Instrumentendesinfektionsmittel sind speziell auf die Reinigung/Desinfektion von Instrumenten ausgelegt. Die Verwendung von Flächendesinfektionsmitteln für die Tauchdesinfektion ist unzulässig, da sich deren Wirkungsweise, Konzentration und Einwirkzeit deutlich von denen der Instrumentendesinfektionsmittel unterscheidet. Das Nachspülen der desinfizierten Instrumente mit Leitungswasser kann, je nach Verkeimungsgrad des Wassers, zu einer Rekontamination des Instrumentariums mit typischen Wasserkeimen (z. B. Pseudomonas aerug.) führen. Kristalline Rückstände im Leitungswasser oder auch in einer Kochsalzlösung können den Sterilisationserfolg beeinträchtigen. Bei desinfizierten Instrumenten, die der Sterilisation zugeführt werden, ist eine Spülung des Instruments mit demineralisiertem Wasser oder Aqua dest. zu empfehlen.

Empfehlung

Ist es aufgrund der technischen Voraussetzungen nicht möglich, demineralisiertes Wasser für die Spülung einzusetzen, so kann die Verwendung von sterilem Aqua destillata aus z. B. 1000 ml-Flaschen empfohlen werden.

4.3.2.2 Reinigung/Desinfektion im Reinigungs- und Desinfektionsgerät (RDG)

Der Transport der Medizinprodukte, die bei Bedarf durchzuführende grobe Vorreinigung und die zu tragende Schutzkleidung entsprechen den o. g. Angaben. Die Instrumente werden geöffnet in die Siebe gegeben.
Das RDG muss entsprechend den Herstellerangaben beladen werden. Sprühschatten sind zu vermeiden, die Einschübe dürfen nicht überladen werden. Schläuche und Hohlkörper müssen an entsprechende Adapter angeschlossen werden, um ein gründliches Spülen der Innenlumen zu gewährleisten.

Vorteile der Reinigung/Desinfektion im Reinigungs- und Desinfektionsgerät

- Mitarbeiterschutz durch geschlossene Kammer gewährleistet,
- validierbarer Vorgang.

Die Wasserqualität wird durch die technischen Möglichkeiten der Einrichtung vorgegeben. Auch hier sollte demineralisiertes und mikrobiologisch einwandfreies Wasser zum Einsatz kommen.

Merke

Sowohl das tauchdesinfizierte als auch das im Reinigungs- und Desinfektionsgerät desinfizierte Medizinprodukt muss bei der Entnahme und der weiteren Behandlung vor Kontamination geschützt werden. Eine hygienische Händedesinfektion ist vor der Weiterbehandlung obligatorisch. Das Transportieren der Medizinprodukte auf die reine Seite oder auf die reine Fläche eines Bereiches muss kontaminationsgeschützt erfolgen.

4.3.3 Trocknung

Bei der Aufbereitung im Reinigungs- und Desinfektionsgerät erfolgt die Trocknung automatisch. Bei der manuellen Aufbereitung ist ein Trocknen obligatorisch.

Druckluft

Zur Trocknung wird Druckluft empfohlen. Muss manuell nachgetrocknet werden, so müssen flusenfreie, keimarme Tücher verwendet werden, die in kurzen Zyklen (spätestens nach Trocknung der desinfizierten Charge) ausgetauscht bzw. verworfen werden. Ein Einsatz der feuchten Tücher über längere Zeiträume ist unzulässig.

4.3.4 Überprüfung des Medizinproduktes

Vor der Weitergabe der Medizinprodukte in die Sterilisation müssen bestimmte Kontrollen der Medizinprodukte erfolgen:

- Sichtkontrolle auf verbliebene Verunreinigungen,
- Funktion und Tauglichkeit des Instrumentes prüfen,
- Schmieren der Gelenke mit entsprechendem Schmiermittel,
- konsequentes Aussortieren von noch verunreinigten oder defekten Instrumenten,
- Überprüfung der technisch-funktionellen Sicherheit des Medizinproduktes.

Merke: Für die Aufbereitung der Medizinprodukte müssen Standardarbeitsanweisungen vorliegen, die für jedes aufbereitbare Medizinprodukt die entsprechenden Aufbereitungsschritte detailliert vorgeben.

4.3.5 Verpackung

Anforderungen

Das verwendete Verpackungsmaterial muss für das jeweilige Sterilisationsverfahren geeignet sein und die Sterilität nach der Sterilisation gewährleisten. Die Verpackung muss eine aseptische Entnahme des Medizinproduktes ermöglichen.

Verpackungsarten

- Primärverpackung: Versiegeltes oder verschlossenes Verpackungssystem, das das Medizinprodukt keimdicht umgibt,
- Sekundärverpackung: Verpackung, die ein oder mehrere Medizinprodukte beinhaltet, jedes davon in eigener Primärverpackung,
- Transportverpackung: Verpackung, die eine oder mehrere Primär und/oder Sekundärverpackungen beinhaltet und einen entsprechenden Schutz bei Transport und Lagerung gewährleisten soll.

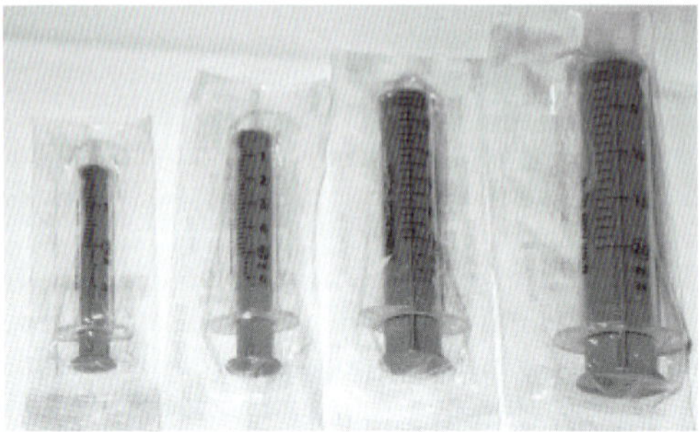

Abb. 4.1: Sterilgutverpackung

Zum Einsatz kommende Verpackungen:

- Klarsichtverpackungen (Papier/Folie)
- Sterilisationspapier
- Sterilisationsvliesstoffe
- Sterilisierbehälter/Container (keimdichte Filter)

Merke: Textile Tücher als Verpackung sollten nicht mehr zum Einsatz kommen (Verflusung, Struktur).
Die Sterilgutverpackung muss dem Sterilisationsverfahren angepasst sein.

Umgang mit Klarsichtfolien

- Bei der Auswahl der Foliengröße ist zu beachten, dass die Folie den Inhalt um ca. ein Viertel überschreitet, um ein Einreißen oder Defekte an der Klarsichtfolie zu vermeiden. Eine einmal benutzte Klarsichtsterilgutverpackung darf nicht wieder verwendet werden.
- Ein Knicken der Folie ist zu vermeiden (Restkondensatbildung).
- Beim Versiegeln der Folie muss beachtet werden:
  - Siegeltemperatur muss erreicht werden (170–190 °C),
  - Mindestbreite der Naht beachten (8 mm),
  - faltenfrei versiegeln,
  - Beschriftung immer außerhalb der Siegelnaht und nicht auf der Papierseite.

Merke: Falten können eine Keimbrücke ermöglichen. Siegelnähte mit Falten dürfen nicht für die Sterilisation freigegeben werden.

Umgang mit Containern

- Filterwechsel nach jeder Sterilisation (Herstellerangaben beachten),
- Innenverpackung für die aseptische Entnahmemöglichkeit verwenden,
- Container müssen unbedingt trocken sein,
- Dichtungen müssen sicher schließen,
- klare Kennzeichnung des Containers mit Inhalt,
- beidseitige Verplombung des Containers,
- Behandlungsindikator außen am Container anbringen.

4.3.6 Beladung der Sterilisatorkammer

- Verpackungen locker nebeneinander platzieren, kein Stauchen (Dampfschatten vermeiden),
- Papier an Papier, Folie an Folie,
- Container nach unten stellen.

Handelt es sich um einen validierten Sterilisator, ist das Validierungs-/Beladungsprotokoll maßgeblich für die Beladung.

4.3.7 Sterilisation

Die Herstellerangaben zum Sterilisationsverfahren müssen beachtet werden (siehe Kapitel 4.2, S. 139 ff.).

4.3.8 Transport und Lagerung der Medizinprodukte

Durch Transport und Lagerung dürfen die Medizinprodukte nicht in Mitleidenschaft gezogen werden. Der Transport der Medizinprodukte erfolgt geschützt z. B. in einem Transportwagen oder in einer verschließbaren Box (ambulante Pflege).

Anforderungen an die Lagerung:

- trocken
- staubgeschützt
- lichtgeschützt
- geschützt vor mechanischen Beanspruchungen
- geschützt vor starken Temperaturschwankungen

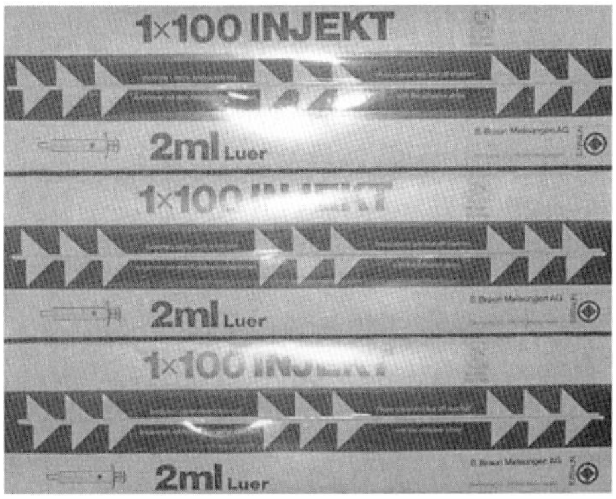

Abb. 4.2: Lagerverpackung

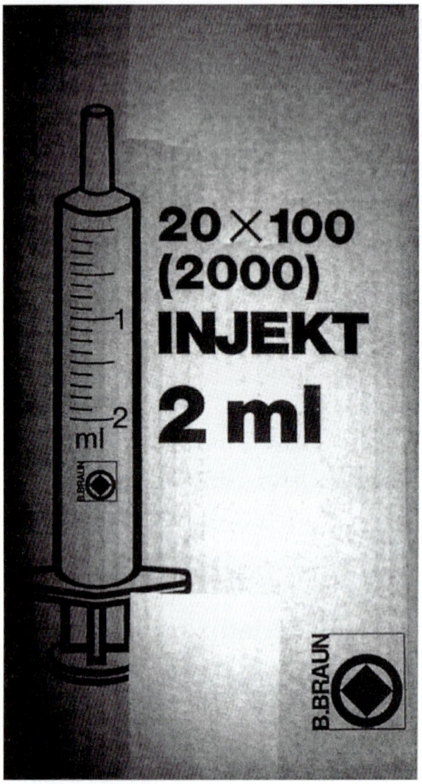

Abb. 4.3: Transportverpackung

Sterile Medizinprodukte dürfen nicht zusammen mit unsterilen Produkten gelagert werden. Die Lagerdauer von Medizinprodukten richtet sich stark nach den jeweiligen Umgebungsbedingungen. Maßgeblich für die Lagerfristen ist die durch lange Lagerung erfolgte Kontamination der Außenverpackung. Wird das sterile Medizinprodukt geöffnet, wird der auf der Verpackungsaußenseite befindliche Staub freigesetzt und die Rekontaminationsgefahr des Medizinproduktes steigt.

Tab. 4.3: Empfohlene Lagerdauer für sterile Medizinprodukte (Einmal- und wiederaufbereitete Medizinprodukte in DIN-konformen Verpackungen) nach DIN 58953, Teil 8

Verpackungsart	Lagerung ungeschützt	Lagerung geschützt
	ohne Staubschutz, z. B. offen im Regal; offener Transport	staubgeschützt im z. B. Schrank, Schublade; geschützter Transport
Primärverpackung	dient der Bereitstellung zum baldigen Gebrauch (innerhalb von 48 Std.); ist als Lagerungsart zu vermeiden	6 Monate, jedoch nicht länger als das Verfallsdatum
Lagerverpackung	5 Jahre, sofern keine andere Verfallsfrist vom Hersteller festgelegt ist	

Anforderungen an den Umgang mit sterilen Medizinprodukten

Weiterhin ist beim Umgang mit sterilen Medizinprodukten zu beachten:

- mindestens 30 cm Bodenfreiheit,
- Vorratshaltung muss bedarfsgerecht sein,
- auch im Lagerschrank oder der Schublade muss ein Knicken oder Quetschen vermieden werden,
- First in-First out-Prinzip,
- Lagerschränke sollten mit umlaufenden Gummilippen versehen sein,
- Lagerflächen müssen glatt und wischdesinfizierbar sein (Häufigkeit nach Hygieneplan, z. B. vierteljährlich),
- Transportboxen/Wagen regelmäßig einer Wischdesinfektion unterziehen,
- vor dem Umgang mit sterilen Medizinprodukten muss eine hygienische Händedesinfektion erfolgen,
- vor dem Öffnen einer Lagerverpackung muss diese von Staub befreit werden,
- geöffnete Lagerverpackung muss anschließend wieder staubarm verschlossen werden,
- Neubefüllung einer Lagerverpackung nach Anbruch ist nicht zulässig.

Merke

Die **Wiederaufbereitung von Medizinprodukten** zur Einmalverwendung in der Einrichtung selbst ist abzulehnen. In der Regel können die hohen Anforderungen an die Hygienesicherheit und die technisch-funktionelle Sicherheit nicht gewährleistet werden. Aufgrund des hohen Kostendruckes kann die Vergabe der Wiederaufbereitung allenfalls an Fremdfirmen ergehen, die sich auf die Wiederaufbereitung der Medizinprodukte zur Einmalverwendung spezialisiert haben. Hier ist in der Regel auch das entsprechende Know-how vorhanden, um die die o. g. Anforderungen zu erfüllen und entsprechende Kontrollen durchzuführen.

4.4 Aufbereitung flexibler Endoskope

(in Anlehnung an die Empfehlung des Robert Koch-Institutes zu Anforderungen an die Hygiene bei der Aufbereitung flexibler Endoskope und endoskopischen Zusatzinstrumentariums)

Infektionen bei der Endoskopie

Endoskopische Untersuchungen und Eingriffe nehmen – unter anderem auch als eine Alternative zur chirurgischen Intervention – in ihrer Zahl deutlich zu. Endoskope sind aber auch eine nicht zu unterschätzende Keimquelle und Mitverursacher nosokomialer Infektionen, vor allem bei alten und abwehrgeschwächten Patienten und Bewohnern. Berichte über bakterielle und virale Infektionen in der Literatur machen auf die bestehende Problematik aufmerksam. Zudem muss bei der Aufbereitung von Endoskopen das Risiko einer Prionenübertragung mitberücksichtigt werden.

Merke: Ist eine Endoskopie bei Patienten mit Verdacht auf Creutzfeldt-Jakob-Erkrankung erforderlich, können Endoskope ausgeliehen werden, die anschließend einem speziellen Aufbereitungsverfahren unterzogen werden. Alternativ kann die Endoskopie in Zentren zur Diagnostik von Prionenerkrankungen durchgeführt werden. Hier sind die RKI-Empfehlungen gesondert zu beachten.

Da auch für das anwendende Personal eine Infektionsgefährdung besteht, müssen Maßnahmen für den Personalschutz getroffen werden.

4.4.1 Die Aufbereitungsschritte

- Vorreinigung
- Reinigung
- Desinfektion
- Schlussspülung
- Trocknung
- (Transport/Aufbewahrung)

4.4.2 Infektionsursachen bei endoskopischen Aufbereitungsverfahren

- Verwendung von nicht geeigneten Reinigungs- oder Desinfektionsmitteln,
- inkompatible Reinigungs- und Desinfektionsmittel,
- zu geringe Konzentration oder Einwirkzeit der verwendeten Reinigungs- und Desinfektionsmittel,
- kontaminierte Reinigungs- und Desinfektionsmittel,
- zu lange Standzeit der Reinigungs- und Desinfektionsmittel,
- kontaminierte Dosieranlage,
- kontaminierte Schlauchsysteme, Behälter oder Reinigungs-Desinfektions-Geräte,
- kontaminiertes Leitungswasser oder unsteriles Aqua destillata als Spüllösung,
- Fixierung von organischem Material und Inkrustierung von Mikroorganismen.
- Mängel oder konstruktive Besonderheiten des Endoskopkanalsystems:
  - englumige oder verzweigte oder der Bürstenreinigung nicht zugängliche Kanäle,
  - Biofilm in den Endoskopkanälen,
  - Perforation des Instrumentierkanals und das Risiko des Übertretens von Erregern in den Innenholraum des Endoskopes,

- endoskopisches Zusatzinstrumentarium und Optikspülsystem:
  - falsch aufbereitetes Zusatzinstrumentarium,
  - Optikspülflasche wird mit kontaminiertem Leitungswasser oder unsterilem Aqua destillata befüllt,
  - Biofilmbildung in der Flasche oder dem Anschlussschlauch.
- Transport und Aufbewahrung:
  - unzureichende Trocknung nach der Endoskopaufbereitung,
  - Transport und Aufbewahrung des Endoskopes im Versandkoffer,
  - ungeschützte Lagerung und in der Folge Kontamination.

Zur Reduzierung des Infektionsrisikos ist eine hygienisch einwandfreie Aufbereitung der Endoskope *und* des Zubehörmaterials erforderlich.

4.4.3 Allgemeine Anforderungen an die Endoskopaufbereitung

- Endoskope und Zubehörmaterialien müssen generell einer Aufbereitung unterzogen werden.
- Endoskope und Zubehörmaterialien müssen zerlegbar, zu reinigen, zu desinfizieren und evtl. auch zu sterilisieren sein.
- Um eine ausreichende Desinfektion zu gewährleisten, muss das Endoskop und das Zubehörmaterial vorher einer konsequenten Reinigung unterzogen werden.
- Bei möglicher Kontamination des Nahbereiches nach der Endoskopaufbereitung ist dieser einer gründlichen Wischdesinfektion zu unterziehen.
- Eine Rekontamination des aufbereiteten Endoskopes ist zu vermeiden.
- Bei der Auswahl von Aufbereitungsautomaten ist aufgrund der höheren Sicherheit dem chemisch-thermischen Verfahren der Vorzug zu geben.
- Standardisierte/validierte Verfahren sind unbedingt erforderlich.
- Der Aufbereitungsbereich ist in einen reinen und einen unreinen Bereich aufzuteilen.

Merke: Endoskopische Eingriffe in physiologisch sterilen Körperbereichen dürfen auch nur mit sterilen Endoskopen vorgenommen werden. Bei Endoskopien in physiologisch keimbesiedelten Körperbereichen reicht eine Reinigung/Desinfektion des Endoskopes aus. Es muss geprüft werden, in welcher Art und Weise das Endoskop aufbereitet werden darf (Desinfektion, Sterilisation, Herstellerangaben beachten).

4.4.4 Endoskopie in verschiedenen Körperbereichen

Endoskopie in physiologisch sterilen Körperbereichen (Auszug):

- Thorakoskopie
- Laparaskopie
- Pelviskopie
- Arthroskopie
- Zystoskopie
- Amnioskopie

Endoskopie in physiologisch besiedelten Körperbereichen (Auszug):

- Koloskopie
- Sigmoidoskopie
- Proktoskopie
- Rektoskopie
- ERCP
- Bronchoskopie
- Hysteroskopie
- Gastroskopie

Merke: Reinigung, Desinfektion und Sterilisation von Medizinprodukten sind unter Berücksichtigung der Angaben des Herstelles mit geeigneten validierten Verfahren durchzuführen (siehe Kapitel 2.3, S. 147 ff.).

4.4.5 Aufbereitungsformen von Endoskopen

- Ausschließlich manuelle Aufbereitung,
- teilautomatische Aufbereitung,
- Aufbereitung im Reinigungs- und Desinfektionsgerät für Endoskope (RDG-E).

RDG-E

Die automatische Aufbereitung im RDG-E ist anzustreben, da nur dieses Verfahren standardisierbar und validierbar ist. Bei Durchführung der manuellen Aufbereitung sind entsprechende Risiken für das aufbereitende Personal nicht auszuschließen. Infektionsgefahren wie auch die Gefahr der Allergisierung durch Kontakt mit Desinfektionsmitteln (Aldehyden) treten in den Vordergrund.

4.4.6 Personalschutz bei der Aufbereitung von Endoskopen

- Handschuhe obligatorisch (z. B. schnittfeste Haushaltshandschuhe),
- Schutzkittel/Schürze (flüssigkeitsdicht) obligatorisch,
- Mund-/Nasenschutz,
- Schutzbrille/Gesichtsschutz,
- nach Möglichkeit Hepatitis B-Immunisierung bzw. Statuserhebung der Mitarbeiter der Abteilung auf Hepatitis B und C sowie HIV,
- nach jeder Endoskopie Wischdesinfektion des Nahbereiches.

> **Merke:** Die Durchführung der Endoskopie an einem Patienten mit einer offenen Lungentuberkulose bedingt den Einsatz von partikelfiltrierenden Masken (mindestens FFP 2).

4.4.7 Grundsätzliche Informationen zur Aufbereitung von flexiblen Endoskopen

Reinigung: rückstandsfreie Entfernung von organischem Material.

Reinigungsmittel:

- Für die Vorreinigung und Reinigung Verwendung von oberflächenaktiven Lösungen, nicht schäumenden Substanzen, enzymatischen Reinigern oder kombiniert reinigenden und desinfizierenden Lösungen,
- Herstellerangaben beachten.

> **Merke:** Beim Einsatz von enzymatischen Reinigern ist auf die richtige Wassertemperatur zu achten (Herstellerangaben beachten).

Desinfektionsmittel:

- Verwendung von Mitteln aus der Liste der Deutschen Gesellschaft für Hygiene und Mikrobiologie (DGHM) bei der manuellen Aufbereitung, die nachgewiesenermaßen bakterizid, fungizid und viruzid wirken. Die Herstellerangaben zu Konzentration, Einwirkzeit und Standzeit sind zu beachten. Bei sichtbarer Verunreinigung ist die Desinfektionsmittellösung frühzeitig zu erneuern.
- Für die maschinelle Aufbereitung sind Mittel zu verwenden, deren Eignung durch den Hersteller belegt ist.

Sterilisation des endoskopischen Zusatzinstrumentariums: Kommt es durch das endoskopische Zusatzinstrumentarium zur Penetration durch die Mukosa, muss eine Sterilisation des penetrierenden Zusatzinstrumentariums erfolgen.

Merke: Der Einsatz von Einwegmaterialien ist bei Verwendung von Injektionsnadeln für z. B. die Unterspritzung von blutigen Läsionen obligatorisch.

Wasserqualität

Sterilfiltriertes Wasser/ steriles Aqua destillata

Um eine Rekontamination des Endoskopes zu vermeiden, muss für die Schlussspülung des Endoskopes sterilfiltriertes Wasser oder steriles Aqua destillata verwendet werden. Bei der maschinellen Aufbereitung erfolgt die Desinfektion oder die Sterilfiltration des Wassers durch das Gerät selbst (herstellerabhängig).

4.4.8 Die Aufbereitungsschritte im Einzelnen

4.4.8.1 Vorreinigung

- Direkt im Anschluss an die durchgeführte Endoskopie muss das Einführungsteil des Endoskopes mit einem flusenfreien Tuch grob vorgereinigt werden.
- Das distale Ende des Endoskopes ist in eine Reinigerlösung einzutauchen und alle zugänglichen Kanäle sind mit der Reinigerlösung mehrmals durchzuspülen, um Inkrustationen zu vermeiden.
- Die Kanäle sind anschließend mit Luft leer zu saugen. Optikspülsystem, Schlauch, Absaugschlauch und Lichtquelle werden vom Endoskop getrennt.

Empfehlung: Für den Transport des Endoskopes in den Aufbereitungsraum sollte ein verschließbarer Container verwendet werden, der das Endoskop komplett umschließt. Dieser Container muss so groß sein, dass das Endoskop nicht geknickt oder gestaucht wird.

4.4.8.2 Reinigung

- Die Reinigung erfolgt immer im unreinen Bereich einer Einheit bzw. in einem unreinen Aufbereitungsraum.
- Für die Reinigung wird eine Reinigerlösung in einer Wanne angesetzt. Die Wanne muss ausreichend dimensioniert sein.
- Hier wird das Endoskop eingelegt. Ventile und Distalkappe werden in die Reinigerlösung eingelegt und ein Dichtigkeitstest durchgeführt.

Hinweis: Die Reinigung ist immer vor der Desinfektion erforderlich, dies gilt auch für den Fall, dass anschließend eine maschinelle Desinfektion erfolgt.

> **Merke:** Bei positivem Dichtigkeitstest muss die Endoskopaufbereitung sofort unterbrochen werden, um größere Schäden am Endoskop zu vermeiden. Der Außenmantel muss mit einem geeigneten Instrumentendesinfektionsmittel einer Wischdesinfektion unterzogen werden, die Kanäle sind mittels Druckluft trocken zu blasen. Das defekte Endoskop muss in einer wasserdichten Schutzhülle in den Endoskopkoffer gelegt werden. Der schriftliche Hinweis auf einen vorliegenden Defekt und darauf, dass das Endoskop nicht desinfiziert wurde, ist obligatorisch.

- Die Reinigung erfolgt unter der Wasseroberfläche, um ein Verspritzen zu vermeiden. Alle zugänglichen Endoskopkanäle inklusive der Kanäle und Ventilöffnungen sowie das Distalende und die Steuerungsteile werden gründlich mit einer kompatiblen Bürste gereinigt (Herstellerangaben beachten hinsichtlich Bürstenhärte, Durchmesser). Der Außenmantel wird mit einem flusenfreien Tuch abgewischt.
- Bei Duodenoskopen ist der Albaranhebel in die Mittelposition zu bringen und ebenfalls mit einer Bürste zu reinigen.
- Das Maß für die Sauberkeit der Kanäle ist die Bürste, die nach einer ausreichenden Reinigung frei von Verunreinigungen sein muss.
- Es werden die entsprechenden Adapter und Spülansätze an die Kanäle angeschlossen und die Kanäle gründlich gespült.
- Die eingesetzten Reinigungsbürsten müssen nach jedem Einsatz desinfizierend aufbereitet werden. Zur Reinigung der Bürsten ist ein Ultraschallbad zu bevorzugen.
- Nach konsequent erfolgter Reinigung erfolgt die gründliche Spülung des Endoskopes und vor allem der Kanäle mit Trinkwasser.
- Um die Kanäle weitgehend zu trocknen, sind diese mit Luft (Druckluft oder Spritze) durchzublasen. Ziel ist es, Reinigungsrückstände am Endoskop zu verhindern, um evtl. Reaktionen mit dem Desinfektionsmittel und eine Konzentrationsänderung der Desinfektionsmittellösung durch Restwasser zu vermeiden.
- Die Reinigungslösung ist mindestens arbeitstäglich zu erneuern, bei massiven Verunreinigungen sofort. Die verwendete Reinigerwanne ist ebenfalls arbeitstäglich zu reinigen und zu wischdesinfizieren, bei massiven Verunreinigungen sofort.

4.4.8.3 Desinfektion manuell

- Nach der Reinigung wird das Endoskop in eine Desinfektionsmittellösung komplett eingelegt.
- Alle zugänglichen Kanäle sind luftblasenfrei über die entsprechenden Adapter und Spülansätze mit Desinfektionsmittellösung zu füllen.
- Adapter und Spülansätze werden unter der Wasseroberfläche entfernt.
- Die Endoskopwanne wird mit einem Deckel abgedeckt.
- Die vorgegebenen Konzentrationen und Einwirkzeiten müssen zwingend eingehalten werden. Bei Wechsel der Desinfektionsmittellösung ist die Wanne einer gründlichen Reinigung und Wischdesinfektion zu unterziehen.

- Für die Entnahme des Endoskopes aus der Desinfektionsmittellösung müssen neue Handschuhe zum Einsatz (vorherige Händedesinfektion) kommen, um eine Rekontamination des Endoskopes zu vermeiden.
- Kanäle müssen mittels Luft frei geblasen werden.
- Endoskop und Zubehörteile müssen in ein mit entsprechender Wasserqualität gefülltes Becken/Wanne (vorherige Desinfektion) eingelegt werden.

4.4.8.4 Schlussspülung

Steriles Aqua destillata/ vollentsalztes Wasser

Das nun desinfizierte Endoskop wird gründlich mit mikrobiologisch einwandfreiem Wasser nachgespült. Zu empfehlen ist steriles Aqua destillata oder der Einsatz von Sterilwasserfiltern. Für Endoskope, die in mikrobiell nicht besiedelten Körperregionen eingesetzt werden, ist der Einsatz von sterilem Wasser obligatorisch. Auch hierbei ist auf die Spülung der Kanäle besondere Sorgfalt zu legen. Für die Schlussspülung ist immer frisches Wasser zu verwenden.

Merke:

- Gründliches Spülen aller zugänglichen Kanäle und Flächen,
- Ventile ebenfalls spülen.

4.4.8.5 Trocknung

Eine gründliche Trocknung des Endoskopes muss erfolgen, um potenziell vorhandenen Mikroorganismen nicht die Möglichkeit zu geben, sich zu vermehren. Beim Trocknen muss beachtet werden, dass es nicht zu einer Kontamination des desinfizierten Endoskopes kommt. Hygienische Händedesinfektion bzw. keimarme Handschuhe sind zu tragen. Vor allem die Endoskopkanäle bieten, sofern sie nicht gründlich getrocknet wurden, einen idealen Nährboden. Für die Trocknung der Kanäle wird gefilterte (Schwebstofffilter) Druckluft empfohlen. Um Materialdefekte zu vermeiden, ist der Druck auf 0,5 bar zu reduzieren.

Gefilterte Druckluft

Merke:

- Alle zugänglichen Kanäle mit Druckluft trocken blasen,
- Endoskopaußenmantel mit einem Einmaltuch abtrocknen,
- Funktionsprüfung durchführen.

4.4.8.6 Transport/Aufbewahrung

Lagerung und Transport müssen kontaminationsgeschützt erfolgen. Dieses Ziel wird erreicht, wenn die Endoskope in entsprechenden Schränken gelagert werden. Um eine Stagnation von Wasser aus dem Schlussspülprozess zu vermeiden, sind die Endoskope immer hängend zu lagern, die horizontale Lagerung ist ungünstig.

Hängende Lagerung

Transportboxen

Für den Transport innerhalb einer Einrichtung müssen verschließbare Transportboxen eingesetzt werden. Diese Transportboxen müssen vorher einer Wischdesinfektion unterzogen worden sein. Ein Transport im Endoskopkoffer ist nur dann angezeigt, wenn ein Versand zum Endoskophersteller bzw. zur Reparatur erforderlich wird.
Ventile werden ebenfalls geschützt gelagert. Ein Aufsetzen der Ventile auf das Endoskop ist zu vermeiden.

Merke: Im Endoskopkoffer dürfen nur desinfizierte Endoskope transportiert werden, um diese zur Reparatur oder zum Hersteller zu senden. Keinesfalls ist der Endoskopkoffer zum Lagern des Endoskopes zu benutzen.

4.4.9 Teilmaschinelle Endoskopaufbereitung

Desinfektionsgerät

Die auch heute noch anzutreffende teilmaschinelle Endoskopaufbereitung unterscheidet sich von der manuellen Aufbereitung durch den Einsatz eines Desinfektionsgerätes. Alle Schritte bis auf die Desinfektion entsprechen denen der manuellen Aufbereitung.

Nach dem Abspülen der Reinigungslösung und dem Freiblasen der Kanäle mittels Luft wird das Desinfektionsgerät mit dem Endoskop bestückt:

- Endoskop mit dem Zubehör in die Desinfektionswanne einlegen,
- entsprechende Adapter und Spülansätze mit dem Schlauch-Pumpsystem verbinden,
- Deckel auf die Wanne aufsetzen,
- Desinfektionsprogramm starten.

Die vorgegebenen Konzentrationen und Einwirkzeiten müssen zwingend eingehalten werden.

Aufbereitung des Desinfektionsgerätes für die teilmaschinelle Endoskopaufbereitung

- Wanne und Schlauchsystem sind arbeitstäglich nach Gebrauch einer desinfizierenden Aufbereitung zu unterziehen.
- Die zur Verwendung kommende Desinfektionsmittellösung ist nach Herstellerangaben zu wechseln.
- Verwendete Wassertanks bzw. Kanister sind nach Gebrauch zu leeren und am Tagesende zu trocknen.
- Kommen Sterilwasserfilter zum Einsatz, sind diese nach Herstellerangaben zu wechseln.
- Das Desinfektionsgerät ist regelmäßig zu warten.

4.4.10 Maschinelle Aufbereitung im Reinigungs- und Desinfektionsgerät für Endoskope (RDG-E)

Auch bei der maschinellen Aufbereitung erfolgen die Schritte Vorreinigung und Reinigung analog der Vorgaben bei der manuellen Aufbereitung. Nach dem Abspülen der Reinigungslösung und dem Freiblasen der Kanäle mittels Luft wird das RDG-E mit dem Endoskop bestückt:

- Endoskop nach Herstellerangaben in den entsprechenden Endoskopkorb legen,
- Anschließen des Endoskopes an die vorgesehenen Adapter,
- Zubehörteile wie Ventile, Distalkappen, Reinigungsbürsten in den Zubehörkorb legen,
- Desinfektionsprogramm starten.

In Abhängigkeit vom jeweiligen RDG-E erfolgt neben dem Desinfektionsschritt und der Schlussspülung auch die Trocknung im RDG-E selbst. Im Bedarfsfall erfolgen die Trocknungsschritte analog der manuellen Aufbereitung.

4.4.11 Aufbereitung des Zusatzinstrumentariums

Voraussetzungen

Neben den Endoskopen muss der Aufbereitung des Zusatzinstrumentariums entsprechende Aufmerksamkeit geschenkt werden. Voraussetzungen für die Aufbereitung des Zusatzinstrumentariums richten sich nach den Angaben der Endoskopaufbereitung (Reiniger, Desinfektionsmittel, Wasserqualität, Trocknung, Lagerung, Transport).
Die Optikspülflasche muss vor der Benutzung mit sterilem Wasser gefüllt werden. Optikspülflasche und Schlauch sind mindestens einmal täglich aufzubereiten, indem sie desinfiziert und anschließend sterilisiert werden.
Die verwendeten Absaugsysteme sind ebenfalls täglich einer Desinfektion zu unterziehen.
Die Aufbereitung von endoskopischem Zusatzinstrumentarium wie Zangen und Schlingen erfolgt nach Möglichkeit im Ultraschallbad. Biopsiezangen sind grundsätzlich zu sterilisieren.

Reinigung manuell:

- Sichtbare Verunreinigungen mit einem weichen Tuch abwischen (in Reinigungslösung tränken),
- Instrumentarium wenn möglich in die Einzelteile zerlegen,
- in die Reinigerlösung einlegen,
- Instrumentarium (Teile des Instrumentariums) mit Hilfsmitteln (Schwamm, Bürste) unter der Wasseroberfläche reinigen,
- alle zugänglichen Flächen, Innenlumen, Hohlräume mit Reiniger durchspritzen,
- Instrumentarium (Teile des Instrumentariums) aus der Reinigerlösung entnehmen.

Reinigung im Ultraschallbecken

Wird im **Ultraschallbecken** gereinigt, ist Folgendes zu beachten:

- ausreichende Größe des Korbes,
- Korb mit den Instrumententeilen belegen,
- Zusatzinstrumentarium aufgerollt in den Korb legen,
- alle Innenlumen, Kanäle, Hohlräume mit Reinigerlösung füllen (luftblasenfrei),
- Deckel auf die Wanne aufsetzen,
- Kontaktzeit nach Herstellerangaben beachten,
- Instrumentarium aus dem Ultraschallgerät entnehmen,
- Kanäle mit Luft durchblasen.

Abspülen der Reinigerlösung:

- Zusatzinstrumentarium in eine Wanne/Becken einlegen und mit Trinkwasser spülen, inklusive der Kanäle, Innenlumen (für jeden Spülgang frisches Trinkwasser verwenden),
- Entnahme des Instrumentariums,
- Kanäle mit Luft durchblasen.

Desinfektion manuell:

- Instrumentarium in eine Wanne/Becken mit Desinfektionsmittellösung legen,
- alle Kanäle und Innenlumen mit Desinfektionsmittellösung luftblasenfrei füllen,
- Instrumente mit desinfizierten Händen und frischen Einmalhandschuhen aus der Desinfektionsmittellösung entnehmen.

Neutralisation/Klarspülung:

- Instrumentarium in mikrobiologisch einwandfreies Wasser einlegen und gründlich von Desinfektionsmittelrückständen befreien (steriles aqua destillata bzw. sterilfiltriertes Wasser ist zu bevorzugen),
- alle Flächen inklusive Kanäle und Innenlumen spülen,
- für jedes Instrumentarium frisches Wasser verwenden,
- Entnahme der Instrumente.

Trocknung/Funktionsprüfung:

- Oberflächen mit sauberem flusenfreien Tuch trocknen,
- andere, schlecht zugängliche Flächen, Kanäle, Innenlumen mit Druckluft trocknen,
- Instrumente bei Bedarf zusammensetzen,
- Funktionsprüfung.

Desinfektion des Zusatzinstrumentariums mit RDG-E:

Reinigung, Ultraschallreinigung, Abspülen der Reinigerlösung erfolgt analog der manuellen Aufbereitung.
Nach dem Durchblasen der Kanäle mit Druckluft ist weiterhin zu beachten:

- Beladen des Korbes nach Herstellerangaben,
- Anschließen von Schlauch und Kanaladapter entsprechend den Herstellerangaben,
- vorgesehene Aufnahmekörbe für Handgriffe, Spiralmäntel etc. bestücken,
- Desinfektionsprogramm starten,
- bei Bedarf Schläuche/Kanäle mit Druckluft trocknen; Flächen mit sauberem, flusenfreiem Tuch trocknen.

Sterilisation: Zusatzinstrumentarium entsprechend verpacken und nach Herstellerangaben sterilisieren.

Lagerung: geschützte Lagerung im Schrank oder Schublade.

4.4.12 Mikrobiologische Überprüfung der Endoskopaufbereitung

Kontrolle

Im Sinne der Qualitätssicherung ist der Erfolg der Endoskopaufbereitung zu kontrollieren. Dies sollte mindestens halbjährlich, bei der manuellen Aufbereitung vierteljährlich erfolgen. Hierbei sind alle zugänglichen Kanäle mit steriler NaCl 0,9 %-Lösung zu spülen und die Spülflüssigkeit wird jeweils in einem sterilen Gefäß aufgefangen. Des Weiteren wird vom RKI ein Schwämmchentest empfohlen.
Das Optikspülsystem wird ebenfalls überprüft. Hierbei wird es wie für eine Endoskopie üblich vorbereitet und eine Probe aus dem System entnommen.
Abstrichuntersuchungen sollten von schwer zugänglichen Arealen erfolgen (z. B. Distalende, Albaranhebelnische).

4.5 Inhalationsgeräte/Atemluftbefeuchtung

Infektionsgefahren

Inhalationsgeräte und Sauerstoffbefeuchter stellen als Therapiemaßnahme für den broncho-pulmonalen Bereich eine mögliche Keimquelle für Infektionskrankheiten (Pneumonie) dar. Durch das künstlich geschaffene feucht-warme Milieu entstehen hervorragende Wachstumsbedingungen für eine Vielzahl von Mikroorganismen. Die Freisetzung von kolonisierten Aerosolen kann zu Pneumonien führen. Um vor allem immungeschwächte Patienten vor einer Keimübertragung durch Inhalationsgeräte/Sauerstoffbefeuchter zu schützen, ist eine sorgfältige Aufbereitung dieser Geräte erforderlich. Grundsätzlich sind die Herstellerangaben zu beachten.

Häufig verwendete Systeme für die Inhalation (Auszug)

- Ultraschallvernebler
- Heiminhalatoren

- Dosieraerosole
- Inhalationssysteme mit Medikamentenreservoir

Häufig verwendete Systeme für die O_2-Befeuchtung

- Sterilwassersysteme zur O_2-Befeuchtung,
- Mehrwegsterilwassersysteme mit Aqua dest.

Grundsätze beim Umgang mit Inhalationssystemen/ Atemluftbefeuchtern

- Erst kurz vor Gebrauch richten,
- vor Zusammenbau oder Manipulation am Gerät Händedesinfektion durchführen,
- Konnektion der einzelnen Komponenten unter aseptischen Kautelen,
- Sterilwassersysteme oder steriles Aqua dest. verwenden,
- Anbruch- und Verfallsdatum auf der Befeuchterflasche dokumentieren,
- Befeuchterflüssigkeit vor Anwendung auf Trübung/Ausflockung überprüfen,
- Verfallsdatum je nach Herstellerangabe,
- bei Mehrwegbehältern Befeuchterflüssigkeit täglich wechseln,
- patientenbezogener Einsatz,
- Wischdesinfektion des Gerätegehäuses täglich (siehe auch Herstellerangabe).

Hinweis: Sollten Inhalate oder Inhalationslösungen verwendet werden, so ist unbedingt darauf zu achten, dass diese steril sind, die Lösung nach Herstellerangabe gelagert und bei Erreichen des Verfallsdatums verworfen wird. Nach Möglichkeit sollten Einzeldosisampullen verwendet werden.

Aufbereitung der Inhalationsgeräte und Atemluftbefeuchter

- **Ultraschallvernebler:** stellen bei unsachgemäßem Umgang ein immenses Keimreservoir dar. Die sichere und häufige Aufbereitung ist infolgedessen absolut erforderlich:
  - täglicher Wechsel des Verneblers einschließlich aller Geräteteile, die mit der Inhalierflüssigkeit Kontakt haben,
  - bei Sterilwassersystemen Verwendbarkeit nach Herstellerangabe,
  - nach Möglichkeit einer thermischen Desinfektion unterziehen,
  - Sterilisation nach Möglichkeit,
  - patientenzugeordnetes Gerät verwenden,
  - bei Einsatz von gerätenahen Filtern sind diese nach Herstellerangaben zu wechseln,
  - Oberfläche täglich einer Wischdesinfektion unterziehen.
- **Heiminhalatoren:** bei patientenbezogenem Einsatz Mundstücke, Reservoire und verneblernahe Teile täglich auswechseln und der thermischen Desinfektion zuführen.

- **Dosieraerosole:**
  - patientenbezogen einsetzen,
  - Mundstück vor Kontamination schützen,
  - Lagerhinweise des Herstellers berücksichtigen.
- **Inhalationssysteme mit Medikamentenreservoir:** Das hier verwendete Reservoir (in den O_2-Schlauch integriert), das mit sterilem NaCl 0,9 % und einem Medikament (z. B. Mukolytikum) gefüllt wird, ist nur bei entsprechendem Umgang als hygienisch unbedenklich einzustufen:
  - vor und nach Manipulation am System Händedesinfektion durchführen,
  - vor jeder Inhalation Reservoir mit sterilen Flüssigkeiten auffüllen,
  - nach Beendigung der Inhalationsmaßnahme Reservoir ausleeren,
  - Maske nach Gebrauch mit 70-prozentigem Alkohol desinfizieren und komplettes System nach 2 Tagen auswechseln,
  - Datum und Patientenzuordnung (Mehrbettzimmer) dokumentieren,
  - bei Patientenwechsel und bei grober Verunreinigung gesamtes System verwerfen (Einmalsystem),
  - bei Mehrwegsystem thermische Desinfektion oder Sterilisation (s. Herstellerangaben).
- **Sterilwassersysteme:**
  - vor dem Zusammenbau Händedesinfektion durchführen,
  - Zusammenbau unter aseptischen Kautelen,
  - Wechsel der Sauerstoffschläuche/Masken/Brillen mindestens alle 3 Tage und bei grober Verunreinigung,
  - Befeuchterflasche kann bei Patientenwechsel weiterverwendet werden; vorhandene Öffnung muss mit neuem O_2-Schlauch verschlossen werden,
  - Haltbarkeit des Sterilwasserbehälters nach Herstellerangabe.
- **Mehrwegsysteme zur O_2-Befeuchtung:**
  - Händedesinfektion durchführen,
  - Konnektion der einzelnen Komponenten erst unmittelbar vor Gebrauch,
  - steriles Aqua dest. zum Auffüllen verwenden,
  - Wechsel der Maske/Brille alle 2 Tage und bei Bedarf,
  - Wechsel der Wasserbehälter und Gasverteiler alle 2 Tage,
  - Wasserbehälter nach Reinigung und Desinfektion der Sterilisation zuführen.

4.6 Steckbecken und Urinflaschen

Infektionsgefahren

Steckbecken und Urinflaschen stellen nach Gebrauch sowohl für den Patienten als auch für das Personal eine potenzielle Keimquelle dar. Um eine Infektionsgefahr auszuschließen, müssen Steckbecken und Urinflaschen einer wirksamen Desinfektion unterzogen werden. In Pflegebereichen sollte ein Steckbeckenspülgerät Standard sein, sodass die früher gängige Tauchdesinfektion der Steckbecken und Urinflaschen entfällt. Dieses Verfahren stellt vor allem für die Mitarbeiter eine entsprechende Gefahrenquelle bezüglich der Keimverschleppung dar. Ebenso ist eine Gefährdung durch den offenen Umgang mit Desinfektionsmitteln gegeben. Anspruch des Patienten ist immer ein optisch wie hygienisch einwandfrei aufbereitetes Spülgut.

Empfehlung: In der häuslichen Pflege sind in aller Regel keine Steckbeckenspülautomaten vorhanden. Da die Steckbecken patienten-/bewohnerbezogen eingesetzt werden, ist vor allem auf eine konsequente manuelle Reinigung zu achten. Nach Reinigung und Trocknung erfolgt eine Wischdesinfektion des Steckbeckens. Urinflaschen müssen nach der Entleerung sofort gründlich mit Leitungswasser gespült werden. Der Einsatz von Instrumentendesinfektionsmitteln für die Desinfektion der Urinflasche (Innenlumen) sollte in kurzen Abständen erfolgen.
Für die manuelle Aufbereitung der Steckbecken und Urinflaschen ist entsprechende Schutzkleidung zu tragen (Einmalhandschuhe, evtl. Plastikschürze).

4.6.1 Anforderungen an ein Steckbeckenspülgerät

4.6.1.1 Allgemeine Anforderungen

- Kostengünstig in Anschaffung und Unterhalt,
- leichte Bedienbarkeit,
- verschiedene Einsätze zur Aufnahme diverser Spülgüter (Instrumente/Schüsseln),
- Kontrollmechanismen (selbstständige Prüfung des Geräts auf Fehlerquellen),
- interne Dokumentation der Verfahrensvorgänge (Temperatur/Einwirkzeit/Konzentration),
- Beladung des Gerätes nach Herstellerangaben.

Merke: Das planlose Beladen des Gerätes mit Steckbecken und Urinflaschen ohne Berücksichtigung der Düsenstellung und der Aufnahmevorrichtung zieht eine nicht adäquate Aufbereitung nach sich. Die Aufnahmevorrichtung gibt vor, wie und in welcher Anzahl Urinflaschen bzw. Steckbecken im Gerät platziert werden dürfen.

4.6.1.2 Hygienische Anforderungen

- Reinigung und Entfernung der Exkremente,
- makroskopisch einwandfreie Steckbecken,
- sichere Desinfektion und Trocknung des Spülguts.

4.6.1.3 Räumliche Anforderungen

- Plazierung des Steckbeckenspülgeräts patientennah,
- Lagerungsmöglichkeiten für kontaminierte sowie dekontaminierte Spülgüter im Nahbereich des Geräts,
- Trennung der reinen und unreinen Spülgüter.

> **Merke:** Gerade in Pflegearbeitsräumen muss auf eine Trennung zwischen reinen und unreinen Gütern geachtet werden. Das Steckbeckenspülgerät und Ablagen am Gerät könnten als unreine Seite fungieren, Regale und Schränke im Raum als reine Seite.

4.6.2 Spülgutaufbereitung

Die Spülgutaufbereitung muss in **2 Schritten** erfolgen:

- Reinigung
- Desinfektion

Gängige Verfahren:

- chemo-thermische Reinigung/Desinfektion
- thermische Reinigung/Desinfektion

> **Merke:** Bei den auf dem Markt befindlichen Steckbeckenspülgeräten sind Geräte auf Basis der thermischen Desinfektion aufgrund der besseren mikrobiellen Wirksamkeit den Geräten mit chemo-thermischer Reinigung/Desinfektion vorzuziehen.

Sollte ein Gerät auf chemischer Desinfektionsbasis verwendet werden, ist Folgendes zu beachten:

- Es dürfen nur Mittel nach DGHM-Liste verwendet werden.
- Die eingesetzten Desinfektionsmittel sollten speziell für diesen Einsatz vorgesehen sein.
- Konzentration und Einwirkzeit sind unbedingt zu beachten.

> **Hinweis:** Beim Einsatz der entsprechenden Desinfektionsmittel ist es möglich, dass nach Entnahme der Spülgüter aufgrund entsprechend langer Einwirkzeit diese noch nicht wieder verwendet werden können (Einwirkzeit beachten).

Problempunkte bei chemo-thermischer Desinfektion

- Falsch in das Gerät eingesetzte Spülgüter (Sprühschatten),
- Betrieb des Gerätes bei leerem Desinfektionsmittelreservoir (permanente Kontrolle),

- Nichtbeachtung der Einwirkzeiten und zu früher Einsatz des Spülguts am Patienten,
- keine komplette Benetzung der Oberflächen,
- bei Entnahme feuchtes Spülgut (nicht abtrocknen, nicht klarspülen, da sonst keine Desinfektion),
- Verkalkung der Wasserdüsen,
- mangelhafte Wartung/Service.

Hinweis: Die verwendeten Steckbeckenspülgeräte sollten einer regelmäßigen technischen und hygienischen Kontrolle und Wartung unterzogen werden.

Problempunkte bei thermischer Desinfektion

- Verfahren dauert bis zur Entnahmemöglichkeit des Spülguts länger,
- evtl. Rekontamination des Spülguts durch Rückkühlung mit verkeimtem Wasser (Pseudomonas aeruginosa),
- gewünschte Temperatur wird nicht erreicht,
- Verkalkungen.

Antrocknung

Um eine Antrocknung zu verhindern, sind exkrementbelastete Steckbecken direkt zu entsorgen. Sollte ein Steckbecken nach dem ersten Aufbereitungsvorgang nicht sauber sein, muss der Aufbereitungsvorgang wiederholt werden.

Spülgut

Vor allem in thermischen Steckbeckenspülgeräten können auch andere Spülgüter wie z. B. Waschschüsseln oder Nierenschalen aufbereitet werden (Herstellerangaben beachten).

Anforderungen an das Spülgut:

- Glatte Oberflächenbeschaffenheit,
- sowohl thermischen als auch chemischen Belastungen uneingeschränkt aussetzbar,
- Material: entweder Kunststoff oder Edelstahl.

Mikrobiologische Kontrollen: zweimal jährlich Prüfung der Desinfektionsleistung mittels Bioindikatoren.

Risikofaktor: Mitarbeiter

Die technische und hygienische Sicherheit von Steckbeckenspülgeräten ist heute so gut wie nie zuvor. Eine sichere Dekontamination des Spülguts wird vor allem durch thermische Verfahren gesichert. Risikofaktor im Umgang mit dem Spülgut bleibt letztendlich der Mitarbeiter, dem die vernünftige und vorschriftsmäßige Bestückung des Steckbeckenspülgeräts als auch dessen entsprechende Bedienung obliegt. Zum eigenen Schutz im Umgang mit benutzten Spülgütern sollten Handschuhe getragen werden.
Bei der Entnahme des Spülguts aus dem Gerät ist dieses durch entsprechende Lagerung vor Kontamination zu schützen (eine Lagerung im

Schrank ist sinnvoll, aber nicht unbedingt notwendig). Um Feuchtigkeitsspiegel zu vermeiden, Steckbecken und Urinflaschen auf dem Kopf lagern.

Merke: Bei Rekontamination des Spülguts durch Rückkühlwasser (Pseudomonas aeruginosa) kann die Rückkühlung abgestellt werden. Erforderlich wird diese Maßnahme vor allem auf Intensivstationen (abwehrgeschwächte Patienten). Die Wirksamkeit der Desinfektion im Steckbeckenspülgerät sollte durch regelmäßige Abklatschuntersuchungen des Spülguts bzw. durch den Einsatz von Bioindikatoren geprüft werden.

4.7 Pflegeutensilien

4.7.1 Waschschüsseln

Thermische Desinfektion

Waschschüsseln sind nach Gebrauch durch Mikroorganismen massiv verkeimt. Auch wenn Waschschüsseln patienten-/bewohnerbezogen eingesetzt werden, sind sie nach jedem Gebrauch einer thermischen Desinfektion zu unterziehen. Hierfür eignen sich sowohl Steckbeckenspülgeräte als auch Instrumentenspülmaschinen (Aufnahmevorrichtungen sind zu beachten). Voraussetzung für eine adäquate Reinigung und Desinfektion sind die vom Hersteller vorgesehenen Adapter für die Aufnahme der Schüsseln im Gerät.

Empfehlung: Stehen keine Spülgeräte zur thermischen Desinfektion zur Verfügung, so ist eine Wischdesinfektion der Waschschüsseln durchzuführen. Hierzu ist vorher die Waschschüssel grob zu reinigen und abzutrocknen. Dann erfolgt eine Wischdesinfektion mit einem Flächendesinfektionsmittel. Nach Abwarten der Einwirkzeit erfolgt das Nachspülen der Schüssel mit Trinkwasser. Mit einem sauberen, frisch gewaschenen Tuch wird die Schüssel abgetrocknet und anschließend kontaminationsgeschützt gelagert.

4.7.2 Badewannen

In der Regel werden im stationären Bereich Badewannen täglich durch verschiedene Patienten/Bewohner benutzt. Nach Benutzung sind die Wannen nicht nur makroskopisch verunreinigt, vor allem Haut- und Fäkalkeime können in der Wanne nachgewiesen werden.
Badewannen sind nach jeder Benutzung aufzubereiten. Nach Ablassen des Wassers erfolgt eine Grobreinigung mit einem Tuch, indem grobe

Verunreinigungen entfernt und Wasserreste aufgenommen werden. Die trockene Wanne wird anschließend einer Wischdesinfektion unterzogen. Nach Erreichen der Einwirkzeit wird gründlich mit Trinkwasser nachgespült.

Wischdesinfektion

Empfehlung: Ist der Patient mobil, so spricht zumindest aus hygienischen Gründen vieles dafür, den Patienten/Bewohner für die Körperwaschung duschen zu lassen.

4.7.3 Wärmflaschen

Wärmflaschen werden körpernah, also am Patienten/Bewohner eingesetzt: Dauerhafter Kontakt mit dem verkeimten Umfeld (Bett, Bettwäsche, Kleidung, Haut) sind die Folge. Auch textile Bezüge schützen die Wärmflasche nicht vor Kontamination.

Wärmflaschen sind nach Gebrauch zu entleeren, die textilen Bezüge werden in die Wäsche gegeben. Die Wärmflasche wird dann einer Wischdesinfektion mit einem Flächendesinfektionsmittel unterzogen. Nach der Desinfektionsmaßnahme wird die Wärmflasche mit der Öffnung nach unten hängend und kontaminationsgeschützt gelagert. Der Verschluss wird frühestens kurz vor der nächsten Befüllung wieder aufgeschraubt, um Restfeuchte zu verhindern.

Flächendesinfektion

4.7.4 Medikamentendispenser

Medikamentendispenser werden nach Gebrauch einer Desinfektion unterzogen. Sind die Schälchen thermostabil, so bietet sich die Aufbereitung in einer Geschirrspülmaschine an. Um eine sichere Desinfektion zu gewährleisten, sollte die Aufbereitung in einer Mehrtankgeschirrspülmaschine nach HACCP erfolgen. Ist die Aufbereitung in der Geschirrspülmaschine nicht möglich, ist eine Wischdesinfektion durchzuführen. Nach Erreichen der Einwirkzeit sollte mit Trinkwasser nachgespült werden und eine Trocknung mit einem sauberen, frisch gewaschenen Tuch erfolgen.

Mehrtankgeschirrspülmaschine

4.7.5 Lagerungsmittel

Voraussetzung für eine sichere Aufbereitung ist die Intaktheit der wischbaren Hülle. Bei Einrissen oder anderen Defekten sind die Lagerungshilfen aus dem Verkehr zu ziehen. Vor jedem Patientenwechsel wird die Lagerungshilfe einer Wischdesinfektion unterzogen.

Wischdesinfektion

Sind die Lagerungshilfen grundsätzlich ohne wischbaren Bezug, so sind Angaben des Herstellers hinsichtlich der Aufbereitungsform zu beachten.

4.7.6 Blutdruckmessgeräte

Wischdesinfektion

Blutdruckmessgeräte gehören zur Standardausstattung von Pflegeeinheiten. Die Blutdruckmanschette als primäre Infektionsquelle zu bezeichnen entspricht sicher nicht den Realitäten. Eine Aufbereitung ist allerdings in regelmäßigen Abständen erforderlich, da eine Blutdruckmanschette im Tagesverlauf Kontakt mit einer großen Zahl von Patienten und Bewohnern hat. Manschette und Manometer sind mindestens arbeitstäglich einer Wischdesinfektion zu unterziehen. Eine Aufbereitung zwischen zwei Patienten ist in der Regel nicht erforderlich. Ausnahmen bilden z. B. Patienten mit multiresistenten Keimen oder immunsupprimierte Patienten. Sichtbar verunreinigte Blutdruckmanschetten werden sofort einer Wischdesinfektion unterzogen (Herstellerangaben beachten).

4.7.7 Stauschläuche

Instrumenten-desinfektionslösung

Stauschläuche sind in festzulegenden Abständen (z. B. arbeitstäglich) einer Desinfektion zu unterziehen. Da Stauschläuche zumeist aus den Komponenten Gummi, Textil und Kunststoff bestehen, ist in der Regel eine thermische Behandlung nicht möglich, Herstellerangaben sind zu beachten. Das Einlegen der Stauschläuche in Instrumentendesinfektionslösung oder auch das Einsprühen mit einem z. B. alkoholischen Desinfektionsmittel kann durchgeführt werden. Nach dem Abtrocknen sind die Stauschläuche wieder einsetzbar. Einer sicheren Aufbereitung entspricht dieses Vorgehen nicht, stellt aber zumeist die einzige mögliche Aufbereitungsform dar. Sichtbar mit Blut oder Sekret behaftete Stauschläuche sollten verworfen werden.

4.7.8 Stethoskope

Wischdesinfektion

Stethoskope gelten als typische Vehikel für die Keimübertragung. Deswegen sollte regelmäßig eine Aufbereitung des Stethoskopes erfolgen. Wird mit dem Stethoskop lediglich die intakte Haut zur Ermittlung des Blutdruckes berührt, so ist in aller Regel eine arbeitstägliche Aufbereitung in Form einer Wischdesinfektion erforderlich. Wird das Stethoskop im Bereich von Wunden oder auch durchnässten Verbänden eingesetzt, so erfolgt sofort eine Desinfektion des Stethoskopes mittels z. B. eines ungefärbten Hautdesinfektionsmittels oder Einmaltüchern zur Schnelldesinfektion. Augenmerk ist hier vor allem auf die Membran zu legen. In regelmäßigen Abständen sollte das Stethoskop in seine Einzelteile zerlegt, gereinigt und anschließend wischdesinfiziert werden.

4.7.9 EKG-Schreiber

Instrumenten-desinfektionslösung/ Wischdesinfektion

Werden Vakuum-Gummis verwendet, so sind diese in festgelegten Intervallen aufzubereiten (arbeitstäglich bis wöchentlich). Diese sind in ein Lösungsmittel zur Instrumentendesinfektion einzulegen bzw. einer Wischdesinfektion zu unterziehen (vorher sollten Reste des Kontaktgels manuell entfernt werden). Nach Möglichkeit sind Einmalelektroden zu verwenden. EKG-Kabel werden einer Wischdesinfektion in den gleichen Intervallen unterzogen.

4.7.10 Stehwaage

Wischdesinfektion

Werden die Patienten/Bewohner immer ohne Schuhe gewogen, so sollte mindestens arbeitstäglich eine Wischdesinfektion der Stehfläche erfolgen. Wird immer mit Schuhen gewogen, erfolgt eine regelmäßige Reinigung.

4.7.11 Sitzwaage

Wischdesinfektion

Besteht potenzieller Hautkontakt zwischen Sitzfläche und Patient, so ist die Sitzwaage nach jedem Patienten einer Wischdesinfektion zu unterziehen. Wird in Kleidung gewogen, reicht eine arbeitstägliche Wischdesinfektion aus.

5 Pflegevorgaben bei Patienten/ Bewohnern mit multiresistenten Keimen

G. Ertelt

5.1 Definitionen und Therapie

MRSA: Methicillin-resistenter Staphylococcus aureus

In den USA wird Methicillin getestet, deshalb wurde diese Bezeichnung im europäischen Sprachgebrauch übernommen.

ORSA: Oxacillin-resistenter Staphylococcus aureus

In Deutschland wird Oxacillin getestet, der Begriff MRSA hat sich jedoch europaweit durchgesetzt. Die Begriffe können synonym verwendet werden, da es sich um denselben Erreger handelt.

MRSE: Multi-resistenter Staphylococcus epidermidis

Zunehmend treten diese in Krankenhäusern und Pflegeeinrichtungen auf. Aus infektionspräventiver Sicht sind hier, abgesehen von Basishygienemaßnahmen, keine besonderen Hygienemaßnahmen notwendig. Isolierungsmaßnahmen sind in der Regel nicht erforderlich

GISA: Glycopepitid-intermediärer Staphylococcus aureus

Ende der 90er-Jahre kam es zum Auftreten von Staphylococcus aureus-Stämmen, bei denen Glycopeptide (z. B. Vancomycin) nur noch teilweise wirksam sind.

VRSA: Vancomycin-resistenter Staphylococcus aureus

Im Jahr 2002 traten in den USA (Michigan und Pennsylvania) zwei Fälle mit VRSA auf. Hier waren die Staph. aureus gegen das „Mittel der Wahl – Vancomycin" resistent geworden.

VRE: Vancomycin-resistente Enterococcus-Stämme

Dieser Erreger spielt in Deutschland derzeit noch eine untergeordnete Rolle. Hier gelten die gleichen Maßnahmen wie bei MRSA.

ESBL: Extended spectrum beta-Laktamasen

Hierbei handelt es sich insbesondere um Enterobacteriacae (gram-negative Stäbchenbakterien, z. B. E. coli, Klebsiellen, Proteus, Serratia, Enterobacter, Citrobacter und Salmonellen) mit ausgeprägten Resistenzen gegen β-Lactamantibiotika (Cephalosporine der neueren Generation und Monobactame). Hier werden die gleichen Hygienemaßnahmen wie bei MRSA und VRE empfohlen.

Spezielle Maßnahmen bei VRE

Mikrobiologische Untersuchungen

- **Besiedelung von Patienten mit VRE:** Bei nachweislicher VRE-Übertragung wird das Personal getrennt bei VRE-negativen und VRE-positiven Patienten eingesetzt, um eine Übertragung zu vermeiden. Bei VRE sind folgende mikrobiologische Untersuchungen durchzuführen:
  - Stuhl
  - Rektumabstrich
  - Urin und Katheterurin
  - Wunden
  - Kolostomiebereich
  - Hautläsionen

  Der Verdacht auf VRE ist auf dem Begleitschein zu dokumentieren.
- **Besiedelung des Personals mit VRE:** Bezüglich spezifischer Sanierungsmaßnahmen beim Personal muss eine Abstimmung mit einem Hygieneinstitut, der Klinikhygiene und dem Betriebsarzt erfolgen.

5.2 Entstehung der resistenten Erreger

Seit Mitte der 60er-Jahre ist ein Wechsel von den gram-positiven zu den gram-negativen Erregern festzustellen:

- Rückgang der Staphylokokken,
- Zunahme von E. coli, Klebsiellen, Enterobacter, Proteus und Pseudomonas aeruginosa → Endotoxinbildner: Sepsis und septischer Schock.

Antibiotikaresistenzen, besonders auch diejenigen gegenüber neu entwickelten Antibiotika, nehmen immer rascher zu.

Resistente Erreger

- Mehrfach-resistente Koagulase-negative Staphylokokken,
- mehrfach-resistente Enterobacter,
- Citrobacter,
- Serratia,
- multiresistente Acinetobacter baumanii,
- Pseudomonas aeruginosa.

Probleme der multiresistenten Erreger

- Betroffen sind bevorzugt abwehrgeschwächte Patienten,
- das Personal ist mit betroffen: Übertragungsweg: Personal – Patient – Patient – Personal,

- Ausbreitung von MRSA durch Fehler in der Klinikhygiene und Chemotherapie,
- Verlegung von Patienten zwischen verschiedenen Krankenhäusern.

Isolierung

Aus diesem Grund sollten Patienten, die auch andere multiresistente Erreger tragen, isoliert werden. Es ist jedoch keine strikte Isolierung wie bei MRSA/VRE nötig. Hier ist das Einhalten von Basishygienemaßnahmen zur Prävention von großer Bedeutung.

Die häufigsten Isolate von Krankheitserregern bei einer Anfang der 90er-Jahre durchgeführten europäischen Inzidenzstudie auf Intensivstationen waren:

Häufigste Isolate

- Enterobacteriacae: 34,4 %
- Staphylococcus aureus: 30,1 %
- Pseudomonas aeruginosa: 28,7 %
- Koagulase-negative Staphylokokken: 19,1 %
- Pilze: 10,1 %

MRSA

60 % der isolierten Staph. aureus-Stämme waren Methicillin-resistent. Der Anstieg der Pilzinfektionen wird auf den verstärkten Einsatz von Breitspektrum-Antibiotika zurückgeführt. MRSA betrifft hauptsächlich die operativen Disziplinen und Intensivstationen, die als Drehscheibe für die Weiterverbreitung von resistenten Keimen fungieren. Häufig werden auch Patienten mit resistenten Keimen aus Altenpflegeheimen in Krankenhäuser eingewiesen. Im Jahr 2003 lag der Anteil der MRSA bei den Staphylococcus aureus bei knapp 22 %.

Biochemische Prozesse bei der Ausbildung einer Resistenz

Definitionen:

- **Konjugation:** Zwei Bakterienzellen legen sich aneinander und es kommt zur Entstehung einer Plasmabrücke mit Austausch von DNA.
- **Transduktion:** Phagen überführen Teile der DNA von einem Bakterium in ein anderes.
- **Transformation:** Bakterienzellen stehen nicht in direkter Verbindung miteinander, sondern Resistenzinformationen werden aus der Umgebung aufgenommen. Das Bakterium nimmt DNA anderer Stämme auf und baut diese in den eigenen Chromosomenstrang ein.

Multiresistente Erreger

Methicillin-resistente Staph. aureus können sehr schnell Resistenzen gegenüber anderen Chemotherapeutika entwickeln. Medikamente sind selbst bei sensibler Austestung nicht sicher wirksam.

Therapie

Klinische Infektionen müssen antibiotisch therapiert werden. Es stehen Glykopeptid-Antibiotika (Vancomycin und Teicoplanin) zur Verfügung. Bei Schwerstinfektionen evtl. Kombination mit Rifampicin. Neue Produkte sind zusätzlich erhältlich.

Resistente Koagulase-negative Staphylokokken

Diese Form bildet zur Zeit hygienisch noch kein großes Problem, ist jedoch bei der Therapie von Septikämien relevant.

5.3 Managementstrategien bei MRSA

Die folgenden Maßnahmen sind analog den Empfehlungen des Robert Koch-Institutes erarbeitet und überwiegend der Kategorie 1B zugeordnet. Um eine Ausbreitung mit MRSA zu verhindern, sind die folgenden Hygienerichtlinien von allen Mitarbeitern der Einrichtung einzuhalten. Eine detaillierte Beschreibung erfolgt ab Meldung des positiven MRSA-Befundes.

Übersicht: Maßnahmen bei MRSA

1. MRSA-Befund wird aus Labor gemeldet
2. Organisatorischer Ablauf/Vorbereitungen
3. Isolierung
4. An- und Ausziehen der Schutzkleidung
5. Patientenverhalten
6. Abstrichuntersuchungen
7. Dekontaminationsmaßnahmen
8. Ehemalige MRSA-Patienten
9. Spezielle Maßnahmen bei beatmeten Patienten
10. Desinfektions- und Aufbereitungsmaßnahmen
11. Reinigungspersonal
12. Maßnahmen bei Interventionen
13. Hygienemaßnahmen im OP/Anästhesie
14. Verlegung, Entlassung, Transport oder externe Untersuchung des Patienten
15. Informationsblatt für MRSA-Patienten und Angehörige
16. Versorgung eines Verstorbenen
17. Verlassen des Isolierzimmers
18. Personalbezogene Maßnahmen

1. MRSA-Befund wird aus Labor gemeldet

- Information der Hygienefachkraft,
- Information an Oberarzt bzw. Chefarzt und hygienebeauftragten Arzt,
- Information an PDL,
- Information an behandelnde Mitarbeiter des Hauses (z. B. KG-Abteilung),
- Kennzeichnung der Patienten-Akte,
- Meldepflicht an das Gesundheitsamt besteht, wenn bei zwei oder mehr Patienten MRSA nachgewiesen wird, bei denen ein epidemischer Zusammenhang vermutet oder wahrscheinlich ist (§ 6 Abs. 5 b IfSG),

- MRSA-Ordner anlegen; Unterlagen bleiben außerhalb des Zimmers,
- Aufklärung durch den Stationsarzt; Patient selbst und Angehörige bzgl. der durchzuführenden Maßnahmen informieren,
- „Informationsblatt für MRSA-Patienten und Angehörige" aushändigen,
- Aufklären über diagnostische, therapeutische, pflegerische und persönliche Konsequenzen.

> **Hinweis:** Patienten müssen grundsätzlich einer strikten Isolierung unterzogen werden, bis das Ergebnis des Abstrichscreenings vorliegt. Abhängig davon werden die entsprechenden Maßnahmen durchgeführt.

2. Organisatorischer Ablauf/Vorbereitungen

- Hygienefachkraft/Hygienebeauftragte/r informiert?
- Patient im Einzelzimmer und Abstriche durchgeführt?
- „Informationsblatt für Patienten und Angehörige" ausgehändigt?
- Letzter Kontaktpatient (über 24 Stunden) in eigenem Einzelzimmer untergebracht und Abstriche durchgeführt? Reinigungspersonal informiert und instruiert?
- Schild an die Tür „Besucher und Mitarbeiter bitte beim Stationspersonal melden"?
- Vorratswagen vor dem Patientenzimmer bestückt und platziert? Mund-/Nasenschutz/Handschuhe/Abfallsäcke/Wäschesäcke/Händedesinfektionsmittel?
- Alle Präparate zur Dekontamination vorhanden?
- Vorräte an Schutzkitteln vorhanden (Plastik-Box)?
- Transportbox mit Deckel für gebrauchte Instrumente vorhanden, z. B. Scheren, Pinzette, Beatmungszubehör etc. (für den Weg zum Pflegearbeitsraum oder zur Desinfektion)?
- Alle nicht erforderlichen Gegenstände nach Desinfektion aus dem Patientenzimmer entfernt?
- Textilwäschesäcke vorhanden?
- Checkliste Dekontamination/Abstrichscreening, Erfassungsliste vorhanden?
- Wischdesinfektion – Ein-Stunden-Wert?

3. Isolierung

- **Zu isolieren sind:**
  - MRSA-infizierte Patienten,
  - MRSA-kolonisierte Patienten,
  - letzter MRSA-Kontaktpatient (wenn dieser länger als 24 Stunden mit MRSA-Patient zusammen lag),
- **Personal und Angehörige tragen:**
  - Mund-/Nasenschutz,
  - Schutzkittel mit Bündchen,
  - hygienische Händedesinfektion,
  - Handschuhe,

- oben genannte Artikel vor dem Zimmer bereitstellen,
- gebrauchte Schutzkittel verbleiben im Zimmer
- Schutzkleidung einmal pro Schicht wechseln oder
- abhängig davon, wie oft das Zimmer betreten und wie eng/direkt der Kontakt ist, aber **mindestens einmal pro Tag (auf Intensivstation einmal pro Schicht)**,
- bei Grundpflege **Plastikschürzen** darüber tragen, anschließend verwerfen,
- grundsätzlich muss immer nach Grundpflege die Bettwäsche erneuert werden,
- Kittel bei Kontamination sofort wechseln und bei Bedarf, z. B. nach Durchfeuchtung des Schutzkittels oder bei sichtbarer Verunreinigung.

Hinweis: Die Zimmertür muss grundsätzlich geschlossen bleiben.

- Untersuchungen/Interventionen nach Möglichkeit im Patientenzimmer,
- **Patient darf Zimmer nur verlassen bei medizinischer Indikation** oder nach Rücksprache mit HFK (z. B. in den Garten, sich aber nicht im Haus aufhalten),
- Transport im Krankenhaus nur bei notwendiger Indikation,
- **Patient muss unbedingt Schutzkleidung tragen:**
  - Mund-/Nasenschutz,
  - frischer Schutzkittel, **rundum geschlossen,**
  - Handschuhe.

4. An- und Ausziehen der Schutzkleidung

- **Anziehen der Schutzkleidung:**
  - hygienische Händedesinfektion sorgfältig durchführen,
  - Mund-/Nasenschutz gut anliegend anziehen,
  - Einmalhandschuhe anziehen,
- **im Zimmer (bzw. neuen Kittel vor dem Zimmer):**
  - Schutzkleidung anziehen,
  - beachten, dass Kittel rundum geschlossen sein muss,
- **Ausziehen der Schutzkleidung:**
  - alles im Zimmer in den Abfallsack abwerfen,
  - Einmalhandschuhe ausziehen,
  - hygienische Händedesinfektion sorgfältig durchführen,
  - Mund-/Nasenschutz ablegen,
  - Schutzkittel ausziehen und mit der Außenseite nach außen aufhängen (ggf. im Wäschesack ablegen),
- hygienische Händedesinfektion,
- nach dem Verlassen des Zimmers vor der Tür nochmals Händedesinfektion durchführen.

5. Patientenverhalten

- **Hygienische Händedesinfektion des Patienten:**

  - Patient in hygienische Händedesinfektion einweisen (30 Sekunden, ausreichende Menge, 6-Schritte-Schema),
  - Händedesinfektion nach Kontakt mit kolonisierten Körperstellen,
  - regelmäßig alle 2 Stunden durchführen,
- **Zimmer verlassen:** Zimmer darf nur mit Genehmigung des Stationsarztes und der Hygienefachkraft verlassen werden,
- **Schutzkleidung des Patienten bei Verlassen des Zimmers:**
  - Mund-/Nasenschutz,
  - frischer Schutzkittel, rundum geschlossen,
  - Handschuhe,
  - Mund-/Nasenschutz kann im Garten abgelegt werden (Abfalltüte), wenn begleitende Person eine Distanz von ca. 2 Metern einhält,
- vor Betreten des Hauses neuen Mund-/Nasenschutz anlegen.

6. Abstrichuntersuchungen

- Jedes Abstrichröhrchen sorgfältig beschriften,
- genaue Lokalisation insbesondere bei mehreren Wundabstrichen angeben,
- auf Laboranforderungsschein MRSA vermerken.

Erstes Abstrichscreening vor Dekontamination:

Abstrichscreening bei Patienten:

- Nasenöffnungen (1 Röhrchen für beide),
- Rachen,
- Perineum,
- alle Wunden und Hauteffloreszenzen,
- Urin, wenn liegender Blasenkatheter,
- ggf. Trachealsekret,
- ggf. Tracheostomaabstrich,
- weitere Abstriche nach Rücksprache mit HFK.

Abstrichscreening beim Kontaktpatienten (mehr als 24 Stunden im gleichen Zimmer), die noch im Haus sind:

- Nasenöffnungen (1 Röhrchen für beide),
- Rachen,
- alle Wunden,
- Perineum,
- weitere Abstriche nach Rücksprache mit HFK.

Abstrichuntersuchungen nach Dekontamination und Isolation:

Abstrichscreening: Nach Beendigung der Dekontamination, drei Tage Pause, dann Abstrichscreening nach Rücksprache mit HFK von:

- Nasenöffnungen (1 Röhrchen für beide),
- Rachen,
- Perineum,
- alle Wunden und Hauteffloreszenzen,
- Urin, bei liegendem Blasenkatheter,

- ggf. Trachealsekret,
- ggf. Tracheostoma,
- weitere Abstriche nach Rücksprache mit HFK.

Dies bedeutet in der Praxis: Sind die ersten Ergebnisse negativ, dann an zwei aufeinanderfolgenden Tagen die Abstriche nochmals durchführen.

Hinweis: Befunde müssen schriftlich (Fax) vorliegen.

Die Isolierungs-/Schutzmaßnahmen können aufgehoben werden, wenn alle oben genannten Abstriche an drei Tagen negativ sind.

Abstrichscreening während Krankenhausaufenthalt:

Weiteres Abstrichscreening wöchentlich (montags), wenn Patient negativ:

- Nase (1 Röhrchen für beide),
- Rachen,
- Perineum,
- alle Wunden und Hauteffloreszenzen,
- Urin, wenn liegender Blasenkatheter,
- ggf. Trachealsekret,
- ggf. Tracheostoma,
- weitere Abstriche nach Rücksprache mit HFK.

7. Dekontaminationsmaßnahmen

„Set" für MRSA-Patienten mit Dekontaminationszubehör:

- 2 Fl. antiseptische Seife,
- 2 Tuben Turixin®-Salbe,
- 3 Fl. Antiseptikum (100 ml),
- Zubehör je nach Station.

Set auf einer oder mehreren Stationen bevorraten.

Hinweis: Inhalt zweimal jährlich auf Verfall kontrollieren.
Vor der ersten Dekontamination Abstrichscreening durchführen.

Tab. 5.1: Persönliche Pflege bei MRSA-Patienten

Art der Anwendung	Präparat	Konzentration	Einwirkzeit Häufigkeit	Bemerkungen
Waschen im Bett inkl. Haare	antiseptische Seife	nach Herstellerangaben	nach Herstellerangaben	• nach Einwirkzeit mit klarem Wasser abwaschen • kompletter Bettwäschewechsel
Duschen inkl. Haare	antiseptische Seife	nach Herstellerangaben	nach Herstellerangaben	• nach Einwirkzeit mit klarem Wasser abduschen • kompletter Bettwäschewechsel
Nasenvorhöfe	Turixin-Salbe®	unverdünnt	3 × täglich 5 Tage lang	• vor Salbenapplikation Nasenöffnungen mit Wattestäbchen und NaCl 0,9 % reinigen • mit Watteträger Salbe einbringen
Rachen	antiseptische Lösung	nach Herstellerangaben	3 × täglich mind. 3 × 5 Tage lang	• Gurgeln und Mundhöhle ausspülen • Einmalzahnbürsten verwenden
Rachen bei intubiertem/tracheotomiertem Patient	antiseptische Lösung	nach Herstellerangaben	3 × täglich 5 Tage lang	• nach Mundpflege mit getränkten Tupfern auswischen • ggf. Rachenspülung bei sedierten Patienten
Wunden	Antiseptikum	nach Herstellerangaben	1 Minute 1 × täglich und bei Bedarf	• Wundflächen ausreichend benetzen • feuchte Wundbehandlung
Tracheostoma	Antispetikum	nach Herstellerangaben	1 Minute 2 × täglich und bei Bedarf	• Wundflächen ausreichend benetzen • neues bzw. desinfiziertes Bändchen verwenden
Zahnprothese	Antiseptikum	nach Herstellerangaben	nach Herstellerangaben einlegen	• Prothesenbecher nach jeder Benutzung mit Alkoholtüchern auswischen oder verwerfen • komplette Benetzung der Zahnprothese • Einmalzahnbürsten verwenden

a) Vorgehensweise bei der Dekontamination eines MRSA-Patienten

- Persönliche Schutzausrüstung anlegen,
- hygienische Händedesinfektion durchführen,
- Mund-/Nasenschutz anlegen,
- Schutzkittel anlegen, darüber Plastikschürze,
- Einmalhandschuhe anlegen.

Falls erforderlich Abstriche immer vor der Dekontamination vornehmen.

Verbände:

- stark nässende Verbände und infizierte Wunden vor der Ganzkörperwaschung behandeln; Verband erneuern,
- trockene, nicht infizierte Wunden nach Beendigung der Ganzkörperwaschung behandeln; Verband erneuern,
- Bett vor Kontamination schützen.

b) Dekontamination eines immobilen MRSA-Patienten

Mundpflege bei MRSA-Besiedlung des Rachens:

- beim Zähneputzen Einmalzahnbürste verwenden,
- Zahnprothesen mit Einmalzahnbürste vorreinigen; gut abspülen; in antiseptische Lösung einlegen; Einwirkzeit 1 Minute; 3× täglich,
- Mundspülung mit antiseptischer Lösung oder Mundpflege mit antiseptisch getränkten Tupfern/Watteträgern vornehmen; Einwirkzeit 1 Minute; 3× täglich,
- nach Beendigung Einmalzahnbürste verwerfen; Zahnputzbecher/Prothesenbecher mit Alkoholtüchern wischdesinfizieren; besser Einmalbecher verwenden.

Ganzkörperwaschung/Dekontamination immer bei jeder MRSA-Besiedlung:

- Patient entkleiden und Wäsche sofort in den bereitstehenden Wäschesack geben,
- Hörgeräte, Brillen etc. abnehmen und patientenfern ablegen,
- antiseptische Seife nach Herstellerangaben zubereiten und sorgfältig mit dem Waschlappen über die Hautareale verteilen; Körperfalten besonders gründlich reinigen; Einwirkzeit mindestens 1 Minute. Nach Erreichen der Einwirkzeit mit frischem feuchten Waschlappen Lösung wieder abwischen.

REIHENFOLGE BEACHTEN:

1. *Waschgang*:

- Haare,
- Kopf auf frischem Handtuch lagern,
- Stirn,
- Gesicht,
- bei geschlossenen Augen von außen nach innen,

- Ohren,
- Hals-Vorderseite und -Seiten.

2. *Waschgang*:

- Oberkörper vorn,
- obere Extremitäten,
- bei langen und ungepflegten Fingernägeln Nagelbürste anfeuchten und mit antiseptischer Lösung tränken; Nägel säubern (Einmalbürste oder anschließende Desinfektion),
- Axillen,
- Leisten,
- untere Extremitäten Vorderseite,
- Genitalbereich,
- Waschlappen entsorgen,
- Patienten auf der Seite lagern; antiseptische Lösung erneuern; frischen Waschlappen verwenden.

3. *Waschgang*:

- Hals, Nacken und Seiten,
- Rücken,
- dem Personal zugewandte Seite,
- untere Extremitäten Rückseite,
- Analbereich,
- Waschlappen entsorgen.

Bettwäsche entfernen:

- Kopfkissen abziehen,
- Kopf auf Handtuch lagern,
- Bett/Stecklaken zur Mitte hin einrollen,
- Wischdesinfektion des nun freien Teils des Matratzenbezuges,
- Plastikschürze und Handschuhe ausziehen und entsorgen,
- hygienische Händedesinfektion durchführen,
- neue Plastikschürze und neue Handschuhe anziehen.

Bett neu beziehen (1. Teil):

- frisches Bettlaken/Stecklaken ausbreiten; bis zur Mitte aufrollen,
- Patient über den Wäschehügel auf die andere Seite drehen,
- gebrauchte Wäsche sofort in den bereitstehenden Wäschesack ablegen,
- Handschuhe ausziehen,
- hygienische Händedesinfektion durchführen,
- neue Handschuhe anziehen.

4. *Waschgang*: dem Personal zugewandte Seite.

Bett neu beziehen (2. Teil):

- Wischdesinfektion des nun freiliegenden Matratzenbezuges,
- Plastikschürze und Handschuhe ausziehen und hygienische Händedesinfektion durchführen; neue Handschuhe anziehen,

- Bettlaken/Stecklaken einspannen,
- Kopfkissen frisch beziehen,
- Patient mit frischen Kleidern versehen.

Desinfektion/Austausch von Rekontaminationsgegenständen/Utensilien (Alkoholtücher):

- Sehhilfen
- Hörgeräte
- Schmuck
- Thermometer
- Haarbürsten/Kämme
- Föhn
- Ohrstöpsel (Walkman, Radio, Fernseher)
- keine Verwendung von Deo-Rollern

Desinfektion von Rekontaminationsflächen (Flächendesinfektionsmittel nach 1-Stunden-Wert):

- Tisch
- Nachttisch
- Bettgestell
- Stuhlflächen
- Handläufe
- Türklinken
- Lichtschalter
- Schalter allgemein
- Telefon
- Bettgalgen
- Griffe

c) Dekontamination eines mobilen MRSA-Patienten

Grundsätzlich bedarf jeder Patient einer Einweisung in die Dekontamination. Die Pflegekraft muss sich davon überzeugen, dass der Patient in der Lage ist, die Dekontamination vorschriftsmäßig durchzuführen. Ist der Patient nicht in der Lage, die Dekontamination wie vorgesehen durchzuführen, muss die Pflegekraft den Patienten während der Dekontamination anweisen und unterstützen. Der Patient sollte ebenfalls in die hygienische Händedesinfektion eingewiesen werden, um Rekontaminationen und Weiterverbreitung von MRSA einzugrenzen.

Pflegekraft im Zimmer:

- Bett abziehen und sofort in die bereitgestellten Wäschesäcke ablegen,
- Wischdesinfektion des Matratzenbezuges.

Desinfektion von Rekontaminationsflächen (Flächendesinfektionsmittel nach 1-Stunden-Wert):

- Tisch
- Nachttisch

- Bettgestell
- Stuhlflächen
- Handläufe
- Türklinken
- Lichtschalter
- Schalter allgemein
- Telefon
- Bettgalgen
- Griffe

Desinfektion/Austausch von Rekontaminationsgegenständen/Utensilien (Alkoholtücher):

- Sehhilfen
- Hörgeräte
- Schmuck
- Thermometer
- Haarbürsten/Kämme
- Föhn
- Ohrstöpsel (Walkman, Radio, Fernseher)
- keine Verwendung von Deo-Rollern
- Plastikschürze und Handschuhe ausziehen und entsorgen
- hygienische Händedesinfektion durchführen
- neue Handschuhe anziehen
- Bett frisch beziehen

Mundpflege bei MRSA-Besiedlung des Rachens:

- beim Zähneputzen Einmalzahnbürste verwenden,
- Zahnprothesen bei Bedarf mit Einmalzahnbürste vorreinigen; gut abspülen; in antiseptische Lösung einlegen; Einwirkzeit 1 Minute; 3 × täglich,
- Mundspülung/Gurgeln mit antiseptischer Lösung; Einwirkzeit 1 Minute; 3 × täglich,
- nach Beendigung Einmalzahnbürste verwerfen; Zahnputzbecher/Prothesenbecher mit Alkoholtüchern wischdesinfizieren; besser 1 × Becher verwenden.

Ganzkörperwaschung/Dekontamination (hier Dusche) immer bei jeder MRSA-Besiedlung:

- beim Duschen ausreichend antiseptische Seife auf den feuchten Waschlappen geben,
- sorgfältig über die Hautareale verteilen; Körperfalten besonders gründlich reinigen,
- Einwirkzeit mindestens 1 Minute,
- nach Erreichen der Einwirkzeit gründlich abduschen.

Vorgehen:

- Patient entkleidet sich; Kleider werden in bereitgestellten Plastiksack gegeben,
- Patient betritt die Dusche,

- Patient duscht kurz zur Haut- und Haaranfeuchtung,
- antiseptische Seife wird auf die angefeuchteten Haare gegeben und einmassiert,
- antiseptische Seife auf den feuchten Waschlappen geben und sorgfältig über die Hautareale verteilen:

  REIHENFOLGE BEACHTEN:

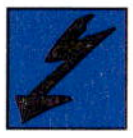

  - Stirn
  - Gesicht
  - Ohren
  - Hals
  - Oberkörper
  - obere Extremitäten
  - Axillen
  - bei langen und ungepflegten Fingernägeln Nagelbürste anfeuchten und mit antiseptischer Seife tränken; Nägel säubern (Einmalbürste oder anschließende Desinfektion),
  - Rücken mit Unterstützung der Pflegekraft waschen,
  - Anal- und Genitalbereich,
- Waschlappenwechsel
  - Leisten
  - untere Extremitäten
- Abduschen nach Erreichen der Einwirkzeit von 1 Minute,
- Abtrocknen mit frischen Handtüchern; anschließend immer frische Kleider anziehen.

8. Ehemalige MRSA-Patienten

HFK informieren und Ermittlung des MRSA-Status:

- wenn negative Befunde des Hausarztes bei einer Untersuchung vor weniger als 2 Wochen: keine besonderen Maßnahmen,
- nach Möglichkeit Heimatkrankenhaus oder Hausarzt hinsichtlich aktueller Abstrichergebnisse kontaktieren.

Bei unklarem MRSA-Status Schutzmaßnahmen ergreifen:

- Einzelzimmer; wichtig: Händedesinfektion vor Verlassen des Zimmers,
- Schutzkleidung analog den Basishygienemaßnahmen verwenden,
- Pflegeutensilien wie z. B. Blutdruckmanschette patientenbezogen einsetzen.

Abstrichscreening, wenn keine Befunde vorliegen:

- Nasenöffnungen (1 Röhrchen für beide),
- Rachen,
- alle Wunden,
- Perineum.

Diagnostische oder therapeutische Maßnahmen:

- am Tages- oder Programmende durchführen.

9. Spezielle Maßnahmen bei beatmeten Patienten

Es kann nicht davon ausgegangen werden, das Beatmungspatienten erfolgreich saniert werden.

Beatmungssystemwechsel:

- nasopharyngeale Besiedelung mit MRSA und/oder MRSA in Trachealsekret oder Tracheostoma.

Beatmungsschläuche mit HMEF-Filter:

- Filter und Gänsegurgel täglich wechseln,
- Schläuche täglich wechseln, solange die Patientendekontamination durchgeführt wird.

Anderes Zubehör:

- bei CPAP-Masken nach Benutzung eine Wischdesinfektion durchführen.

Fixierbändchen:

- Fixierbändchen des Tracheostomas bei jedem Verbandwechsel erneuern,
- Trachealkanülen nach dem 10. Tag innerhalb von 2 Wochen wechseln.

Hinweise:

- Beatmungszubehör in geschlossenem Container in Desinfektion bringen und markieren,
- Beatmungsgerät muss im Zimmer einer sorgfältigen Desinfektion unterzogen werden, bevor es aus dem Zimmer gebracht wird.

10. Desinfektions- und Aufbereitungsmaßnahmen

- Pflegeutensilien, Geräte, Wäsche etc. verbleiben im Zimmer,
- Geräte, Gegenstände etc. dürfen nur nach sorgfältiger Desinfektion aus dem Zimmer genommen werden,
- Betten müssen mit bakterien- und flüssigkeitsdichten, vollständig umschließenden Überzügen versehen sein,
- Wäsche- und Abfallentsorgung erfolgt im Zimmer,
- Steckbecken/Urinflaschen/Waschschüsseln wird von 2. Pflegekraft an der Tür (mit Handschuhen) entgegengenommen und direkt in die Maschine entsorgt,
- Essenstablett direkt in Geschirrwagen entsorgen (2. Person),
- Abfall in kleine Mülltüte geben; anschließend in großen Müllsack.

Hinweise:

- Thermische Desinfektion der Waschschüssel; Wischdesinfektion der Sanitäreinrichtung, wenn Patient geduscht hat,
- nach der Dekontamination müssen Einmalartikel verworfen, ausgetauscht und aufbereitet oder einer Wischdesinfektion unterzogen werden, z. B. O_2-Nasensonden, SaO_2-Fingerdip, Ohrhörer für Radio z. B. mit 70-prozentigem Alkohol,
- nach der Dekontamination persönliche Gegenstände des Patienten einer Wischdesinfektion unterziehen (Rasierapparat, Brille, Hörgerät, Kamm, Bürste etc.),
- Hautcremes, Deoroller, Lippenstifte sind auszutauschen und nach Möglichkeit erst wieder nach erfolgter Dekontamination zu verwenden,
- Transportbox muss außen einer Desinfektion unterzogen werden, bevor sie aus dem Zimmer gegeben wird,
- **grundsätzlich sind alle Gegenstände, die unmittelbaren Kontakt mit dem Patienten haben, auszutauschen oder einer Aufbereitung/Desinfektion zuzuführen.**

Aufbereitung der Wäsche:

Die Wäsche wird bei 60 °C gewaschen; bei niederen Temperaturen sind desinfizierende Waschmittel anzuwenden:

- bei 40 °C: gelistet in DGHM-Liste
- bei 30 °C: gelistet in DGHM-Liste

11. Reinigungspersonal

Regelmäßige Tätigkeiten:

- Reinigungspersonal trägt komplette Schutzkleidung,
- Desinfektionsmittel nach 1-Stunden-Wert verwenden,
- Desinfektionsmaßnahmen als Scheuer-Wischdesinfektion genau und sorgfältig durchführen,
- Zimmer immer als letztes reinigen,
- Schutzkleidung nach Beendigung der Tätigkeit in Wäschesack geben und sorgfältige Händedesinfektion vor Verlassen des Zimmers durchführen (siehe Auskleiden),
- Reinigungsutensilien möglichst im Zimmer lassen; ansonsten desinfizieren vor Entnahme aus dem Zimmer,
- Reinigungstücher und Mops direkt der Aufbereitung zuführen, nicht verwerfen.

Tätigkeiten bei Aufhebung der Isolierung:

- alle Gegenstände inkl. Patientenbett im Zimmer wischdesinfizieren,
- alle desinfizierten Gegenstände nach Abschluss der Einwirkzeit aus dem Zimmer nehmen,
- Gegenstände, die nicht desinfizierbar sind, müssen verworfen werden,

- aufbereitbare Pflegeutensilien (Steckbecken, Nierenschalen, Klemmen, RR-Geräte etc.) einer Desinfektion unterziehen,
- Vorhänge in der Wäscherei aufbereiten lassen und in Plastiksäcken wegbringen,
- komplette Wischdesinfektion im gesamten Raum inkl. Wände bis 2 Metern Höhe durchführen,
- Kissen und Bettdecken in Plastiksäcken in die Wäscherei schicken,
- Schutzkleidung nach Beendigung der Tätigkeit in Wäschesack geben und sorgfältige Händedesinfektion vor Verlassen des Zimmers durchführen.

> **Hinweise:** Unnötige Geldausgaben können vermieden werden, indem nur die wichtigsten Materialien des Tagesbedarfes in das Patientenzimmer gebracht werden.

Schlussdesinfektion:

- **Desinfektionsmittellösung** 1-Stunden-Wert verwenden,
- alle **nicht-desinfizierbaren Utensilien** entsorgen (Medikamente, Einmalmaterialien etc.),
- alle **wischbaren Utensilien** (Waschschüssel, RR-Manschette, Tabletts etc.) wischdesinfizieren,
- Matratze mit Halbbezug (Bezug vorher entfernen) vor Verlassen des Zimmers in verschließbarem Sack verstauen,
- **Bett und Matratze** abziehen und komplett wischdesinfizieren (Gestell, Räder, Griffe),
- **Bettwäsche/Schutzkittel** in Textilsäcke geben,
- **Kissen und Decken** in Plastiksäcken (beschriften),
- **Nachttisch** ausräumen und komplett wischdesinfizieren,
- **Schränke** ausräumen; innen und außen inkl. Gittereinschübe wischdesinfizieren,
- **Regale und horizontale Flächen** (z. B. Versorgungsleiste, Fensterbänke) wischdesinfizieren,
- **Infusionsständer/Halterungen** wischdesinfizieren,
- alle **Wandflächen** bis 2 Metern Höhe wischdesinfizieren,
- **Perfusoren, Monitore, Kabel,** Telefon etc. wischdesinfizieren,
- **Gestelle für Wäsche und Abfall** wischdesinfizieren,
- **Handtuchspender** ausräumen und wischdesinfizieren,
- **Händedesinfektionsmittel und Seifenflaschen** verwerfen und Spender desinfizieren,
- **Vorhänge** abhängen und im Plastiksack zur Aufbereitung geben,
- **Fußboden** komplett wischdesinfizieren,
- Mops und Lappen wie üblich entsorgen,
- Aufbereitung des Zimmers in kompletter **Schutzkleidung** (Schutzkittel, Handschuhe, Mund-/Nasenschutz),
- **Raum** 1 Stunde ruhen lassen, dann Neubestückung/Belegung möglich,
- **Nachwischen** der desinfizierten Flächen unbedingt **vermeiden**,
- alle Maßnahmen müssen äußerst **gründlich** durchgeführt werden,
- nach dem Ablegen der Handschuhe und vor Verlassen des Zimmers unbedingt **Händedesinfektion** vornehmen.

12. Maßnahmen bei Interventionen

Hinweise:

- Interventionen nur nach strenger Indikationsstellung durchführen,
- Abteilung über Kontamination/Infektion informieren.

- Patient unmittelbar vor Intervention einer dekontaminierenden Waschung oder Dusche unterziehen,
- Patient nach Möglichkeit auf Trage transportieren; bei Betttransport kompletter Bettwäschewechsel und Wischdesinfektion des Bettes vor dem Transport,
- Begleitdokumente nicht auf das Bett legen,
- Patient muss Schutzkleidung (Schutzkittel, Mund-/Nasenschutz und Handschuhe) tragen,
- Verbände müssen trocken sein; bei Bedarf erneuern,
- jeder Mitarbeiter im Eingriffsraum trägt komplette Schutzkleidung (s. o.),
- bei Aerosolbildung ist Schutzbrille zu tragen,
- nach Beendigung des Eingriffes wird die Schutzkleidung innerhalb des Raumes abgelegt und in Wäschesack entsorgt,
- Abfallentsorgung erfolgt nach Standard,
- Wischdesinfektion der Flächen, mit denen der Patient Kontakt hatte,
- Instrumente etc. werden nach Plan entsorgt; hierbei muss das Personal, das entsorgt, Schutzkleidung tragen.

13. Maßnahmen im OP/Anästhesie

Anästhesiepersonal:

- Schutzkittel, Haube, Handschuhe und Mund-/Nasenschutz (muss gut anliegen – nasopharyngeale Besiedelung) bei Übernahme des Patienten an der Schleuse,
- Patient trägt Schutzkittel, Handschuhe und Mund-/Nasenschutz bis OP-Saal,
- Einleitung im OP-Saal,
- im OP-Saal Schutzkleidung des Patienten ablegen,
- grundsätzlich mit Handschuhen arbeiten; nach jedem Ablegen der Handschuhe sorgfältige Händedesinfektion.

Allgemein:

- 2. Springer reicht an OP-Tür an,
- nur die notwendigsten Materialien im OP-Saal vorhalten; überflüssiges Material muss anschließend verworfen werden,
- Entsorgung des Mülls nach Standard,
- Wäsche wird in Textilsack abgelegt; über diesen wird ein Plastiksack gezogen,
- Säcke müssen vor Verlassen des OP-Saals außen desinfiziert werden.

Bei OP-Ende:

- alle Mitarbeiter legen Schutzkleidung (Kittel, Haube, Mund-/Nasenschutz und Einmalhandschuhe, Schuhe) im OP-Saal ab; sorgfältige Händedesinfektion,
- Anlegen einer neuen Haube im Saal,
- direkt in Umkleideraum gehen und komplett umziehen,
- Wischdesinfektion des kompletten OP-Saales,
- gebrauchte Materialien in verschlossenen Containern in die Aufbereitung geben; Personal in ZSVA informieren; Schutzkleidung tragen.

Nach OP – Anästhesiepersonal:

- Patient komplett (außer Kopf) mit einem frischen Tuch abdecken und Mund-/Nasenschutz,
- Personal zum Transport an die Schleuse/Umlagern; frische Haube, Mund-/Nasenschutz, Kittel und Einmalhandschuhe tragen,
- wenn möglich wird Patient mit einer Trage abgeholt,
- anschließend im Umkleideraum komplett umziehen,
- OP-Tisch in OP-Saal zurückbringen und dort einer sorgfältigen Wischdesinfektion unterziehen,
- Wischdesinfektion der OP-Schleuse und des kompletten Saales mit allen Gegenständen,
- anschließend Saal 1 Stunde geschlossen halten.

Hinweise:

- Während der OP darf kein Mitarbeiter den Saal verlassen.
- MRSA werden primär über die Hände der Mitarbeiter übertragen; deshalb ist die hygienische Händedesinfektion die wichtigste Maßnahme.

14. Verlegung, Entlassung, Transport oder externe Untersuchung des Patienten

- Invasive Untersuchungen nur bei dringender Indikation; nach Möglichkeit im Patientenzimmer,
- Transport mit Trage; im Notfall mit Bett mit frischer Bettwäsche und vorheriger Wischdesinfektion des Bettes,
- Begleitdokumente nicht auf das Bett legen,
- Patient trägt entsprechende Schutzkittel, Handschuhe und Mund-/Nasenschutz,
- Personal trägt ebenfalls Schutzkittel und Einmalhandschuhe,
- bei Bedarf Verbandwechsel durchführen; Verband muss trocken sein,
- bei Bronchoskopie/Endoskopie unbedingt Schutzbrille tragen,
- auswärtige Klinik vorher über MRSA-Trägertum oder -Infektion informieren,
- Transportdienst ebenfalls über MRSA informieren; Personal muss entsprechende Schutzkleidung tragen.

Entlassung nach Hause: Patient geht mit Schutzkleidung (Mund-/Nasenschutz, Schutzkittel und Handschuhe) zum Auto/Taxi und legt dort Schutzkleidung ab.

15. Informationsblatt für MRSA-Patienten und Angehörige

Es kann folgenden Wortlaut haben:

„Während des Krankenhausaufenthaltes wurde bei Ihnen eine Besiedelung mit einem Bakterium, das als MRSA (Methicillin-resistenter Staphylococcus aureus) bezeichnet wird, nachgewiesen. Auf der Haut befinden sich Keime der „normalen Hautflora". Die zusätzliche Besiedelung der Haut und der Nase mit MRSA ist kein Problem für Sie oder gesunde Kontaktpersonen. In Krankenhäusern und Pflegeeinrichtungen besteht jedoch die Möglichkeit, dass diese Bakterien von Haut oder Nase in eine Wunde oder in den Körper gelangen. Dadurch kann es zu einer Infektion durch MRSA kommen. In Krankenhäusern und Pflegeeinrichtungen besteht die Gefahr, dass die Bakterien auf andere Patienten übertragen werden und Infektionen auslösen. Deshalb bitten wir Sie, die Anweisungen, die Sie von Stationsärzten und Pflegepersonal erhalten, strikt einzuhalten.

Anwendung spezieller Präparate

Es werden desinfizierende und antibakterielle Präparate angewendet, um MRSA an den besiedelten Körperstellen zu beseitigen. Dazu ist es nötig, dass Sie sich täglich einer Ganzkörperwäsche bzw. Dusche unterziehen und die Hautfalten sorgfältig reinigen (Achseln, Leisten, Genitalbereich). Ebenfalls müssen die Haare anfangs täglich, dann jeden 3. Tag mit dem Präparat gewaschen werden. Die weiteren Maßnahmen richten sich nach dem aktuellen Stand der MRSA-Besiedelung.

Bitte verwenden Sie zur täglichen Körperpflege frische Handtücher und Waschlappen und ziehen Sie frische Unterwäsche an, die bei mindestens 60 °C, besser bei 90 °C gewaschen wird. Ihre sonstige Bekleidung sollte ebenfalls bei 60 °C waschbar sein.
Auf Deoroller und Körperlotion muss während der Zeit, in der Sie spezielle Waschpräparate verwenden, verzichtet werden. Anschließend bitte neue Hygieneartikel verwenden.

Händedesinfektion

Führen Sie bitte regelmäßig eine Händedesinfektion durch, wenn Sie Körperstellen (Haut, Nase) angefasst haben, die mit MRSA besiedelt sind. Desinfizieren Sie sich bitte etwa alle 2 Stunden zusätzlich die Hände.

Schutzkleidung

Bitte haben Sie Verständnis dafür, dass während der Zeit der MRSA-Besiedelung Ihre Angehörigen spezielle Schutzkleidung tragen müssen, um die Bakterien nicht weiter im Krankenhaus zu verbreiten. Dazu gehören:

- Mund-/Nasenschutz,
- Schutzkittel,
- Einmalhandschuhe.

Nach dem Ablegen der Schutzkleidung muss eine sorgfältige Händedesinfektion durchgeführt werden. Das Pflegepersonal wird sie anfangs dabei unterstützen.

Sollten in Ihrem persönlichen Umfeld Personen mit offenen Wunden oder Hautekzemen leben, sollten innige Berührungskontakte während des MRSA-Trägertums möglichst vermieden werden. Alltägliche soziale Kontakte können Sie weiterhin pflegen."

16. Versorgung eines Verstorbenen

Hinweis: Der Verstorbene soll nach Möglichkeit im Zimmer verbleiben, bis er vom Bestattungsinstitut auf der Station abgeholt wird.

- Pflegepersonal trägt Schutzkleidung wie bisher,
- Bett wird frisch bezogen und einer Wischdesinfektion unterzogen,
- Verstorbener wird mit einem Tuch abgedeckt,
- zum Transport in den Totenraum Schutzkleidung ablegen und Händedesinfektion durchführen,
- Bestattungsinstitut informieren, dass Patient MRSA-Träger ist.

Maßnahmen im Totenraum:

- Schutzkittel und Einmalhandschuhe tragen,
- Wäsche in Textil- und Plastiksäcke entsorgen,
- Wischdesinfektion der Bahre oder des Bettes mit Mittel nach 1-Stunden-Wert,
- Schutzkleidung in Wäschesack entsorgen,
- Händedesinfektion am Schluss durchführen.

Hinweis: Auf dem Totenschein ankreuzen: Es besteht Ansteckungsgefahr: „nein".

17. Verlassen des Isolierzimmers

Aus psychohygienischen Gründen kann es erforderlich werden, dass ein Patient das Isolierzimmer verlassen darf. Die Indikation und die erforderlichen Schutzmaßnahmen sind vorher mit der Hygienefachkraft abzustimmen.

Schutzkleidung:

• Patient gehfähig:	Schutzkittel, Handschuhe, Mund-/Nasenschutz
Mitarbeiter:	Dienstkleidung
• Patient im Rollstuhl:	Schutzkittel, Handschuhe, Mund-/Nasenschutz
Mitarbeiter:	Schutzkittel, Handschuhe

Der Patient kann außerhalb der Klinik Mund-/Nasenschutz ablegen. Der Abstand zwischen Patient und Mitarbeiter sollte mehr als zwei Meter betragen. Beim Betreten der Klinik muss der Patient einen **neuen** Mund-/Nasenschutz anlegen.

Verlassen der Klinik:

- auf dem direkten Weg nach draußen.
- Lassen die Witterungsverhältnisse einen Aufenthalt außerhalb der Klinik nicht zu, kann sich der Patient im Untergeschoss (außerhalb der Patientenbereiche) bewegen.

18. Personalbezogene Maßnahmen

> **Hinweis:** Nur nach Rücksprache mit Klinikhygieniker und Hygienefachkraft.

Mehr als 2 Patienten mit multiresistenten Erregern (innerhalb von 14 Tagen mit ursächlichem Zusammenhang):

- Nasen- und Rachenabstrich bei jedem Mitarbeiter, der regelmäßigen Kontakt mit MRSA-Patienten hatte.

MRSA-Ausbruch (mehr als 2 Patienten mit klonalen (gleichen) Stämmen innerhalb von 14 Tagen):

- Bei jedem Mitarbeiter, der Kontakt zu den Patienten hatte, und bei jedem Patienten der Station muss ein Nasen- und Rachenabstrich und ggf. Wundabstrich (bei Patienten) durchgeführt werden.

5.4 Maßnahmenplan beim Auftreten von MRSA in stationären und ambulanten Pflegeeinrichtungen

Maßnahmenplan

Die nachfolgenden Hygienemaßnahmen wurden durch die DGKH-Sektion „Hygiene in der ambulanten und stationären Kranken- und Altenpflege/Rehabilitation" erarbeitet (Stand 2002). Sie orientieren sich an der RKI-Richtlinie, Anhang E-6 und wurden an folgende Bereiche angepasst:

- Pflege und Versorgung in stationären Pflegeeinrichtungen,
- ambulante externe Krankenpflege/häusliche Pflege,
- ambulante Behandlung (Diagnostik/Therapie) in medizinischen Einrichtungen,
- Rehabilitation.

Diese Empfehlungen wurden aus Sicht der Hygiene und Infektionsprävention unter Berücksichtigung der Praktikabilität erstellt. Juristische

Aspekte und die jeweiligen Vertragsbestandteile müssen zusätzlich berücksichtigt werden.
Für die Pflege (ambulant oder stationär) ist es unabdingbar, Kenntnis über eine Kolonisierung oder Infektion der Bewohner mit MRSA vor Beginn der Pflege bzw. Einweisung und Aufnahme zu haben.

Tab. 5.2: Maßnahmenplan beim Auftreten von MRSA in stationären und ambulanten Pflegeeinrichtungen

Stationäre Pflegeeinrichtungen	Ambulante externe/ häusliche Pflege	Rehabilitation
Einzelzimmer hygienisch erforderlich, möglichst ohne Verlassen des Zimmers, wenn der Bewohner: • abgesaugt werden muss, • starke Sekretabsonderungen hat, hustet, schnupft, • nässende Ekzeme hat, • stark ausgetrocknete oder schuppende Haut hat, • wenig bis keine persönliche Hygiene betreibt.		Einzelzimmer hygienisch erforderlich, möglichst ohne Verlassen des Zimmers, wenn der Bewohner: • abgesaugt werden muss, • starke Sekretabsonderungen hat, hustet, schnupft, • nässende Ekzeme hat, • stark ausgetrocknete oder schuppende Haut hat, • wenig bis keine persönliche Hygiene betreibt. Eine **Kohortierung** ist möglich.
Einzelzimmer, das verlassen werden darf: • wenn der Bewohner kooperativ und kontinent ist bzw. Urin sicher abgeleitet werden kann und bestehende Wunden dicht abgeschlossen werden können, • kein Besuch von Gemeinschaftseinrichtungen wie Sauna, Schwimmbad, Therapiebad, Whirlpool, • keine Mitwirkung in Kochgruppen, • Besuch von Physiotherapiesaal und Ergotherapie bzw. Beschäftigungstherapie ist abhängig von Hygienerisiko und Therapieform, • Essen in einem Speisesaal ist möglich.	**Räumliche-funktionelle Anforderungen an die Unterbringung von MRSA-Patienten:** • kein Besuch von Gemeinschaftseinrichtungen wie Sauna, Schwimmbad, Therapiebad, Whirlpool, • rechtzeitige Information von Physiotherapie bzw. Beschäftigungstherapeuten, • nach Möglichkeit Distanzierung von Säuglingen und abwehrgeschwächten Kleinkindern.	**Einzelzimmer, das verlassen werden darf:** • wenn der Bewohner kooperativ und kontinent ist bzw. Urin sicher abgeleitet werden kann und bestehende Wunden dicht abgeschlossen werden können, • kein Besuch von Gemeinschaftseinrichtungen wie Sauna, Schwimmbad, Therapiebad, Whirlpool, • keine Mitwirkung in Kochgruppen, • Besuch von Physiotherapiesaal und Ergotherapie bzw. Beschäftigungstherapie ist abhängig von Hygienerisiko und der Therapieform, • Essen in einem Speisesaal ist möglich, Eine **Kohortierung** ist möglich.

<table>
<tr><th>Stationäre Pflegeeinrichtungen</th><th>Ambulante externe/ häusliche Pflege</th><th>Rehabilitation</th></tr>
<tr>
<td>Information:
• an PDL/Hygienebeauftragte,
• Pflege-, Betreuungsteam, Reinigungspersonal über die Hygiene- und Vorsichtsmaßnahmen informieren und evtl. schulen,
• an Bewohner/Angehörige/Familie über Kolonisation und/oder Infektion sowie Hygiene- und Vorsichtsmaßnahmen,
• laut IfSG § 6 besteht Meldepflicht für gehäuftes Auftreten nosokomialer Infektionen, bei denen ein epidemischer Zusammenhang wahrscheinlich ist oder vermutet wird.</td>
<td>Information:
• an PDL</td>
<td>Information:
• an PDL/HFK,
• Pflege-, Betreuungsteam, Reinigungspersonal über die Hygiene- und Vorsichtsmaßnahmen informieren und evtl. schulen,
• Betroffenen über Kolonisation und/oder Infektion sowie Hygiene- und Vorsichtsmaßnahmen schulen,
• Angehörige/Familie über Kolonisation und/oder Infektion sowie Hygiene- und Vorsichtsmaßnahmen informieren,
• laut IfSG § 6 besteht Meldepflicht für gehäuftes Auftreten nosokomialer Infektionen, bei denen ein epidemischer Zusammenhang wahrscheinlich ist oder vermutet wird.</td>
</tr>
<tr>
<td colspan="3">Hygienemaßnahmen:
• Regeln der Händehygiene sind strikt einzuhalten, d. h. Händedesinfektion ist nach jedem Kontakt im MRSA-Bereich notwendig. Dies gilt auch bei bzw. nach der Benutzung von Einmalhandschuhen.
• Instruktion des Bewohners/der Angehörigen zur Händehygiene.
• Bei nasaler Besiedelung: Einmaltücher benutzen und Händehygiene nach Niesen.
• Mund-Nasen-Schutz vom Personal tragen: beim Betten; wenn der Patient stark schuppende Haut hat; wenn (nasaler Träger) Auswurf hat oder hustet; wenn er mit Unterstützung abhusten muss.
• Schutzkittel tragen beim direkten Patientenkontakt; bei Verbandwechsel von kontaminierten/infizierten Wunden; bei nässenden Wunden zusätzlich Plastikschürze tragen; bei Intimpflege; bei Katheterisierung; bei Umgang mit Urin, wenn Urin positiv; beim Betten.
• Schutzkittel bleibt im Bewohnerzimmer und wird nach der Grundpflege, mindestens täglich gewechselt.
• Handschuhe (Einmalhandschuhe) tragen bei Grund- und Behandlungspflege sowie bei möglichem Kontakt mit MRSA-kontaminiertem Material/MRSA-kontaminiertem Sekret (Selbst-und Fremdschutz).</td>
</tr>
</table>

<table>
<tr><th>Stationäre Pflegeeinrichtungen</th><th>Ambulante externe/ häusliche Pflege</th><th>Rehabilitation</th></tr>
<tr><td>Desinfektion und Reinigung:
• mindestens täglich Flächendesinfektion (1-Stunden-Wert) nach DGHM-Liste durchführen,
• zwischenzeitlich bei Kontamination gezielte Flächendesinfektion durchführen,
• Pflegeuntensilien, Instrumente, Geräte, die vom Betroffenen benutzt werden, thermisch oder chemisch desinfizieren (DGHM-Liste),
• bei Nutzung des Stationsbades: umgehende Wischdesinfektion von Dusche, Hocker, Boden,
• Wäsche und Textilien der MRSA-Personen werden im Patientenzimmer gesammelt und desinfizierend gewaschen,
• persönliche Wäsche wird desinfizierend gewaschen,
• Essgeschirr geht auf direktem Weg in die Geschirrspülmaschine und wird bei 65 °C gespült,
• Teppichboden und Polstermöbel ggf. desinfizierend abschäumen,
• bei Neuanschaffungen sind Möbel mit abnehmbaren Polstern zu bevorzugen.</td><td>Desinfektion und Reinigung:
• gezielte Flächendesinfektion durchführen, solange MRSA-Sanierung stattfindet,
• Pflegeuntensilien, Instrumente, Geräte, die vom Betroffenen benutzt werden, thermisch oder chemisch desinfizieren (DGHM-Liste),
• Wäsche und Textilien der MRSA-Patienten thermisch oder chemothermisch desinfizierend waschen.</td><td>Desinfektion und Reinigung
• mindestens täglich Flächendesinfektion (1-Stunden-Wert) nach DGHM-Liste durchführen,
• zwischenzeitlich bei Kontamination gezielte Flächendesinfektion durchfürhen,
• Pflegeuntensilien, Instrumente, Geräte, die vom Betroffenen benutzt werden, thermisch oder chemisch desinfizieren (DGHM-Liste),
• Wäsche und Textilien der MRSA-Personen werden im Patientenzimmer gesammelt und desinfizierend gewaschen,
• persönliche Wäsche wird desinfizierend gewaschen,
• Essgeschirr geht auf direktem Weg in die Geschirrspülmaschine und wird bei 65 °C gespült,
• Teppichboden und Polstermöbel ggf. desinfizierend abschäumen,
• bei Neuanschaffungen sind Möbel mit abnehmbaren Polstern zu bevorzugen.</td></tr>
<tr><td colspan="3">Abfallentsorgung:
• Sekrete und MRSA-haltige Ausscheidungen werden auf direktem Weg in die Toilette oder Steckbeckenspüle gegeben.
• Abfall wird im Zimmer gesammelt und im geschlossenen Sack auf direktem Wege in die Container entsorgt (kein Sondermüll!).</td></tr>
</table>

<table>
<tr><th>Stationäre Pflegeeinrichtungen</th><th>Ambulante externe/ häusliche Pflege</th><th>Rehabilitation</th></tr>
<tr><td>Medizinische Verrichtungen/Eingriffe am Bewohner: Notwendige diagnostische und kleinere therapeutische Eingriffe sollten soweit vertretbar im Bewohnerzimmer durchgeführt werden.</td><td></td><td>Medizinische Verrichtungen/Eingriffe am Bewohner: Notwendige diagnostische und kleinere therapeutische Eingriffe sollten soweit vertretbar im Bewohnerzimmer durchgeführt werden.</td></tr>
<tr><td colspan="3">Screening:<ul>
<li>Eine rountinemässige Untersuchung von Bewohnern oder vom Personal ist nicht notwendig</li>
<li>Personal nur auf MRSA untersuchen, wenn bei mehreren Bewohnern (> 2) eine MRSA-Infektion/Kolonisation in zeitlichem und räumlichem Zusammenhang anzunehmen ist.</li>
<li>Laut IfSG § 6 besteht Meldepflicht für gehäuftes Auftreten, bei denen ein epidemischer Zusammenhang wahrscheinlich ist oder vermutet wird.</li>
</ul></td></tr>
<tr><td colspan="3">Sanierung:<ul>
<li>Bei Besiedelung mit MRSA sollte die Sanierung mit antibakteriellen Wirkstoffen vorgenommen werden, deren klinische Wirksamkeit für die Anwendung nachgewiesen ist.</li>
<li>Zur Sanierung einer nasalen MRSA-Besiedelung ist die Applikation von Mupirocin-Salbe (dreimal täglich über mindestens 5 Tage) zu empfehlen.</li>
<li>Zur Sanierung einer Besiedelung der Haut bzw. als Begleitmaßnahme bei nasaler Besiedelung sollten antiseptische Maßnahmen täglich durchgeführt werden. Duschen, Baden, Waschen unter Einbeziehung der Kopfhaare mit Dekontaminationspräparaten mit nachgewiesener MRSA-Wirksamkeit.</li>
<li>Bettwäsche und persönliche Wäsche inkl. Frottteewäsche der betroffenen Person nach der Durchführung der antiseptischen Körperpflegemaßnahmen wechseln und Wäsche thermisch oder chemisch desinfizierend waschen.</li>
<li>Desinfektion von körpernah getragenen Gegenständen (Brille, Hörgerät, Zahnprothese).</li>
<li>Persönliche Pflegeutensilien (Rasierer, Zahnbürste) sind im Zimmer zu belassen, zu desinfizieren bzw. auszutauschen.</li>
<li>Auf Deoroller, Lippenstift, Puderdosen etc. bei entsprechender Kolonisation der Haut verzichten.</li>
</ul></td></tr>
<tr><td colspan="3">Personal:<ul>
<li>Zuständig für MRSA-kolonisiertes Personal ist der betriebsärztliche Dienst.</li>
<li>MRSA-Träger unter dem Personal sollten bis zur nachgewiesenen Sanierung keine Patienten behandeln oder pflegen. Bei MRSA-Besiedelung ist eine Sanierung analog zur Patientensanierung zu empfehlen.</li>
<li>Zur Erfolgskontrolle der Sanierung sind frühestens 3 Tage nach Abschluss der Sanierungsmaßnahmen je nach Lokalisation entsprechende Kontrollabstriche vorzunehmen. Wird in diesen Kontrollabstrichen kein MRSA mehr nachgewiesen, kann dieTätigkeit wieder aufgenommen werden.</li>
<li>Weitere Kontrollen sind nach 10 Tagen, 1 Monat und 3 Monaten nach Therapieende zu veranlassen.</li>
</ul></td></tr>
<tr><td colspan="3">Aufhebung der Unterbringung im Einzelzimmer: Für MRSA-kolonisierte bzw. infizierte Bewohner kann die Notwendigkeit zur Unterbringung im Einzelzimmer aufgehoben werden, wenn frühestens 3 Tage nach Abschluss der Behandlung dreimal Kontrollabstriche im mindestens Tagesabstand abgenommen werden und diese alle negativ sind.</td></tr>
</table>

Stationäre Pflegeeinrichtungen	Ambulante externe/ häusliche Pflege	Rehabilitation
Maßnahmen bei Verlegung und Transport in andere Einrichtungen: • Transporte von Bewohnern mit MRSA sollten auf medizinisch notwendige Erkrankungsfälle beschränkt werden. • Die Zieleinrichtung und der Krankentransportdienst sind über die MRSA-Besiedelung/-Infektion bei dem Patienten rechtzeitig vorab zu informieren, um erforderliche Schutzmaßnahmen veranlassen zu können. • Wenn möglich, sollte unmittelbar vor Transport ein antiseptisches Bad oder Waschen des Bewohners inkl. Haarwäsche und Ankleiden mit frischer Wäsche erfolgen. • Der Transport sollte möglichst als Einzeltransport mit frischer Bettwäsche oder Abdeckung erfolgen. • Wundinfektionen oder Läsionen sind dicht abzudecken.		
Maßnahmen bei Entlassung bzw. Aufheben der speziellen Maßnahmen: Nach Entlassung oder nach erfolgreicher MRSA-Sanierung ist eine Schlussdesinfektion aller Gegenstände und Flächen notwendig.		

6 Reinigung und Flächendesinfektion

W. Steuer

6.1 Allgemeine Festlegungen und Definitionen

Empfehlung der RKI-Kommission

In der neuen Empfehlung der RKI-Kommission „Anforderungen an die Reinigung und Desinfektion von Flächen“ (Bundesgesundhbl. 47 (2004) 51) wird in der Einleitung festgestellt:

„Die hygienisch einwandfreie Durchführung der Hausreinigung und Flächendesinfektion im Krankenhaus und anderen medizinischen Bereichen dient sowohl der Sauberkeit als auch der Infektionsverhütung zum Patienten- und Personalschutz. Es ist selbstverständlich, dass das Patientenumfeld frei von Staub und Verunreinigungen und damit für Patienten, Besucher und Mitarbeiter in einem ansprechenden Zustand sein muss.
Bei der Bewertung des unbelebten Umfeldes (alle den Patienten und das Personal umgebenden Flächen) müssen unter dem Gesichtspunkt von Infektionsrisiken berücksichtigt werden:

Zu berücksichtigende Faktoren

- die ubiquitäre Präsenz von Mikroorganismen,
- die Persistenz und Infektiosität der Erreger (im unbelebten Umfeld) und deren Übertragungswege sowie die Infektionsdosis,
- die Virulenz,
- die Zunahme infektionsanfälliger, geriatrischer und abwehrgeschwächter Risikopatienten, insbesondere in Krankenhäusern und Pflegeheimen,
- die zunehmende Verbreitung Antibiotika-resistenter Mikroorganismen sowie
- Erkenntnisse, die bei Ausbrüchen und deren erfolgreicher Kontrolle gewonnen werden konnten.“

Die vorliegende Empfehlung dient als Grundlage für die Erstellung von Hygiene- und Desinfektionsplänen, die gemäß Infektionsschutzgesetz und Unfallverhütungsvorschrift „Gesundheitsdienst“ vorgeschrieben sind. Die Gegebenheiten vor Ort sowie eine Bewertung des Infektionsrisikos bilden die Grundlage für die Festlegung des Umfanges der erforderlichen Maßnahmen. Dabei sind auch ökologische, ökonomische und arbeitsmedizinische Aspekte zu beachten. Bei der Erstellung ist die Beratung durch Hygienefachpersonal (Krankenhaushygieniker, Hygienefachkraft) erforderlich. **Die Hygienepläne sind sowohl für das Personal der medizinischen Einrichtung als auch für das Personal von Fremdfirmen verbindlich.**

Hygienische Festlegungen

Entsprechend der Empfehlung ist für die jeweilige medizinische Einrichtung von der Hygienekommission des Hauses nach fachhygienischer Beratung festzulegen:

- Art der Reinigung oder desinfizierenden Reinigung,
- Methodik,
- verwendete Mittel,
- Risikoabschätzung (Krankenhaus, einzelne Abteilung, Rehaklinik, Pflegeeinrichtung, Hauspflege, Gemeinschaftseinrichtung, z. B. Altenheim),
- Hygiene-/Reinigungsplan,
- Arbeitsschutzmaßnahmen,
- Kontrolle/Schulung.

Reinigung

Optische Sauberkeit

Hier steht eindeutig die optische Sauberkeit und weniger die Keimarmut im Vordergrund der Bemühungen (siehe Abb. 6.1). In vielen Fällen wird auch noch großer Wert auf den Glanz der Fläche gelegt.

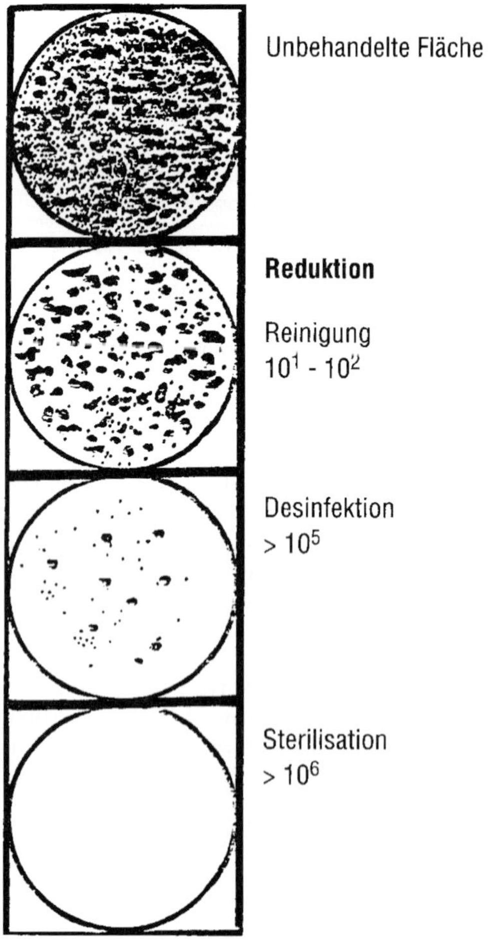

Abb. 6.1: Keimzahlreduktion bei Reinigung und Flächendesinfektion

Flächendesinfektion/desinfizierende Reinigung

Üblicherweise werden diese beiden Begriffe im Klinikalltag synonym verwendet. Die Unterschiede können in der Reinigungsleistung des verwendeten Mittels liegen. Da jedoch die aktuelle Liste der DGHM nicht mehr zwischen Flächendesinfektionsmitteln und Flächendesinfektionsmitteln mit Reiniger unterscheidet, muss der Anwender selbst prüfen, ob die Reinigungsleistung des verwendeten Mittels für ihn ausreichend ist. Alle in der Liste der DGHM geführten Flächendesinfektionsmittel werden bzgl. ihrer **Desinfektionsleistung** nach den gleichen Vorgaben geprüft. Der Anwender kann zwischen den gelisteten Produkten völlig frei wählen nach folgenden Auswahlkriterien:

Auswahlkriterien

- Kosten für 1 Liter Reinigungsflotte,
- Reinigungsleistung,
- Wirksamkeit gegenüber Viren oder Mykobakterien,
- Geruchsbeeinträchtigungen,
- Materialverträglichkeit.

Schlussdesinfektion

Siehe Kapitel 5, Seite 194

Behördlich angeordnete Desinfektion

Die bei meldepflichtigen Erkrankungen nach dem Infektionsschutzgesetz (IfSG) eingesetzten Mittel und Verfahren werden vom Gesundheitsamt festgelegt. Grundlage hierfür bilden die vom Robert Koch-Institut herausgegebenen amtlichen Listen von Desinfektionsmitteln. Auch die Konzentration der verwendeten Mittel wird behördlich festgelegt.

Amtliche Listen

> **Merke:** Für die Flächendesinfektion bzw. desinfizierende Reinigung müssen Mittel aus der jeweils gültigen Liste der DGHM (z. B. vom Februar 2002, im Lebensmittelbereich die 6. DVG-Liste 2003), bei behördlich angeordneten Desinfektionsmaßnahmen Mittel oder Methoden der RKI-Liste (Liste der vom RKI geprüften und anerkannten Desinfektionsmittel und Verfahren, Bundesgesundheitsblatt 46 (2003), 74) angewendet werden.

Eigenes Personal – Fremdreinigung

Hinsichtlich der Leistungsfähigkeit ist nach den Erfahrungswerten keine Präferenz gegeben. Bei der Vergabe an ein Reinigungsunternehmen sollten jedoch folgende Punkte beachtet werden:

- Die Vergabe muss in erster Linie eine einwandfreie Reinigung bzw. Desinfektion sicherstellen.
- Die Methoden der Firma sollten demonstriert (**CAVE**: Keimverschleppung) und vom Fachpersonal, z. B. von einer Hygienefachkraft, der Hauswirtschaftsleitung oder vom Hygienebeauftragten beurteilt werden.

- Der Kostenpunkt sollte bei der Entscheidung nicht an oberster Stelle stehen.
- Die Firma sollte über einen Gebäudereinigungsmeister mit Desinfektionserfahrung bzw. eine/n Desinfektor/in verfügen.

Effektivitätskontrollen

Revierreinigung bzw. ein/e Desinfektor/in ist der Taktreinigung unbedingt vorzuziehen, da sonst die **Gefahr der Keimverschleppung durch Personal und Reinigungsutensilien** besteht. Grundsätzlich sind sowohl beim eigenen Personal als auch bei der Fremdreinigung Effektivitätskontrollen mittels Abdruckkulturen von desinfizierend gereinigten Flächen erforderlich (Tab. 6.1).

Tab. 6.1: Qualitätskontrolle nach desinfizierender Reinigung mit Abdruckkultur

Anzahl KBE/dm²	Ergebnis
< 20	sehr gut
20–50	akzeptabel
> 50	keine einwandfreie Keimreduktion

Ziele der Reinigung und Desinfektion

- Reduzierung der Gesamtkeimzahl,
- Eliminierung pathogener Keime,
- einfache Arbeitsorganisation,
- geringe Anforderungen an das Personal,
- keine Belästigung oder Gesundheitsgefahren für Patienten und Personal,
- Wirtschaftlichkeit.

Diese Zielvorgaben müssen immer wieder überpruft werden, da sich erfahrungsgemäß im Laufe der Zeit Nachlässigkeiten einschleichen oder Veränderungen aus Bequemlichkeit oder Zeitersparnis unkontrolliert vorgenommen werden.

6.2 Methodische Vorgaben

Ein-Eimer-Methode

Ein leider häufig praktizierter Fehler ist die Anwendung der so genannten Ein-Eimer-Methode. Diese Methode ist nicht nur besonders teuer, sondern sie hat auch den großen Nachteil, dass mit einer erheblichen Keimverschleppung zu rechnen ist. Außerdem muss davon ausgegangen werden, dass die angestrebte Keimreduzierung der Reinigungslösung nach kurzer Zeit aufgrund der zunehmenden Schmutzbelastung aufgehoben wird.
Untersuchungen der Reinigungsflotten haben gezeigt, dass es hierbei sehr schnell zu einer Neutralisierung des eventuell beigefügten Desinfektionsmittels kommt. Aus diesem Grund müsste die Reinigungsflotte the-

oretisch nach jedem Raum durch eine neue Flotte ersetzt werden. Diese Form der desinfizierenden Reinigung wäre jedoch sehr arbeitsaufwändig und zudem sehr teuer.

Trockenreinigung

Die zum Teil noch praktizierte Trockenreinigung ist aufgrund der Gefahr der Aufwirbelung von Keimen grundsätzlich mit nosokomialen Problemen belastet und sollte folglich auf ein absolutes Minimum reduziert werden (z. B. in Nicht-Patientenbereichen).

Anforderungen an Reinigungsmethoden

Zur desinfizierenden Reinigung sollten nur Methoden angewandt werden, die

- keine Gefahr der Keimverschleppung beinhalten,
- einfache, kontrollierbare Arbeitsgänge vorgeben,
- eine Desinfektionsmittelersparnis bewirken,
- eine Arbeitszeitersparnis mit sich bringen (90 % der Kosten für desinfizierende Reinigung sind Arbeitskosten).

Methoden der effizienten desinfizierenden Reinigung

Folgende Methoden der effizienten desinfizierenden Reinigung können exemplarisch angeführt werden:

Methode A:

- für jeden Raum ein eigenes Behältnis mit Reinigungs- oder Desinfektionslösung,
- Lösung wird auf frisches Vliestuch gegeben und auf Fläche verteilt,
- mit neuem Tuch Flüssigkeit von der Fläche aufnehmen,
- verwendete Tücher desinfizierend waschen.

Methode B:

- mit Wegwerftuch wird feucht vorgereinigt,
- mit neuem Tuch wird Desinfektionslösung mit Ventilsteuerung eingewaschen,
- Lufttrocknen lassen,
- Tuch wird desinfizierend gewaschen.

Methode C:

- Fransenmops/Reinigungstücher in eine Wanne mit Reinigungs-/Desinfektionslösung legen,
- für jeden Raum ein Reinigungstuch entnehmen,
- ausgebrachte Lösung lufttrocknen lassen oder mit trockenem Tuch aufnehmen,
- Textilien desinfizierend waschen.

Methode D:

- für patientenferne Bereiche staubbindendes Wischen,
- Vermeidung von Staubaufwirbelung,
- Putztücher desinfizierend waschen.

Vorteile

Die Vorteile der dargestellten Methoden liegen

- in der Ersparnis von Arbeitszeit, Desinfektions- und Reinigungsmitteln,
- einfachen, kontrollierbaren Arbeitsgängen und
- der deutlich reduzierten Gefahr einer Keimverschleppung.

> **Merke:** Die Hygienekommission erstellt für jeden Bereich des Krankenhauses einen Hygieneplan mit Anweisungen über Häufigkeit und anzuwendende Methoden für die Reinigung und Desinfektion. Diese Pläne sind sowohl für das Krankenhauspersonal als auch für die Fremdfirmen verbindlich.

Kriterien bei der Auswahl der Methoden

Bei der Auswahl der Methoden bzw. Verfahren sind folgende **Gesichtspunkte** zu berücksichtigen:

- Reinigung der Flächen und Gegenstände,
- Verminderung der Keimzahl unter Berücksichtigung der besonderen Bedingungen einzelner Bereiche,
- Verhinderung einer Keimverbreitung durch Reinigungsgeräte, Utensilien und Flotte,
- Lernbarkeit der Methode und Kontrollierbarkeit des Arbeitsablaufes,
- möglichst geringe Belästigung oder Gefährdung der Patienten und des Personals,
- Berücksichtigung der Maßnahmen zur Unfallverhütung (z. B. Rutschgefahr) und Berufskrankheiten (z. B. Allergien). Direkter Hautkontakt mit Reinigungs- und Desinfektionslösungen ist zu vermeiden; dies gilt insbesondere für Arbeiten mit Konzentraten (Unfallverhütungsvorschrift VBG C8),
- die Zuverlässigkeit der Reinigung und Desinfektionsmittel, d. h. die Dosierung muss mit einer Methode erfolgen, die einfach, verlässlich und wenig störanfällig ist,
- hygienische Wiederaufbereitbarkeit der Reinigungsutensilien,
- Wirtschaftlichkeit.

Risikobewertung in der RKI-Empfehlung

Bei der **RKI-Empfehlung** wird in der Risikobewertung festgestellt:

„Im Vergleich zu belebten Reservoiren (z. B. Haut, Schleimhäute und Wunden), kontaminierten Medizinprodukten und Arzneimitteln ist die Bedeutung der unbelebten Flächen als Quelle nosokomialer Infektionen nachrangig und wissenschaftlich weniger umfangreich untersucht. Da jedoch vereinzelte und ausbruchartige Erregerübertragungen von Flächen publiziert worden sind, müssen diese in der Risikoanalyse berücksichtigt werden. Beim aktuellen Wissensstand dominiert zweifellos die Händehygiene (siehe Anlage der Richtlinie) in der Prävention nosokomialer Infektionen, gefolgt von der fachgerechten Instrumentenaufbereitung (siehe Anlage der Richtlinie), der Antiseptik sowie der hygienischen Arbeitsweise in der Grund- und Behandlungspflege. Im Multibarrierensystem der Infektionsprävention hat die desinfizierende Flächenreinigung ihren Stellenwert.

Bei der Risikobewertung sind v. a. die Flächen zu berücksichtigen, die mit Haut (insbesondere Hände) und Schleimhaut von Patienten und Personal direkt berührt oder durch Sekrete und Exkrete bzw. aerogen verunreinigt werden. Von diesen können indirekt (z. B. über Hände, Pflegehilfsmittel) oder evtl. über Staub und aktive Verwirbelungen Mikroorganismen auf Patienten oder infektionsrelevante Flächen und Instrumente (z. B. im OP) übertragen werden. Patientennahe Flächen, die häufig kontaminiert werden können, und patientenferne Flächen mit häufigem Hand- oder Hautkontakt durch Patienten oder Personal haben ein größeres Übertragungsrisiko als patientenferne Flächen, mit denen auch das Personal keinen Kontakt hat."

Aspekte bei der Infektionsprävention

In der Empfehlung zur Reinigung und Desinfektion von Flächen weist das RKI auf Gesichtspunkte hin, die bei infektionspräventiven Maßnahmen von der Hygienekommission abzuwägen sind:

- Risikobewertung (z. B. patientennahe und -ferne Flächen),
- Infektionsdosis,
- nicht- oder abwehrgeschwächte Patienten bzw. Infektionsgefahr für Patienten (patientenspezifische Faktoren),
- sichtbare Verunreinigungen sind als Kriterium ungeeignet,
- Überlebensfähigkeit von Krankheitserregern auf Flächen,
- Kontaktflächen,
- vorliegende Daten zum Einfluss der Flächendesinfektion, z. B. von Fußböden, sind zu gering oder nicht vergleichbar. Die Datenlage ist nicht ausreichend, um eine evidenzbasierte, generelle Aussage treffen zu können. Dies gilt insbesondere für patientennahe Flächen (siehe auch Abb. 6.2),
- nur Reinigung: 50–80 % Reduktion, desinfizierende Reinigung: 84–99,9 % Reduktion,
- Untersuchungen von nur Reinigungslösungen zeigten eine erhebliche Kontamination des Putzwassers (siehe auch Abb. 6.3),
- Unterscheidung zwischen Reinigung, Desinfektion, routinemäßiger Desinfektion und gezielter Desinfektion (z. B. bei erkennbarer Kontamination, Schlussdesinfektion oder speziellen Erregern),
- Risikoabwägung, z. B. Wahrscheinlichkeit des direkten Kontakts,
- Möglichkeit der Kontamination mit Krankheitserregern,
- Grad der klinisch relevanten Immunsuppression der Patienten,
- Risikobereiche zur Festlegung von Reinigungs- und Desinfektionsmaßnahmen in Tabellenform (RKI):
  - ohne Risiko: Büros, Flure, Unterrichtsräume,
  - mögliches Infektionsrisiko: allgemeine Station, Ambulanz, physikalische Therapie, Entbindung,
  - besonderes Infektionsrisiko: OP-Abteilung, Eingriffsräume, Intensivtherapie,
  - Gefahr der Weiterverbreitung: Isolierbereiche,
  - Infektionsrisiko für Personal: Mikrobiologie, Pathologie, Entsorgungsbereiche.
- Festlegungen der Hygienekommission, z. B. Reinigungsplan für bestimmte Bereiche,
- Reinigungs- und Desinfektionsverfahren so organisieren, dass eine Weiterverbreitung von Keimen durch Putzlösung vermieden wird,

- bei der Entscheidung Reinigung oder desinfizierende Reinigung müssen Praktikabilität und sichere Durchführung berücksichtigt werden,
- Prüfung der Wirksamkeit,
- Selektion von Krankheitserregern,
- Einwirkzeit beachten,
- exakte Dosierung, dezentrale Dosiergeräte mit jährlicher Überprüfung,
- Schutz vor Nebenwirkungen der Lösungen,
- Schulung des Personals,
- textile Bodenbeläge nicht in Bereichen verlegen, in denen regelmäßige Reinigung und häufige Desinfektion erforderlich ist,
- Qualitätssicherung.

Merke: Die Organisation, die Wahl der Reinigungs- und Desinfektionsmittel und Desinfektionsverfahren sowie die Häufigkeit der Durchführung der Maßnahmen müssen im Einvernehmen mit der Hygienekommission festgelegt werden.

6.3 Problempunkte der Reinigung und Desinfektion

Im Rahmen der Diskussion über die Notwendigkeit, den Umfang und die Methoden müssen folgende Argumente und Diskussionspunkte mit berücksichtigt werden:

Kosten der desinfizierenden Reinigung

Untersuchungen haben gezeigt, dass bei einwandfreier Anwendung kein wesentlicher Kostenunterschied zwischen der desinfizierenden Reinigung und der Nur-Reinigung besteht. In beiden Fällen stellt das Personal den größten Kostenfaktor mit über 90 % dar. Bei einer entsprechend der DGHM-Liste angegebenen Konzentration von 0,25–1 % kann davon ausgegangen werden, dass die Reinigungs- und Desinfektionsflotte für die desinfizierende Reinigung weniger als 1 Euro pro 1.000 m² kostet (bei Anwendung der in Kapitel 6.2 genannten Methoden).

Der Preis für den Desinfektionsmittelverbrauch lässt sich folgendermaßen kalkulieren:

Preisberechnung *ca. 20 ml pro m² bzw. für 15,0 m² ca. 300 ml einer 0,5-prozentigen Lösung*
= 1,5 ml einer konzentrierten Desinfektionslösung.

1 l Desinfektionsmittel kostet ca. 5 Euro = 0,8 Cent für 15 m², also weniger als 1 Euro für 1000 m².

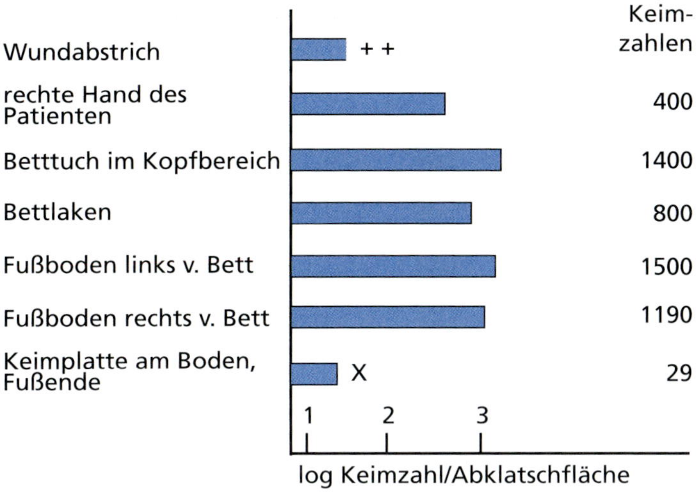

++ = dichtes Wachstum in der Abstrichkultur
X = log Keimzahl/Agarplatte bei 1 Stunde Expositionszeit
Keimart: Staph. aureus, Phagentyp 29/52/80m, resistent gegen Penicillin G

Abb. 6.2: Verbreitung von Staphylococcus aureus im Patientenzimmer (aus H. Ohgke und E. Kanz: Zbl. Bakt. Hyg. I Abt. Org. B 171 (1980), S. 293–308

Keimverbreitung im Krankenhaus

Patienten verursachen eine erhebliche Verbreitung von Krankheitserregern (siehe Abb. 6.2). Bei der Frage der Krankenhausreinigung bzw. Desinfektion kann nicht die utopische Forderung einer Keimfreiheit im Krankenhaus aufgestellt werden. Ausschlaggebend ist primär, dass Krankheitserreger reduziert (bei normaler Reinigung werden Partikel mit anhaftenden Bakterien entfernt; Keimreduktion ca. 50–80 %) und vor allem durch Reinigungslösungen sicher nicht weiter verbreitet werden.

Keimreduktion

Keimverbreitung durch Reinigungsflotte

Verschiedene Untersuchungen haben gezeigt, dass Reinigungsflotten und Reinigungsutensilien, insbesondere bei Nicht-Verwendung von Desinfektionsmittelzusätzen, erheblich (bis 3 × 10^5 KBE/ml) kontaminiert sein können bzw. werden. Dadurch entsteht eine massive Gefahr der Keimverbreitung. Bisherige Erfahrungen bei Stichproben zeigten erhebliche Unterschiede in der Reinigungstechnik, aber auch routinemäßige Fehler bei der Reinigung. Eine zusätzliche Beimengung von Desinfektionsmitteln führt zu erhöhter Sicherheit nicht nur in Bezug auf die Keimverschleppung, sondern auch auf mangelhafte Reinigungsverfahren (Abb. 6.3).

Beimengung von Desinfektionsmitteln

Merke: Eine Keimverbreitung durch Reinigungsflottengeräte oder -textilien muss verhindert werden.

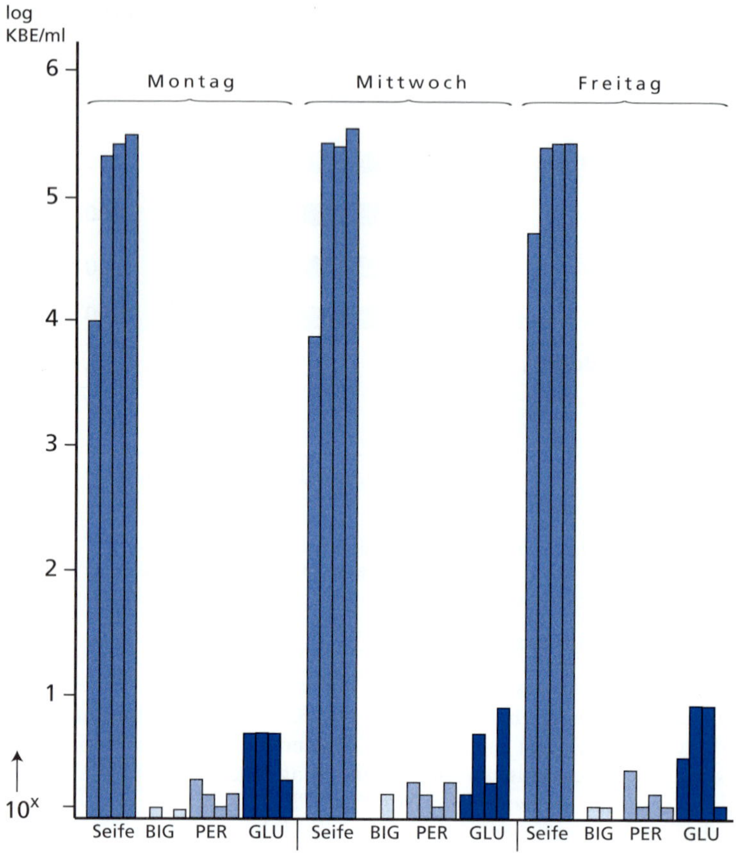

Abb. 6.3: Gesamtkeimzahl (KBE/ml) in gebrauchten Waschwasserproben (mit verschiedenem Präparatezusatz). Entnahme an drei Wochentagen im Zeitraum von vier Wochen

Möglichkeiten der Allergie gegen Desinfektionsmittel

Hauttest

Eine vermutete Allergie gegen ein Desinfektionsmittel muss ärztlich durch Hauttests nachgewiesen werden. Entzündungen, trockene Haut oder sonstige Hautveränderungen (z. B. an den Händen) dürfen nicht ohne spezifische Testung als Allergie bezeichnet werden. Auch muss die auslösende Ursache einer eventuellen Allergie abgeklärt werden. Hier zählt vor allem, dass die in der Liste der DGHM angegebenen Konzentrationen eingehalten werden.

Abwasserbelastung durch desinfizierende Reinigung

Eine Abwasserbelastung durch desinfizierende Reiniger ist bis auf wenige Ausnahmen nicht gegeben, es sei denn, es werden große Mengen konzentrierter Lösungen in das Abwasser geleitet. M. Knock et al. (1992) konnten im Rahmen einer umfangreichen Untersuchung des Krankenhauses und städtischen Abwassers folgende Feststellungen treffen:

Untersuchung zur Abwasserbelastung

- Rechnerisch ist am Ablauf zur Kläranlage eine ca. 1.000fache Verdünnung der Anwenderdosis gegeben.

- Eine weitere Verdünnung erfolgt in der städtischen Kanalisation und in der Kläranlage.
- Durch die organischen Substanzen des Abwassers erfolgt ein massiver Wirkstoffabbau.
- Mit üblichen analytischen Verfahren ist der Wirkstoff der verwendeten Desinfektionsmittel am Ablauf des Krankenhauses nicht mehr nachweisbar.
- Bei den üblichen Konzentrationen der verwendeten Desinfektionsmittel ist keine Veränderung des BSB (biologischer O_2-Bedarf), BSB (biochemischer O_2-Bedarf), CSB (chemischer O_2-Bedarf) oder des pH-Wertes feststellbar. Möglich sind bei bestimmten Verbindungen wie z. B. Schwermetallverbindungen, Phenolen oder Chloriden ein unvollständiger biologischer Abbau im Klärschlamm.

Schutzmaßnahmen gegen Belastungen (Händeschutz, Einatmungsschutz, Sprühdesinfektion)

Es ist Aufgabe des Betriebsarztes, durch Information und Überwachung dafür zu sorgen, dass das Personal sich nicht einer vermeidbaren Gesundheitsbelastung aussetzt. Häufig werden durch falsche Dosierungen (oft das 10fache) wegen eines Rechenfehlers erhebliche Belastungen verursacht. Auch die so genannte Schussmethode hat einen massiven Unsicherheitsfaktor. Absolut auszuschließen ist das Verfahren, eine Desinfektionsmittellösung durch heißes Wasser aufzufüllen und bis zur Gebrauchslösung zu verdünnen.

„Schussmethode"

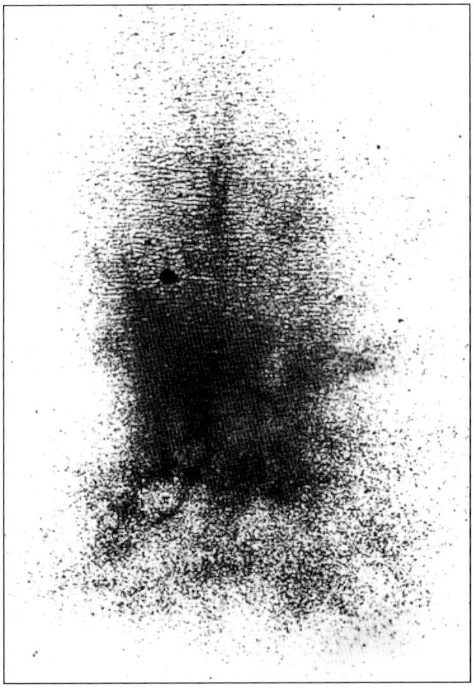

Abb. 6.4: Sprühdesinfektion aus 30 cm Entfernung: Nur die dunklen Stellen wurden vom Desinfektionsmittel erreicht.

> **Hinweise:** Die **Sprühdesinfektion** weist gegenüber der **Scheuerdesinfektion** nicht nur größere Effektivitätslücken auf, sondern trägt grundsätzlich zu einer erhöhten gesundheitlichen Belastung des Personals bei (siehe auch Abb. 6.4). Daher sollte, soweit dies möglich ist, die Sprühdesinfektion zugunsten der Scheuerdesinfektion aufgegeben werden. Eine Sprühdesinfektion ist nur in Fällen vertretbar, in denen eine Scheuerdesinfektion nicht möglich ist.
> Bei **alkoholischen Desinfektionsmitteln** sind die Sicherheitsregeln zur Vermeidung von Brand- und Explosionsgefahren zu beachten.
> Eine **Raumdesinfektion** durch Vernebeln oder Verdampfen von Desinfektionsmitteln ist lediglich beim Auftreten besonderer Infektionsgefahren notwendig (z. B. offene Tuberkulose, Lassa-Fieber). Routinemäßig sind derartige Maßnahmen nicht erforderlich.

Wirtschaftlichkeit

Da der Hauptkostenfaktor bei Reinigungs- und Desinfektionsmaßnahmen nicht die Produktkosten, sondern die Kosten der Arbeitszeit sind, zahlt es sich aus, hochwertige Reinigungs- und Desinfektionsmittel zu verwenden, um auf diese Weise den Erfolg von Reinigung und Desinfektion zu sichern. Darüber hinaus werden Reinigungs- und Desinfektionsmaßnahmen umso wirtschaftlicher, je besser sie organisiert sind.

Kontrolle der Konzentration von Desinfektionslösung und deren Wirksamkeit

Stichprobe

Eine stichprobenhafte Kontrolle der Reinigungsflotte auf ihren Gehalt an Desinfektionsmitteln sollte regelmäßig durchgeführt werden. Die Lieferfirmen bieten relativ einfach zu handhabende und mit ausreichender Genauigkeit versehene Verfahren für derartige Kontrolluntersuchungen an. Auch die Wirksamkeit in Bezug auf verschiedene Keimarten sollte bei der Auswahl des Desinfektionsmittels unbedingt berücksichtigt werden (Tab. 6.2).

Tab. 6.2: Gesichtspunkte zur Auswahl von Desinfektionsmitteln [+ breites Spektrum, (+) eingeschränktes Spektrum, – nicht ausreichend wirksam]

Wirkstoffe	Spektrum				Materialverträglichkeit	Geruch	Ökologie	Preis/Leistung
	Viren	TbK	Pilze	Bakterien				
Aldehyde	+	+	+	+	gut	+	günstig	günstig
Phenole	(+)	(+)	+	+	gut	+	günstig	–
Quats	(+)	–	(+)	+	gut	–	günstig	–
Biguanide	(+)	–	(+)	+	gut	–	ungünstig	–
Chlor	+	+	+	+	korrosiv-	+	ungünstig	–
Persäuren	+	+	+	+	korrosiv	+	günstig	–

Abklatschuntersuchungen

Im Rahmen von Effektivitätskontrollen sollten bakteriologische Kontrollen mittels Abklatschuntersuchungen durchgeführt werden. Dies kann z. B. nach der Reinigung oder Desinfektion eines Raumes, der inzwischen nicht sekundär kontaminiert werden darf, erfolgen. Effektivitätskontrollen können Lücken in der desinfizierenden Reinigung aufzeigen und haben meist einen spürbaren erzieherischen Wert (siehe Tab. 6.1, Seite 206).

> **Merke:** Desinfektions- und Reinigungsverfahren sowie die Verfahren zur Aufbereitung der Reinigungsutensilien sind regelmäßig hygienischen Kontrollen zu unterziehen.

Reinigung und Desinfektion textiler Fußbodenbeläge

Anforderungen

Da es schwierig ist, textile Bodenbeläge desinfizierend zu reinigen, sollten diese nicht an Orten verlegt werden, an denen aus infektionsprophylaktischen Gründen eine regelmäßige Desinfektion erforderlich ist. Ferner muss berücksichtigt werden, dass bei einer notwendigen Desinfektion nach übertragbaren Krankheiten große Schwierigkeiten bestehen. Bei lokaler Verschmutzung ist außerdem eine aufwändigere Schmutzentfernung als bei glatten Bodenbelägen erforderlich. Für textile Bodenbeläge sollten zur Reinigung Geräte verwendet werden, die einen Feinstaubfilter zur Zurückhaltung von Feinstaub und Bakterien besitzen, die sonst in die Luft gewirbelt werden. In zeitlichen Abständen ist eine gezielte Flecken- und eine Grundreinigung erforderlich.

Die Deutsche Gesellschaft für Wohnungsmedizin und das Deutsche Teppichforschungsinstitut haben einen Ratgeber „Teppichboden und Gesundheit" herausgegeben, der Fragen der Hygiene, der Lärmminderung, des Raumklimas, des Gehkomforts, der Pflege und Reinigung sowie der Verwendbarkeit in bestimmten Objekten diskutiert. Textile Bodenbeläge können z. B. im Krankenhaus im Verwaltungsbereich, in Fluren, in der Psychiatrie und in Personalwohnbereichen verlegt werden. Im Altenpflegebereich sollte man sich eng an den Vorgaben für das Krankenhaus orientieren. In Reha-Kliniken können textile Bodenbeläge auch in Patientenzimmern, Aufenthaltsräumen etc. ausgelegt werden.

6.4 Reinigung oder Flächendesinfektion in Krankenhaus, Reha-Klinik und Altenpflegeheim

6.4.1 Krankenhaus

Tägliche Desinfektion bzw. desinfizierende Reinigung ist erforderlich in

- Operationseinheiten,
- Kreißsälen,

- Einheiten für Intensivmedizin,
- Infektionseinheiten,
- Krankenhausküchen und Milchküchen,
- in sonstigen Bereichen wie Dialyse, Zentralsterilisation,
- Bettenaufbereitung, physikalische Therapie,
- Untersuchungs-, Diagnostik- und Behandlungsräumen,
- Laboratorien, Wäschereien.

Patienten- und Stationszimmer

Für die Patienten- und Stationszimmer ist eine tägliche desinfizierende Reinigung sinnvoll, da nur diese Methode eine Verminderung der Keimzahl und eine Verhinderung der Keimverbreitung durch Reinigungsgeräte, -utensilien und -flotte in der täglichen Praxis sicherstellt.

6.4.2 Reha-Kliniken

Klinikabhängig

Je nach Charakter der Klinik wird man sich mehr oder weniger eng an die Vorgaben des Krankenhauses halten müssen. Dies gilt insbesondere für medizinische Behandlungsräume und die physikalische Therapie, das Labor, Liegendstationen und z. B. bei Anschlussheilverfahren. Bei verstärktem Hotelcharakter ist es möglich, z. B. bei Einzelzimmerunterbringung, nicht nur auf die desinfizierende Reinigung zu verzichten (außer bei Patientenwechsel), sondern auch die Zimmerreinigung zu reduzieren. Denkbar ist eine zweitägige oder am Bedarf ausgerichtete Reinigung.

6.4.3 Altenpflegeheim

Unterschieden werden muss nach dem Charakter der Pflegestation. Häufig gilt es zu wählen zwischen den Vorgaben für das Krankenhaus (besonders bei Liegendpatienten) und Heimbewohnern, bei denen eine chronische Behinderung zur Unterbringung geführt hat. Bei Letzteren wird man sich hinsichtlich der Maßnahmen an den Reha-Kliniken orientieren können.

6.5 Thesen zur Reinigung und Desinfektion, normative Vorgaben

- Patienten geben zum Teil massiv pathogene Keime in die Umgebung ab (siehe Abb. 6.2, Seite 213).
- Keime werden aerogen durch Staub oder direkten Kontakt verbreitet. Infektionsketten sind außerordentlich vielfältig.

- Durch die Reinigung ist die Keimverminderung deutlich geringer als durch die desinfizierende Reinigung.
- Ohne Desinfektionsmittel kann es zu einer erheblichen Kontamination der Reinigungslösung und damit zur Verbreitung von Keimen kommen (siehe Abb. 6.3, Seite 214).
- Stichproben zeigen große Unterschiede in der Reinigungstechnik und -fehler.
- Durch Trockenreinigung kommt es zu einer erheblichen Aufwirbelung von Keimen, die später auf Flächen und Gegenständen sedimentieren.

Weitere, zu berücksichtigende Aspekte

- Reinigungsleistung,
- Verhinderung einer Keimverbreitung durch Reinigungsgeräte/Utensilien oder Flotte,
- Verminderung der Keimzahl,
- Lernbarkeit und Kontrollierbarkeit,
- geringe Belästigung oder Gefährdung von Patienten oder Personal,
- Zuverlässigkeit der Dosierung (keine „Schussmethode“),
- Wiederaufbereitung,
- Wirtschaftlichkeit,
- Reinigungs- bzw. Desinfektionsplan erstellen.

Normative Vorgaben

- Liste der vom Bundesgesundheitsamt geprüften und anerkannten Desinfektionsmittel und -verfahren in der jeweils gültigen Fassung,
- jeweils aktuelle Liste der Deutschen Gesellschaft für Hygiene und Mikrobiologie für Desinfektionsmittel mit Angaben der Konzentration und Einwirkzeit,
- Liste der Desinfektionsmittel für Lebensmittelbetriebe (Küchen) der Deutschen Gesellschaft für Veterinärmedizin mit Angabe der Konzentration, Anwendung und Einwirkungszeit.
- siehe auch:
  - Kapitel 12, Seite 275
  - GefahrstoffV
  - UVV
  - Technische Regeln Biologische Arbeitsstoffe (TRBA 2003)

7 Hygienepläne und Basishygieneplan

G. Ertelt, M. Stahlhacke

Inhalt und Bedeutung

Jedes Krankenhaus hat nach der Unfallverhütungsvorschrift der Berufsgenossenschaft für Gesundheitsdienst und Wohlfahrtspflege VBG C8 § 9 für die einzelnen Arbeitsbereiche Maßnahmen zur Desinfektion, Reinigung, Sterilisation, Ver- und Entsorgung festzulegen und ihre Durchführung zu überwachen. Diese Maßnahmen werden in Form eines Hygieneplanes festgelegt und besitzen einen arbeitsrechtlich verbindlichen Charakter. Im Infektionsschutzgesetz § 36 ist festgelegt, dass die im § 33 IfSG aufgeführten Gemeinschaftseinrichtungen sowie u. a. Krankenhäuser, Rehabilitationskliniken, Dialyseeinrichtungen, Entbindungseinrichtungen innerbetriebliche Verfahrensweisen zur Infektionshygiene in Form von Hygieneplänen erstellen müssen. Die Technische Regel für Biologische Arbeitsstoffe (TRBA 250) fordert von der Einrichtungsleitung für die einzelnen Arbeitsbereiche Maßnahmen zur Desinfektion, Reinigung und Sterilisation in Form eines Hygieneplanes schriftlich festzulegen und diese zu überwachen.

In Tabelle 7.1 wird die **Gliederung** eines Hygieneplans vorgeschlagen (diesen Hygieneplan finden Sie auch auf der CD-ROM):

Gliederung

- allgemeine Personalhygiene,
- allgemeine Desinfektionsmaßnahmen,
- spezielle Hygienemaßnahmen in verschiedenen Funktionsbereichen,
- Hygienemaßnahmen bei Diagnostik, Therapie und Pflege,
- Ver- und Entsorgungsregelungen,
- mikrobiologische Diagnostik.

Ziel

Ziel aller Hygienepläne ist es, Infektionen durch Mikroorganismen bei Patient/Bewohner und Mitarbeiter zu verhindern.
Die Hygienepläne werden entweder von der Hygienefachkraft (primär Krankenhaus) oder durch Hygienebeauftragte (Langzeitpflegeeinrichtung, ambulante Pflege) erstellt. Die **Inhalte** der Hygienepläne sollen zur Verabschiedung der jeweiligen Hygienekommission vorgelegt werden. Im Rahmen der Qualitätssicherung im Krankenhaus ist es unabdingbar, Standards und Festlegungen für die Patienten- und Personalsicherheit zu erarbeiten und diese in die Praxis umzusetzen.

Aufbau

Hygienepläne können im **Aufbau** unterschiedlich sein. Tabellarische Darstellung als auch Darstellung im Fließtext ist möglich. Grundsätzliche Fragestellungen:

- Was für eine Thematik ist gemeint?
- Wie sollte das hygienische Vorgehen sein?
- Wie oft sollte etwas durchgeführt werden?
- Womit wird etwas durchgeführt?
- Wer führt durch?
- Wer ist verantwortlich?

Basishygieneplan

Der auf den folgenden Seiten aufgeführte Basishygieneplan und die ebenfalls auf CD-ROM beiliegenden Hygienepläne gelten als beispielhafte Festlegungen und somit lediglich als Lösungsvorschläge hinsichtlich Aufbau und Inhalt. Inhaltlich können, bedingt durch unterschiedliche Ansichten und Voraussetzungen, Abweichungen zu den hier aufgeführten Themen auftreten. Sie unterliegen keiner strikten Vorgabe; individueller Gestaltungsspielraum ist vorhanden.

Langzeitpflegeeinrichtungen

Im Bereich der Langzeitpflegeeinrichtungen sind ebenfalls Abweichungen möglich. Besonderheit ist unter anderem das Thema Tierhaltung. Die DGKH-Leitlinien für Langzeitpflegeeinrichtungen und ambulante Pflege sollten sich in den speziellen Hygieneplänen wiederfinden.
Da es sich bei diesem Fachbuch um einen „Hygieneplan in Buchform“ handelt, werden im Basishygieneplan bestimmte Themen inhaltlich nicht behandelt. Hier erfolgt ein Querverweis auf die Thematik im Fachbuch selbst.

Tab. 7.1: Basishygieneplan

Was	Wie	Wer
Individualhygiene		
Umkleiden	siehe Kapitel 3.2	alle Mitarbeiter
Handschmuck/ Uhren	siehe Kapitel 3.1	
lange Haare	siehe Kapitel 3.1	
entzündliche Hautprozesse	Infektiöse Hautprozesse vor allem an den Händen sind durch sekretdichte Wundbedeckungen zu versorgen. In Abhängigkeit vom jeweiligen Arbeitsplatz individuelle Absprache und Festlegung mit der arbeitsmedizinischen Abteilung hinsichtlich des Gefährdungspotenzials von Bewohnern und Mitarbeitern.	
Sitzen auf Pulten, Liegen, Betten	untersagt	
Essen und Trinken	im Sozialraum	
Schutzimpfungen	siehe Kapitel 3.5	
Händehygiene		
hygienische Händedesinfektion	siehe Kapitel 3.3.1	alle Mitarbeiter
chirurgische Händedesinfektion	siehe Kapitel 3.3.2	

Händehygiene

Was	Wie	Wer
Hände waschen	siehe Kapitel 3.3.3	
Hautpflege	siehe Kapitel 3.3.4	
Persönliche Schutzausrüstung (siehe Persönliche Schutzausrüstung Kapitel 3.4)		
Schutzkittel/ Ponchos		Pflegepersonal, ärztliches Personal Reinigungspersonal
Schutzkittel langärmelig mit Bündchen		
Einmalhandschuhe tragen		
blutige Handschuhe		
Mund-/Nasenschutz		
Schutzbrille		
Hautdesinfektion/Schleimhautantiseptik (siehe Kapitel 4.1)		
Hautdesinfektion vor Blutentnahmen, vor intra- und subkutanen Injektionen	• Hautstelle mit farblosem Hautdesinfektionsmittel einsprühen • Einwirkzeit von 15 Sekunden abwarten • mit sterilisiertem Tupfer in eine Richtung abwischen	Pflegepersonal, ärztliches Personal
Hautdesinfektion vor Legen einer peripheren Venenverweilkanüle	• Hautstelle mit farblosem Hautdesinfektionsmittel einsprühen • Einwirkzeit von 15 Sekunden abwarten • mit sterilisiertem Tupfer in eine Richtung abwischen • vorher und nachher hygienische Händedesinfektion	

Hautdesinfektion/
Schleimhautantiseptik

Was	Wie	Wer
Hautdesinfektion vor Punktionen z. B. von Körperhöhlen, Hohlorganen, ZVK	• mit steriler Klemme und sterilen Tupfern jeweils vom Punktionsgebiet zur Peripherie hin mit gefärbtem Hautdesinfektionsmittel desinfizieren • Hautdesinfektion erfolgt in Zick-Zack-Bewegungen weg vom Punktionsgebiet • Einwirkzeit von 1 Minute muss nach der Desinfektion eingehalten werden; bei talgdrüsenreicher Haut (Thorax, Kopf-/Hals-Bereich, Achseln, Wirbelsäule und Genital-Leistenbereich) Einwirkzeit von 10 Minuten; dabei muss die Haut ständig feucht gehalten werden	
Hautdesinfektion vor operativen Eingriffen	• mit steriler Klemme und sterilen Tupfern jeweils vom Operationsgebiet zur Peripherie hin mit gefärbtem Hautdesinfektionsmittel desinfizieren • Hautdesinfektion erfolgt in Zick-Zack-Bewegungen • Einwirkzeit von 3 × 1 Minute muss nach der Desinfektion eingehalten werden; bei talgdrüsenreicher Haut (Thorax, Kopf-/Hals-Bereich, Achseln, Wirbelsäule und Genital-Leistenbereich) Einwirkzeit von 10 Minuten; dabei muss die Haut ständig feucht gehalten werden	
Schleimhautantiseptik z. B. vor Blasenkatheterisieung	• farbiges oder farbloses Schleimhautantiseptikum mit sterilen Tupfern auftragen • Wischrichtung von vorn nach hinten • pro Vorgang neuen sterilen Tupfer verwenden • Einwirkzeit von mindestens 1 Minute einhalten	
Infusionen/Spritzen/Perfusoren (siehe Kapitel 2)		
Infusionsflasche/Parenteralia	• Verfallsdatum beachten • Flasche auf Haarrisse prüfen • Flasche auf Trübung/Ausflockung prüfen	Pflegepersonal, ärztliches Personal

Infusionen/Spritzen/ Perfusoren

Was	Wie	Wer
Infusionen/ Spritzen/Perfusorspritzen richten	• hygienische Händedesinfektion durchführen • Richten der Infusion auf einer sauberen Fläche; Wischdesinfektion vorher durchführen • vor dem Anstechen der Infusionsflasche Gummistopfen mit Hautdesinfektionsmittel (farblos) sprühend desinfizieren • Einwirkzeit von mindestens 15 Sekunden • Infusionsflasche/Spritze/Perfusorspritze mit Inhalt, Datum, Uhrzeit versehen • beim Aufziehen von verschiedenen Medikamentenflüssigkeiten wird jeweils eine neue Kanüle aufgesetzt • Infusionssystem vor Bodenkontakt schützen • Konnektionsstellen nie ungeschützt lassen (Kombistopfen) • immer neue Verschlussstopfen verwenden • bei Medikamentenzusatz Flasche mit Inhalt, Datum, Uhrzeit versehen • Einmalentnahmegebinde (z. B. sterile NaCl 0,9 %-Lösung) sind nach der Entnahme einer Dosis zu verwerfen (keine Standzeiten) • aufgezogene Infusionen, Spritzen, Infusionen sind maximal 1 Stunde vor Gebrauch zu richten	
Umgang mit Kurzinfusionen	• pro Medikamentengabe neues Infusionssystem verwenden • mit Blut gefüllte Systeme austauschen • bei Diskonnektion mit neuem sterilem Verschlussstopfen verschließen • Antibiotikaflasche (mit 0,9 % NaCl- oder vorgeschriebener Lösung) durchspülen (siehe Apotheken-Information)	
Konnektion/ Diskonnektion	• Diskonnektionen sind auf ein absolutes Minimum zu beschränken • vorherige hygienische Händedesinfektion	

Was	Wie	Wer
Verwendung von Injektionsflaschen zur Mehrfachverwendung mit Konservierungsmitteln (z. B. Insulin/ Heparin)	• Insulin maximal 14Tage im Kühlschrank; Datum vermerken • Arbeitsfläche vor dem Richten einer Wischdesinfektion unterziehen • hygienische Händedesinfektion, • Gummistopfen vor dem Anstechen desinfizieren (siehe oben) • Minispike zum Aufziehen verwenden (bei Insulinen Kanüle verwenden, anschließend verwerfen) • je nach Angaben der Apotheke Lösungen im Kühlschrank oder bei Raumtemperatur aufbewahren	
aufgezogene Medikamente	• müssen sofort nach dem Aufziehen zum Einsatz kommen (maximal 1 Stunde vor Gebrauch richten) • Restmengen sind zu verwerfen	
Wäsche (siehe Kapitel 8.2)		
Umgang mit Wäsche	• Trennen von reiner und unreiner Wäsche • saubere Wäsche vor Kontamination schützen • benutzte Wäsche direkt in den Wäschesack geben • saubere Wäsche nur auf sauberen, wischdesinfizierten Flächen ablegen • Wäsche maximal drei Viertel füllen und sicher verschließen • bei Durchfeuchtungsgefahr Textilwäschesack mit einem transparenten Plastiksack überziehen • Wäschesäcke bei der Entsorgung nur am verschlossenen Knebel fassen; nicht mit Händen und Armen umfassen (Stich- und Kontaminationsgefahr) • Schmutzwäsche immer am Ort des Anfalls/der Tätigkeit direkt entsorgen; keine Zwischenlagerung; kein offener Transport über größere Strecken; kein Umfüllen in andere Säcke • siehe Kapitel 8.2, S. 242	Pflegepersonal
Bettwäsche	• bei Bedarf wechseln • unsortiert in entsprechende Textilsäcke ablegen	

Infusionen/Spritzen/ Perfusoren

Wäsche

Was	Wie	Wer
Bettdecken, Kopfkissen, Lagerungskissen	• Wischdesinfektion der Überzüge (nach Möglichkeit) • in durchsichtigen Plastiksäcken der Wäscherei zuführen	
Handtücher, Waschlappen	nach Gebrauch in entsprechenden Textilsäcken der Wäscherei zuführen	
Dienstkleidung, Arztkittel	• täglich • nach Gebrauch in entsprechenden Textilsäcken der Wäscherei zuführen	
Bereichskleidung	nach Gebrauch in entsprechenden Textilsäcken der Wäscherei zuführen	
Binden, Thoraxbandagen, Antithrombose-strümpfe	nach Gebrauch in Netzsäcken der Wäscherei zuführen	
Wäsche von infektiösen oder infektionsverdächtigen Patienten	• in einen farblich markierten Textilsack geben • bei Durchfeuchtungsgefahr zusätzlich in farblich markierten Plastiksack geben	
Abfallentsorgung (siehe Kapitel 3.7 und 9)		
Umgang mit Abfällen	• Abfallsäcke maximal bis zwei Drittel füllen; Inhalt nicht zusammendrücken • Abfallsäcke bei der Entsorgung nur am verschlossenen Knebel fassen; nicht mit Händen und Armen umfassen (Stich- und Kontaminationsgefahr) • Kanülen und andere spitze Gegenstände kontrolliert in die durchstichsicheren Behälter geben • Abfälle immer am Ort des Anfalls/der Tätigkeit direkt entsorgen; keine Zwischenlagerung; kein offener Transport über größere Strecken; kein Umfüllen in andere Säcke oder Behälter	alle Mitarbeiter

Abfallentsorgung

Was	Wie	Wer
A-Müll = keine besonderen Anforderungen aus infektionspräventiver Sicht an Entsorgung (LAGA AS 180203)	entsprechender Plastiksack	
B-Müll = besondere Anforderungen aus infektionspräventiver Sicht innerhalb der Einrichtungen (Wundverbände, Windeln, Blut-, Sekrete-, Exkrete-behaftete Abfälle) (LAGA AS 180104)	entsprechender Plastiksack	
C-Müll = besondere Anforderungen aus infektionspräventiver Sicht (infektiöse Abfälle) (LAGA AS 180103)	entsprechender Plastiksack	
E-Müll = ethische Anforderungen (Körper- und Organabfälle, Blutbeutel, Konserven) (LAGA AS180102)	gesonderter, hierfür geeigneter Plastikbehälter	
Einmalkanülen, Skalpelle etc.	• in speziellen, durchstichsicheren Plastikbehältern sammeln • getrennt zur Abfallentsorgung geben	

Abfallentsorgung

Was	Wie	Wer
Glasabfall	• getrennt sammeln • Dorn des Infusionssystems bleibt in der Infusionsflasche durch Abbrechen stecken	
Papier	in Netzsäcken oder Plastikboxen	
Plastikabfall (grüner Punkt)	• DSD = Duales System Deutschland; entsprechende Plastiksäcke sortenrein sammeln • nicht mit anderem Abfall vermischen	
Umgang mit Speisen (siehe Kapitel 8.3)		
Verteilung der Speisen	• sofort verteilen, wenn der Essenswagen auf die Station kommt • Infektions- und Intoxikationsgefahr bei nicht sachgemäßer Lagerung und Verteilung der Speisen	alle Mitarbeiter
Speisen-temperatur	• warme Speisen: Temperatur darf nicht unter 65 °C sinken • kalte Speisen: Temperatur darf nicht über 10 °C steigen	
Zwischenlagerung auf der Station	• Zwischenlagerung des warmen Essens im Kühlschrank • schnelles Abkühlen der Speisen muss erreicht werden • bei kalten Speisen: Pellets belassen • benützte und noch nicht benötigte Tabletts getrennt lagern • Essen darf maximal 2 Stunden auf Station stehen und muss dann verworfen bzw. neu in der Küche geholt werden • Aufwärmen der Speisen mindestens 3 Minuten in der Mikrowelle; Kerntemperatur von 70 °C in den Speisen muss erreicht werden, besonders bei Fleisch, Fisch und Geflügel	

Umgang mit Speisen

Was	Wie	Wer
Lagerung sonstiger Speisen	• Kühlschranktemperatur + 8 °C beachten • Mindesthaltbarkeitsdatum (MHD) regelmäßig überprüfen; MHD-Speisen verschlossen lagern • für Personal und Patienten getrennte Kühlschränke verwenden • im Speisenkühlschrank dürfen keine Medikamente gelagert werden und im Medikamentenschrank keine Speisen	
Umgang mit Speisen	• Mindesthaltbarkeitsdaten beachten • Kühlketten nicht unterbrechen	
Desinfektionsmittel (siehe Kapitel 4.2 und 6)		
Richten von Desinfektionsmittellösungen	• grundsätzlich Handschuhe tragen • Dosierhilfen verwenden • Dosiertabellen verwenden • nur kaltes Wasser verwenden • erst Wasser in die Wanne geben, dann das Desinfektionsmittelkonzentrat; nicht umgekehrt • Wanne immer mit dicht abschließendem Deckel versehen • Instrumente müssen komplett mit Desinfektionsmittellösung benetzt sein • Desinfektionsmittellösungen bestimmungsgemäß einsetzen (Flächendesinfektionsmittel für Flächen, Instrumentendesinfektionsmittel für Instrumente, Katheter etc.) • Desinfektionsmittel nur mit vom Hersteller empfohlenen Zusätzen versehen • bei etwaigen Defekten des Dekontamaten die Betriebstechnik verständigen • sichtbar verunreinigte Lappen nicht in die Desinfektionsmittellösung zurückgeben	Pflegepersonal, Reinigungspersonal
Standzeiten von Desinfektionsmittellösungen	• Flächendesinfektionsmittellösung maximal 24 Stunden • Instrumentendesinfektionsmittellösung nach Herstellerangaben bzw. Eiweißbelastung • bei sichtbarer Verunreinigung/Trübung: Lösung sofort wechseln	

Was	Wie	Wer
Aufbereitung von Medizinprodukten (siehe Kapitel 4)		
Desinfektion		Pflegepersonal, ärztliches Personal
Sterilisation		
Umgang mit mikrobiologischem Material (siehe Kapitel 2)		
Abstriche		Pflegepersonal, ärztliches Personal
Sekrete		
Blutkulturen		
Katheterspitzen		
Stuhl		
Urin		
Sterilgut (siehe Kapitel 4.3)		
Anreichen von Sterilgut	• vorher hygienische Händedesinfektion • Papierfolien nur in der vorgegebenen Faserrichtung und an der Schweißnaht öffnen (Peel-back-Verfahren); immer aseptisches Vorgehen • als Bogenware verpackte Sterilgüter sind an der vorgegebenen Schweißnaht zu öffnen; Sterilisationsindikatorstreifen kontrollieren; Plombe entfernen • beim Anreichen von Sterilgütern ist der Sicherheitsabstand vom Springer und der sterilen Zone einzuhalten • Flaschen unter aseptischen Kautelen öffnen und schließen	Pflegepersonal, ärztliches Personal
Sterilgutkontrolle	• Sterilgüter müssen vor Feuchtigkeit, Verunreinigung, Staub, mechanischer Beanspruchung (kein Knicken, kein Stauchen), UV-Strahlung, Ungeziefern geschützt und gelagert werden • Verfallsdatum beachten • monatliche Kontrolle der Sterilgüter auf Verfallsdatum	

Was	Wie	Wer
auf intakte Verpackung achten	• Sterilgut von Firmen immer im Original-Karton lagern; bei offener Lagerung: Verpackungen dürfen nicht beschädigt sein • Stempel des Verfallsdatums darf nur auf dem Verpackungsrand stehen • Indikatoren müssen die Sterilisationsumfärbung aufweisen • bei Containern auf Verplombung und Sterilindikator achten	
Lagerdauer	• Primärverpackung ungeschützt: dient der Bereitstellung; muss innerhalb von 48 Stunden verbraucht sein, • Primärverpackung geschützt: 6 Monate, jedoch nicht länger als das Verfallsdatum, • Lagerverpackung: 5 Jahre, sofern keine anderen Lagerungsfristen vom Hersteller festgelegt sind, • Primär- und Sekundärverpackungen dürfen nur unmittelbar vor Gebrauch geöffnet werden, • vor dem Öffnen der Lagerverpackung ist diese von Staub zu befreien, • Lagerverpackung muss nach dem Öffnen wieder staubarm geschlossen werden, • Neubefüllung der Lagerverpackung ist nach Anbruch unzulässig.	

Sterilgut

Was	Wie	Wer
Pflegemaßnahmen (siehe Kapitel 2)		
i.m.-Injektion		Pflegepersonal, ärztliches Personal
s.c.-Injektion		
Blutentnahme		
Blutzuckerbestimmung		
Infusion richten, Infusionsflasche		
Pflege einer Venenverweilkanüle		
Blasenkatheterisierung (transurethral)		
Verbandwechsel offene Wunde		
Maskeninhalation		
Sauerstoffinsufflation		
Waschung von bettlägerigen Bewohnern		
Mundpflege/ Zahnpflege		
Tierhaltung (Pflegeheim)		
zu beachten sind Aspekte wie	• Allergien • Pilzerkrankungen • Infektionskrankheiten • Biss- und Kratzverletzungen, die durch die Tierhaltung verursacht werden können • regelmäßige tierärztliche Kontrollen inkl. der erforderlichen Impfungen sind durchzuführen • mindestens wöchentliche Aufbereitung des Schlafplatzes/Aufenthaltsbereiches des Tieres (Säubern von Fressnapf, Käfig etc., Erneuern von Streu, Erneuern von Futter) • sollte der Einsatz von Haustieren in Erwägung gezogen werden, empfiehlt sich eine Abstimmung mit der Gesundheitsbehörde	Pflegepersonal, Reinigungspersonal

Was	Wie	Wer
Reinigungs- und Desinfektionsplan (siehe Kapitel 4 und 6)		
Büros, Sozialraum, Flure, Personalküche, Personalumkleiden, Personaltoiletten, Lagerräume, Patientenzimmer, Fußböden	tägliche Reinigung der Räume (Neutralreiniger)	Reinigungspersonal
Patientenbett, Nachttische, Patientenschränke, Tische, Stühle, Nasszelle, Wäscheständer, Abfallgestänge	• tägliche Wischdesinfektion • Flächendesinfektionsmittellösung nach 4-Stunden-Wert	
Blutdruckmessgeräte, Blutzuckerbestimmungsgeräte, Pflegearbeitswagen, Verbandwagen, Spritzentabletts, Infusionsständer, Spritzenpumpen, Verbandscheren, Flowmeter, Temperaturmess-gerät, EKG-Monitor, EKG-Elektroden, Nachtstuhl, Rollstuhl	tägliche Wischdesinfektion von Pflegeutensilien mit Flächendesinfektionsmittellösung nach 4-Stunden-Wert (je nach Kontaminationsgrad auch nach Gebrauch)	Pflegepersonal, Reinigungspersonal
benutzte Instrumente, Medizinprodukte	Medizinprodukte in geschlossener Transportbox zeitnah zur Aufbereitung geben (Reinigungs- und Desinfektionsgerät oder Tauchdesinfektion)	
Steckbecken, Urinflaschen	nach Gebrauch in die Steckbeckenspülmaschine geben	

Reinigungs- und Desinfektionsplan

Was	Wie	Wer
Schränke innen, Kühlschränke (Medikamente) innen, Ablufthauben, Vorhänge, Balkone	• mindestens halbjährliche Wischdesinfektion mit Flächendesinfektionsmittellösung nach 4-Stunden-Wert und bei sichtbarer Verunreinigung • halbjährliche Aufbereitung • halbjährliche Reinigung	
Zimmeraufbereitung nach Patientenverlegung/Entlassung	alle Gegenstände, mit denen der Bewohner Kontakt hatte, einer Wischdesinfektion mit Flächendesinfektionsmittellösung nach 4-Stunden-Wert unterziehen: • Bett komplett • Matratze zur desinfizierenden Aufbereitung geben (wenn kein Matratzenkomplettbezug vorhanden ist • Kissen und Decken in die Wäscherei geben bzw. Wischdesinfektion bei wischbaren Bezügen (siehe Kapitel 8.1) • Nachtkästchen • Nachtstuhl • Rollstuhl • Tisch • Fensterbank • Arbeitsleisten • Heizkörper • sanitäre Anlagen	Reinigungspersonal

8 Versorgung

W. Steuer

Dieses Kapitel ist bewusst kurz gehalten. Die einzelnen Themen sollen nur stichwortartig dargestellt werden.

8.1 Bettenaufbereitung

Die Bettenaufbereitung, d. h. die Reinigung und Desinfektion der Betten, ist eine wichtige Maßnahme im Rahmen der Krankenhaushygiene.

Empfehlungen

Zur Bettenaufbereitung wurden zahlreiche Empfehlungen veröffentlicht:

- BGA-Richtlinie: Anforderungen zur Bettenaufbereitung 1979,
- Arbeitskreis Bettenhygiene 1989,
- Vereinigung der Hygienefachkräfte: Hygieneplan zur Bettenaufbereitung 1994,
- Arbeitskreis Bettgestell- und Wagendekontamination 1999,
- deutschsprachiger Arbeitskreis für Krankenhaushygiene: Hygienische Aufbereitung von Krankenbetten 1999,
- Leitlinie der Deutschen Gesellschaft für Krankenhaushygiene: Bettenhygiene 2003.

Hygienische Grundsätze

Alle Empfehlungen weisen auf folgende hygienischen Grundsätze hin:

- Die Bettenaufbereitung stellt eine infektionsprophylaktische Maßnahme zur Verhinderung einer Keimverschleppung dar.
- Jeder stationär aufgenommene Patient (Krankenhaus, Rehaklinik und Altenpflege) hat ein Anrecht auf ein sauberes, desinfiziertes und mit frischer Wäsche bezogenes oder durch keimdichte Überzüge vor Keimeintrag geschütztes und durch Wischdesinfektion aufbereitetes Bett.
- Bei benutzten Krankenhausbetten muss generell davon ausgegangen werden, dass sie mikrobiell massiv kontaminiert sind. Mikrobiologische Untersuchungen erbrachten ein patientenabhängiges Keimspektrum sowie den Nachweis von pathogenen und fakultativ-pathogenen Mikroorganismen.
- Aus dieser Tatsache ergibt sich die Forderung, dass Bettgestelle, Matratzen und Bettwäsche desinfizierend aufbereitet werden müssen, um eine Verbreitung und Übertragung von Keimen zu vermindern. Dies hat im Rahmen der Qualitätssicherung gegenüber rein betriebswirtschaftlichen Kalkulationen stets Vorrang. Dabei ist zu beachten, dass nicht nur die Gefahr der Übertragung von pathogenen Keimen von einem Patienten zum anderen durch unzureichende Desinfektionsmaßnahmen des Bettes bzw. der Bettwäsche besteht, sondern auch eine große Zahl von Keimen beim Bettenmachen oder Abziehen der

Betten freigesetzt und verschleppt wird. Die generelle Häufigkeit des Bettenwechsels richtet sich nach den hygienischen oder medizinischen Erfordernissen.

8.1.1 Bettenwechsel

Akutkrankenhaus: Ein wöchentlicher Bettenwechsel wird bei septischen Patienten und nach einer Operation oder einem operativen Eingriff empfohlen.

Rehaklinik: Einmal während des Klinikaufenthalts und am Ende bei Patientenwechsel.

Altenpflege: Individuell den Kontaminationsbedingungen angepasst.

8.1.2 Aufbereitung

Abrüsten

Das Abrüsten der Betten ist so durchzuführen, dass ein Aufwirbeln von Staub mit Mikroorganismen weitgehend vermieden wird. Die Bezüge und Laken werden abgezogen und ebenso wie Kopfkissen und Decken an Ort und Stelle in hygienisch geeigneten Behältnissen (z. B. in Säcken) sortiert gesammelt.

Matratzen

Die einzelnen Teile der Betten (Bettgestell, Matratzen, Bettdecken, Kissen, Bettwäsche) werden in der Regel nach unterschiedlichen Verfahren desinfiziert und gereinigt. Es ist vorteilhaft bzw. in bestimmten Fällen (z. B. bei bestehender Inkontinenz) eine zwingende Notwendigkeit, die Matratzen mit einem Überzug zu versehen, der bakterien-, viren- und flüssigkeitsdicht, jedoch atmungsaktiv und dampfdurchlässig ist. Damit kann die Matratze weitgehend vor Kontamination geschützt und eine thermische Desinfektion des Matratzenkerns umgangen werden. Der Matratzenüberzug muss einer Wischdesinfektion bzw. einem chemothermischen Waschverfahren unterzogen werden. Die Prüfung des Bettgestells auf technische Mängel erfolgt nach der Desinfektion. Das bezogene Bett ist zur Vermeidung von Keimablagerungen bis zur Verwendung mit einer Schutzhülle abzudecken. Betten von Einheiten der Intensivmedizin, bei Infektionsfall oder Sterilbehandlung können spezielle oder ergänzende Maßnahmen erfordern.

8.1.3 Organisation

Die Bettenaufbereitung kann **zentral, teilzentral oder dezentral** organisiert werden. Die unterschiedlichen Organisationsformen erlauben sowohl hinsichtlich der einzelnen Arbeitsvorgänge (Abrüsten, Desinfizieren, Reinigen, Aufrüsten) als auch in Bezug auf die einzelnen Teile des Bettes verschiedene Kombinationsmöglichkeiten. Für Bettdecken, Kissen und Bettwäsche eignet sich im Allgemeinen nur eine zentral durchgeführte Desinfektion und Reinigung. Die Organisationsform richtet sich nach:

- der Aufgabenstellung des Hauses,
- der baulichen Gestaltung,
- den technischen Einrichtungen,
- den Transportanlagen,
- den personellen und wirtschaftlichen Gesichtspunkten.

Zentrale Bettenaufbereitung

Die erforderlichen Aufbereitungsmaßnahmen werden an einer zentralen, dafür besonders eingerichteten Stelle in der jeweiligen Institution durchgeführt. Die unreinen Betten werden abgedeckt dorthin gebracht. Das längere Abstellen auf den Fluren sollte vermieden werden. Die zentrale Bettenaufbereitung gliedert sich in eine unreine und eine reine Seite.

Abstellen auf den Fluren

Beim Übergang des Personals von der unreinen zur reinen Seite sind eine hygienische Händedesinfektion und ein Wechsel der **Schutzkleidung** erforderlich. Die Größe der jeweiligen Bereiche sollte nach der Zahl der anfallenden Betten und der jeweiligen Betriebsorganisation ausgerichtet werden.

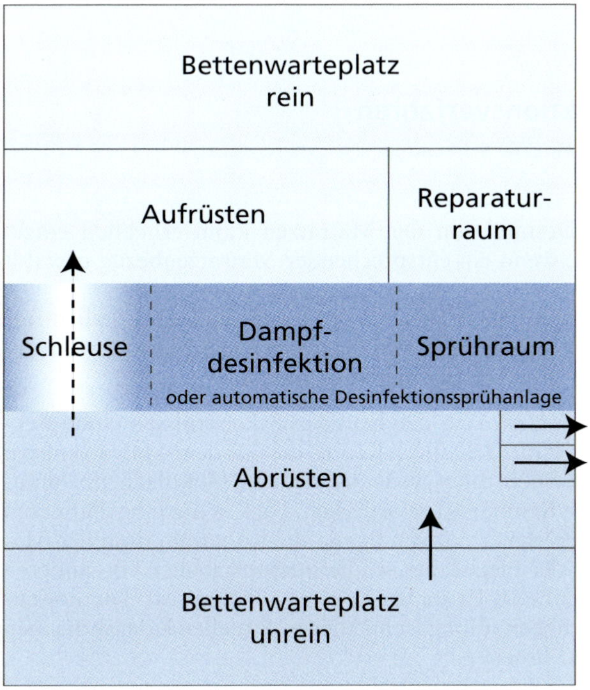

Abb. 8.1: Schema einer zentralen Bettenaufbereitung (nach W. Steuer, Krankenhaushygiene, G. Fischer, Stuttgart 4. Aufl. 1992)

In Bezug auf den Raumbedarf ist im Krankenhaus vorzusehen, dass pro Tag ca. 10 % der gesamten Betten zur Aufbereitung anfallen. Durch das DRG-System ist ein höherer Prozentsatz zu erwarten (kurze Verweildauer).

Vorteile der zentralen Einrichtung

Die Vorteile der zentralen Einrichtung bestehen in folgenden Faktoren:

- fachlich vorgebildetes Personal,
- Entlastung des Pflegepersonals,
- Möglichkeit der Automatisierung,
- geringe Belästigung durch Reinigungs- und Desinfektionsmittel,
- gute Kontrollmöglichkeiten.

Dezentrale Bettenaufbereitung

Die Bettgestelle und Matratzenoberflächen werden im nicht belegten Patientenzimmer oder in einem geeigneten Raum in der Nähe des Verwendungsortes desinfiziert und gereinigt. Die Desinfektion des Matratzenkerns, der Kopfkissen und Bettdecken ist bei der dezentralen Einrichtung in der Regel nicht möglich. Für die ordnungsgemäße Durchführung wird empfohlen, im Hygieneplan eine detaillierte Beschreibung der vorzunehmenden Arbeitsgänge festzulegen. Die Form der dezentralen Aufbereitung wird üblicherweise in Rehakliniken und in der Altenpflege (z. B. bei Patientenwechsel) bevorzugt. In Akutkrankenhäusern wird nach Erfahrungen des Autors der ursprünglich vorgesehene Raum für eine oder zwei Stationen häufig für andere Funktionen (Untersuchungsraum, Arztraum etc.) umgestaltet. Bei der Aufbereitung auf dem Flur entstehen jedoch rasch ungünstige Verhältnisse wie z. B. hohe Luftkeimzahl und die Gefahr der Keimverbreitung.

8.1.4 Desinfektionsverfahren

Matratzen

- Die thermische Desinfektion der Matratzen kann erheblich eingeschränkt werden, wenn ein entsprechender Matratzenbezug gewählt wird.
- Untersuchungen der Materialien aus Matratzenkernen ergaben nur eine geringe Besiedelung mit meist apathogenen Mikroorganismen, die in der Regel vernachlässigt werden können.

Normalstation

Auf der **Normalstation** ist nach den heutigen Erkenntnissen eine Infektionsgefährdung des Patienten durch Keime, die aus dem Matratzenkern stammen, als gering einzustufen. Es ist jedoch eine Oberflächenbehandlung (desinfizierende Reinigung) erforderlich. Dies ist auch bei Patienten mit einer kurzen Liegedauer notwendig, da die Kontamination der Matratze nicht nur von der Liegedauer, sondern hauptsächlich von anderen Faktoren wie Inkontinenz, Keimabgabe u. a. abhängig ist. Die desinfizierende Oberflächenbehandlung ist an allen eventuellen Kontaktflächen der Matratze vorzunehmen.

Als Verfahren stehen Flächendesinfektionsmaßnahmen (Scheuern, Wischen), automatisches Sprühverfahren, Waschverfahren oder thermische Verfahren zur Verfügung. Generell muss das Aufbereitungsverfahren einer regelmäßigen mikrobiologischen Kontrolle unterzogen werden.

Verfahren

Bettgestell

Die automatische Bettgestellreinigung und -desinfektion bietet erhebliche Vorteile und ist bei einer täglichen Anzahl von über 20 Betten aus folgenden Gründen durchaus lohnend:

Vorteile der automatischen Bettgestellreinigung und -desinfektion

- der Arbeitstakt liegt deutlich unter 10 Minuten,
- geringe Lohnkosten,
- bestehendes Umwälzsystem mit Ersparnis von Energie, Wasser und Desinfektionsmittel.

Auf die Stellungnahme „Maschinelle Reinigung und Desinfektion von Bettgestellen, Nachttischen und Transportwagen" des Arbeitskreises Bettenhygiene (4. Aufl. 1995) wird verwiesen. Dort werden die Anforderungen hygienischer und technischer Art für Reinigungs- und Desinfektionsmittel, Bettgestelle und Anlagen festgelegt. Des Weiteren werden Prüfverfahren wie Typprüfung und periodische Prüfungen vorgegeben.

Kopfkissen und Einziehdecken

Kopfkissen müssen einem Aufbereitungsverfahren unterzogen werden können. Sie galten lange Zeit als Problemartikel, da die verwendeten Naturprodukte (Federn) nur schwierig zu reinigen und zu desinfizieren sind (Ausrüstung der Federn, thermische Desinfektion, Waschverfahren, Reinigung, Rückstandsprobleme). Daher haben sich in den letzten Jahren zunehmend synthetische Stoffe, insbesondere Schaumstoffe, durchgesetzt. Diese müssen jedoch einer häufigen Wiederaufbereitung (Kochwäsche, chemothermisches Waschverfahren, Trocknung) ohne Qualitätsverlust standhalten.

Optimale kochwaschbare Kissenfüllungen müssen folgende Kriterien erfüllen:

Optimale kochwaschbare Kissenfüllungen

- hoher Weichheitsgrad,
- hohes Raumgewicht,
- gute Gleichmäßigkeit und Trennfähigkeit.

Dieselben Vorgaben gelten für Einziehdecken. Sie müssen leicht, weich und anschmiegsam sein und eine ausreichende Luftdurchlässigkeit gewährleisten. Die Forderung einer hygienisch einwandfreien Reinigung und Desinfektion ist aufgrund des direkten Kontakts mit dem Patienten gegeben. Heute werden vielfach synthetische Faservliese eingesetzt. Da bei der Aufbereitung jedoch häufig Probleme (z. B. Volumenverluste) auftraten, wird auch hier vorzugsweise synthetischer Schaumstoff eingesetzt. Diese Einziehdecken lassen sich mit thermischen oder chemothermischen Waschverfahren aufbereiten.

8.1.5 Hygieneplan für manuelle Aufbereitung

Von der Vereinigung der Hygienefachkräfte der Bundesrepublik Deutschland e. V. wurde ein Hygieneplan für die manuelle (und maschinelle) Aufbereitung der Betten veröffentlicht (vgl. Krh.-Hyg. und Inf.verh. 16 (1994), 63).

8.1.6 Zusammenfassende Betrachtung

Grundsätze

Grundsätzlich ist davon auszugehen, dass das Personal nach dem Abziehen eines Bettes eine **Händedesinfektion** vornimmt, bevor es andere Tätigkeiten (z. B. Pflegetätigkeiten) verrichtet. Ebenso ist eine **Plastikschürze** erforderlich. Beide Maßnahmen sind notwendig, da es während des Abrüstens mit hoher Wahrscheinlichkeit zu einer massiven Kontamination der Hände und der Dienstkleidung kommt.

Bettenaufbereitung

Für die Bettenaufbereitung existiert kein einheitliches **Verfahren.** Das zu wählende Verfahren richtet sich nach den jeweiligen Gegebenheiten der technischen und baulichen Einrichtungen sowie der Aufgabenstellung und Größe der Institution. Wesentlich ist die Tatsache, dass ein gebrauchtes Krankenbett mit hoher Wahrscheinlichkeit mit pathogenen Keimen kontaminiert ist und als potenzielles Vehikel des Hospitalismus fungiert. Daher sind für die Bettenaufbereitung die Gesichtspunkte der **Infektionsprophylaxe** maßgebend. Das Personal muss über die Gefahrenmomente informiert und zu hygienisch einwandfreiem Handeln motivert werden.

Milben

Neben den mikrobiologischen Problemen muss auch die Möglichkeit des **Hausstaubmilbenbefalls** beachtet werden. Die Milben siedeln sich in Matratzen, Kissen und Einziehdecken an, da dort günstige Lebensbedingungen (Sekrete, Exkrete, Temperaturen von 20-30 °C und hohe Luftfeuchtigkeitsverhältnisse) gegeben sind. Da die Milben mit bloßem Auge nicht zu erkennen sind, wird der Befall häufig übersehen. Entsprechende Matratzenüberzüge (siehe oben) können eine Ansiedlung jedoch verhindern. Von den Milben wird die gefürchtete Hausstauballergie (ausgelöst durch Milbenkot) verursacht.

Manuelle Aufbereitung:

Unreine Seite: Dienstkleidung mit Schutzschürze oder Schutzkittel; bei Arbeiten mit Desinfektions- und Reinigungsmitteln sowie bei Kontakt mit verschmutzter Bettwäsche (Blut, Stuhl usw.) sind Handschuhe zu tragen (UW).

Reine Seite: Bei Wechsel zwischen unreinem und reinem Bereich muss die Schutzschürze oder der Schutzkittel abgelegt und eine Händedesinfektion durchgeführt werden.

Tab. 8.1: Hygieneplan für die Bettenaufbereitung

Was	Wann	Womit	Wie
Händereinigung	vor Arbeitsbeginn; bei Arbeitsende	Waschlotion	Flüssigseife (einmal drücken), Einmalhandtuch
Händedesinfektion	vor Betreten der reinen Seite; bei Verlassen der unreinen Seite	Händedesinfektions-mittel	ca. 3 ml Desinfektionsmittel in den Händen verreiben, bis die Hände trocken sind; kein Wasser zugeben.
Hautpflege	bei Bedarf	Hautcreme	einmassieren
Schutzkleidung	bei Betreten bzw. Wechsel der Bereiche		
Handschuhe	bei stark verschmutzter Wäsche und bei infektiös gekennzeichneten Betten	Einmalhandschuhe	
	bei Umgang mit Reinigungs- und Desinfektionsmitteln	Haushaltshandschuhe	
Schmutzwäsche	nach jedem Patienten	Wäscherei	abziehen; Wäschesack sortieren
Matratzenschonbezüge, abwaschbare und waschbare	nach jedem Patienten	Flächendesinfektionsmittel; Wäscherei	abwischen; abziehen, Wäschesack sortieren, chemothermisch desinfizieren
Bettgestell; Nachttisch	täglich und nach jedem Patienten	Flächendesinfektionsmittel	ab- und auswischen
Fußboden, reine Seite und unreine Seite	einmal täglich bei Arbeitsende	Allzweckreiniger; Flächendesinfektionsmittel	hausübliche Systeme
Waschbecken	einmal täglich	Allzweckreiniger	auswischen
Regale; Schränke	einmal wöchentlich	Allzweckreiniger	abwischen
Reinigungsutensilien	täglich nach Gebrauch	Allzweckreiniger	reinigen und trocken aufbewahren
Reinigungstücher	täglich nach Gebrauch	Wäscherei	thermisch desinfizieren

8.2 Wäschepflege

In der Anlage 4.4.3 des BGA „Anforderungen der Hygiene an die Wäsche aus Einrichtungen des Gesundheitsdienstes, die Wäscherei und den Waschvorgang und Bedingungen für die Vergabe von Wäsche an gewerbliche Wäschereien" (Bundesgesundheitsblatt 38 [1995] Heft 7) sind folgende Festlegungen getroffen:

- Die **saubere Wäsche** muss frei von Krankheitserregern und keimarm bzw. für bestimmte Zwecke steril sein. Gebrauchte Wäsche aus Einrichtungen des Gesundheitsdienstes ist mikrobiell verunreinigt und kann durch unsachgemäßen Umgang zur Verbreitung von Mikroorganismen und Infektionskrankheiten beitragen. Dies gilt insbesondere für Krankenhäuser, Altenpflege- und Rehabilitationseinrichtungen mit klinischem Charakter und Einrichtungen für ambulantes Operieren.
- Auf die **Güte und Prüfbestimmungen** "Sachgemäße Wäschepflege für Krankenhauswäsche" (RAL - RG 992/2) wird hingewiesen.
- Unter Berücksichtigung medizinischer Belange ist entsprechend dem Gefahrenbereich in Einrichtungen des Gesundheitsdienstes ein häufiger **Wäschewechsel** erforderlich. Die Wäsche muss jedoch mindestens einmal wöchentlich gewechselt werden.
- Die Wäsche muss so behandelt werden, dass **keine Waschmittelrückstände**, die die Gesundheit gefährden und z. B. Allergien verursachen, auftreten.
- Anwendung von Waschverfahren, die gewährleisten, dass die aufbereitete Wäsche **frei von infektionsauslösenden Keimen** ist.
- Es sind nur **Mittel und Verfahren** einzusetzen, die in der Desinfektionsmittelliste des Robert Koch-Instituts oder der Deutschen Gesellschaft für Hygiene und Mikrobiologie aufgeführt sind.
- Die Anforderungen an die Keimarmut der sauberen Wäsche sind in Tabelle 8.2 dargestellt.
- Es empfiehlt sich, **regelmäßige Waschgangskontrollen** mit Bioindikatoren vorzunehmen.
- Es existieren **Festlegungen für bauliche, technische und personelle Ausstattungen** derjenigen Wäschereien, die Wäsche aus medizinischen Institutionen waschen (Hygiene-Zeugnis nach RAL 992/2, Abb. 8.3).
- Das in der Wäscherei beschäftigte Personal muss **Schutzkleidung** tragen. Die saubere Schutzkleidung muss vor dem Betreten der reinen Seite angelegt werden; außerdem muss das Personal die Hände desinfizieren. Unmittelbar vor Verlassen der unreinen Seite muss die unreine Schutzkleidung abgelegt und eine Händedesinfektion durchgeführt werden. In jeder Wäscherei soll ein Beschäftigter im Auftrag der Betriebsleitung die sachgerechte Durchführung der Desinfektionsmaßnahmen (Händedesinfektion, Flächendesinfektion, Wäschedesinfektion usw.) überwachen. Er sollte die staatliche Anerkennung als Desinfektor besitzen.
- Auf der sauberen Wäsche dürfen **nicht mehr als 20 KBE pro dm^2** nachweisbar sein.

Tab. 8.2: Anforderungen an die Keimarmut der sauberen Wäsche

Bereiche, in denen die saubere Wäsche verwendet werden soll	mikrobiologische Anforderungen an die Waschverfahren und an die saubere Wäsche
1. Bereiche mit besonders hohen Anforderungen an die Keimarmut, z. B. OP-Einheiten	Die Wäsche muss steril sein. Sie ist deshalb in zweckmäßiger Verpackung mit gespanntem Dampf zu sterilisieren. Regelmäßige Kontrollen sind notwendig (vgl. Abb. 8.2, S. 244).
2. Sonstige medizinische Bereiche	Die Wäsche muss keimarm sein. Bei Abklatsch von Wäscheproben auf Nährböden sollen nach Bebrütung neun von zehn Proben nicht mehr als zwei Kolonien je 10 cm^2 aufweisen (siehe Abb. 8.2, S. 244). Die Wäsche ist zur Vermeidung von Rekontaminationen in geeigneter Weise zu verpacken.

- Die **gebrauchte Wäsche** ist schon beim Einsammeln dem Waschverfahren entsprechend **getrennt** zu **sammeln**. Dabei müssen Staub- und Keimaufwirbelungen soweit wie möglich vermieden werden. Es sollte darauf geachtet werden, dass sich in der Wäsche keine Fremdkörper befinden. Die Schmutzwäsche wird in geeigneten Behältern, die durch äußere Kennzeichnung den Inhalt anzeigen, gesammelt (z. B. in reißfesten, feuchtigkeitsabweisenden, keimdichten Wäschesäcken).
- Ein **Hygieneplan** ist zu erstellen.
- In der Wäscherei wird sowohl eine **Endkontrolle** als auch eine **Prozesskontrolle** vorgenommen (Grenz-, Richt- und Orientierungsnormen siehe Abb. 8.2).

Forschungsinstitut Hohenstein
Institut für Wäscherei und Textilhygiene
SCHLOSS HOHENSTEIN • D-74357 BÖNNIGHEIM

Orientierungs-, Richt- und Grenzwerte
für Hygienekontrollen
nach RAL-RG 992/2 (*Hygienezeugnis*)

Bereiche		**Orientierungs-, Richt- und Grenzwerte**
Technische Einrichtung während des Betriebes		Orientierungswert: 100 KBE/1 dm^2
Feuchtwäsche und Wäschekuchen		Richtwert: 30 KBE/1 dm^2
Trockene Wäsche	• Bewertung nach BGA/RKI	Grenzwert: 9 von 10 Proben nicht mehr als 20 KBE/1 dm^2
Transport/Lagerung		Orientierungswert: 100 KBE/1 dm^2
Händehygiene:	• während des Betriebes; • direkt nach Desinfektion	Orientierungswert: 100 KBE/1 dm^2
Rohwasser		Richtwert: 100 KBE/1 ml
Weichwasser		Richtwert: 100 KBE/1 ml
Spülwasser:	• für den Spülprozess • für den Vorwaschbereich	Richtwert: 100 KBE/1 ml Orientierungswert: 1.000 KBE/1 ml
Testkeime	• Bewertung nach BGA/RKI	In beiden Versuchen dürfen die Testkeime nicht nachweisbar sein.

Abb. 8.2: Orientierungs-, Richt- und Grenzwerte für Hygienekontrollen

Hygienezeugnis

Bei Einhaltung dieser Qualitätsnormen erhält die Wäscherei ein **Hygienezeugnis** (Abb. 8.3). Das Hygienezeugnis gilt nur für jeweils ein Jahr. Deshalb ist es sehr wichtig, auf das Gültigkeitsdatum zu achten.

Die **UVV der Berufsgenossenschaft Gesundheitsdienst und Wohlfahrtspflege** (VBG 7y) schreibt vor:

„Krankenhauswäsche

§ 20: Krankenhauswäsche im Sinne dieser Unfallverhütungsvorschrift ist Wäsche, die beim Untersuchen, Behandeln, Pflegen und Versorgen

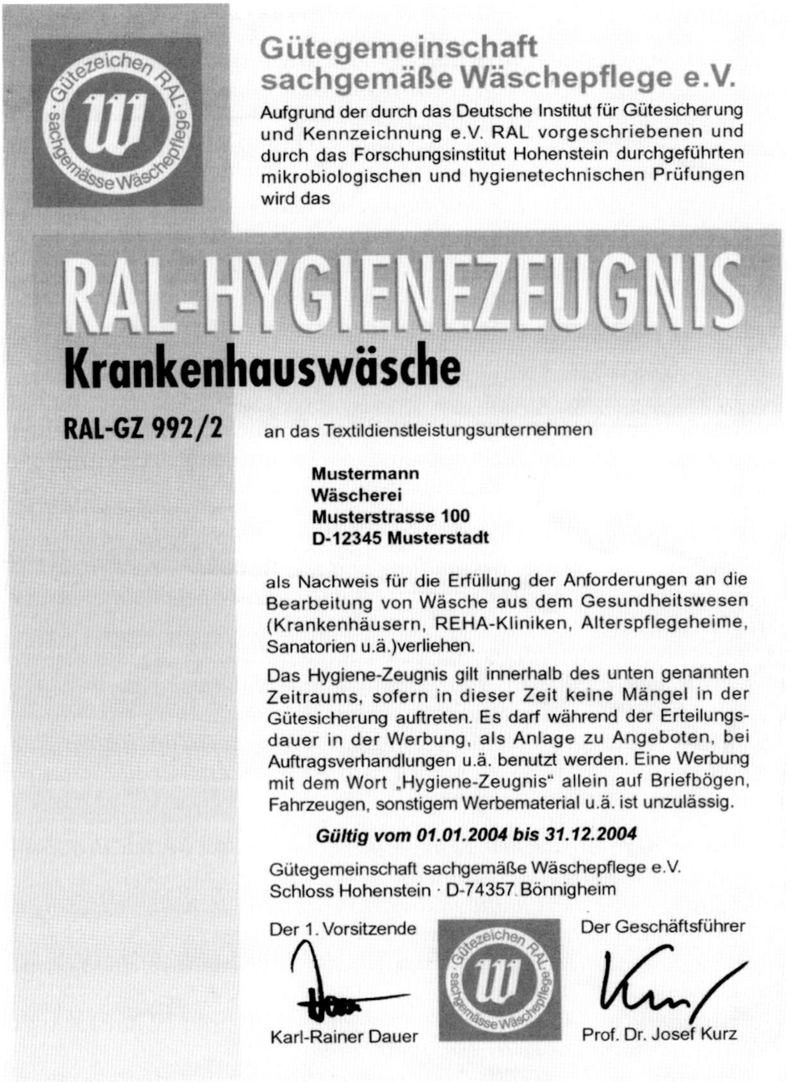

Gütegemeinschaft
sachgemäße Wäschepflege e.V.

Aufgrund der durch das Deutsche Institut für Gütesicherung und Kennzeichnung e.V. RAL vorgeschriebenen und durch das Forschungsinstitut Hohenstein durchgeführten mikrobiologischen und hygienetechnischen Prüfungen wird das

RAL-HYGIENEZEUGNIS

Krankenhauswäsche

RAL-GZ 992/2

an das Textildienstleistungsunternehmen

Mustermann
Wäscherei
Musterstrasse 100
D-12345 Musterstadt

als Nachweis für die Erfüllung der Anforderungen an die Bearbeitung von Wäsche aus dem Gesundheitswesen (Krankenhäusern, REHA-Kliniken, Alterspflegeheime, Sanatorien u.ä.)verliehen.

Das Hygiene-Zeugnis gilt innerhalb des unten genannten Zeitraums, sofern in dieser Zeit keine Mängel in der Gütesicherung auftreten. Es darf während der Erteilungsdauer in der Werbung, als Anlage zu Angeboten, bei Auftragsverhandlungen u.ä. benutzt werden. Eine Werbung mit dem Wort „Hygiene-Zeugnis" allein auf Briefbögen, Fahrzeugen, sonstigem Werbematerial u.ä. ist unzulässig.

Gültig vom 01.01.2004 bis 31.12.2004

Gütegemeinschaft sachgemäße Wäschepflege e.V.
Schloss Hohenstein · D-74357 Bönnigheim

Der 1. Vorsitzende — Karl-Rainer Dauer

Der Geschäftsführer — Prof. Dr. Josef Kurz

Abb. 8.3: Hygienezeugnis der Gütegemeinschaft sachgemäße Wäschepflege

- *von Kranken in Krankenhäusern sowie*
- *in Pflege- und Krankenstationen von Heimen*

anfällt. Zur Krankenhauswäsche zählt auch gebrauchte Wäsche aus medizinischen Laboratorien und Prosekturen sowie infektiöses Waschgut aus anderen Bereichen.

Geschlossene mechanische oder pneumatische Anlagen

§ 21: Geschlossene mechanische oder pneumatische Anlagen, mit denen infektiöses Waschgut Waschmaschinen zugeführt wird, müssen so eingerichtet sein, dass mit Wäsche in Berührung gekommene Innenflächen nicht nach außen gedreht werden können.

Arbeitsräume

§ 22: (1) Wäschereien für Krankenhauswäsche sind in eine reine und unreine Seite mit jeweils eigenen Zugängen zu trennen.
(2) Auf der unreinen Seite müssen Fußböden, Wände sowie Außenflächen von eingebauten Einrichtungen und Maschinen feucht zu reinigen und zu desinfizieren sein.
(3) Absatz 1 gilt nicht für betriebseigene Wäschereien in Heimen, die nicht überwiegend der Pflege von Menschen dienen (z. B. Altenheim).“

8.3 Probleme der Lebensmittelversorgung auf Station

In diesem Kapitel sollen ausschließlich die **Probleme der Lebensmittelversorgung auf Station,** nicht jedoch die der zentralen Küche dargestellt werden. In Art. 3 der EG-Richtlinie von 1993 heißt es:

EG-Richtlinie von 1993

„(1) Zubereitung, Verarbeitung, Herstellung, Verpackung, Lagerung, Beförderung, Verteilung, Behandlung und das Anbieten von Lebensmitteln zum Verkauf oder zur Lieferung erfolgen unter hygienisch einwandfreien Bedingungen.
(2) Die Lebensmittelunternehmen stellen die für die Lebensmittelsicherheit kritischen Punkte im Prozessablauf fest und tragen dafür Sorge, dass angemessene Sicherheitsmaßnahmen festgelegt, durchgeführt, eingehalten und überprüft werden, und zwar nach folgenden, bei der Ausgestaltung des HACCP-Systems (Hazard Analysis und Critical Control Points) verwendeten Grundsätzen:

- *Analyse der potenziellen Risiken für Lebensmittel in den Prozessen eines Lebensmittelunternehmens;*
- *Identifizierung der Punkte in diesen Prozessen, an denen Risiken für Lebensmittel auftreten können;*
- *Festlegung, welche dieser Punkte für die Lebensmittelsicherheit kritisch sind (kritische Punkte);*
- *Feststellung und Durchführung wirksamer Prüf- und Überwachungsverfahren für diese kritischen Punkte und*
- *Überprüfung der Gefährdungsanalyse für Lebensmittel, der kritischen Kontrollpunkte und der Prüf- und Überwachungsverfahren in regelmäßigen Abständen und bei jeder Änderung der Prozesse in dem Lebensmittelunternehmen.“*

Die EG-Richtlinie von 1993 wurde mit der Verordnung über Lebensmittelhygiene (LMHV) vom 5.8.97 (Bundesgesetzbl. S. 2008) in nationales Recht überführt. Daher betrifft die Lebensmittelversorgung nicht nur die Zentralküche, sondern auch die Verteilung oder Zubereitung auf der Station.

Geschirrspülen

Einzuhalten sind die Vorgaben nach DIN 10510 ff. für Geschirrspülmaschinen. Diese schreiben für den Betrieb vor:

Vorgaben

- Sichtkontrolle des gereinigten Geschirrs,
- Erhaltung von Temperatur und Kontaktzeit,
- mikrobiologische Kontrolle des reinen Geschirrs an 10 Geschirrteilen; maximale KBE von 50 KBE/dm^2 durch Oberflächenkontaktkultur,
- mikrobiologische Prüfung des letzten Spülwassers (200 KBE/ml),
- das Geschirr sollte am Ende der maschinellen Reinigung trocken sein.

Beachtet werden sollen auch die allgemeinen Hygieneregeln, z. B. Vermeidung einer Rekontamination des Geschirrs durch direktes Entfemen aus dem unreinen Bereich sowie geschlossene Zwischenlagerung.

Information und Belehrung

Sowohl das Infektionsschutzgesetz (siehe Kapitel 12.1), die Lebensmittelhygieneverordnung vom 08.08.1997 als auch die DIN-Vorschrift 10514 schreiben eine mindestens jährliche Unterrichtung des Personals vor. Dabei sollen vor allem infektionspräventive Maßnahmen zur Vermeidung von Keimverschleppung, mikrobieller Kontamination der Lebensmittel, persönliche Hygiene (z. B. Händewaschen/Desinfektion), Reinigung, Erkrankungen des Personals sowie Keimeintrag durch Rohware oder Personal in den Küchenbereich angesprochen werden. Die Information muss dokumentiert werden, z. B. Zeitpunkt und Dauer, Teilnehmer namentlich, Themen und Referent; eine entsprechende Information sollte für das Stationspersonal erfolgen (CAVE: Organisationsverschulden).

Forderungen

Daraus ergeben sich folgende grundsätzlichen **Forderungen:**

- Das angelieferte **Essen muss umgehend an die Patienten ausgegeben werden**, da es innerhalb von kurzer Zeit zu einer enormen Keimvermehrung (siehe Tab. 8.3) und/oder zu einer Giftstoffbildung kommen kann. Gefürchtet ist auf den Stationen vor allem Staphylococcus aureus (siehe Tab. 8.4).

Tab. 8.3: Keimvermehrung in Lebensmitteln

Anzahl der Bakterien bei einer Kontamination von 128 Bakterien eines Lebensmittels nach	
1 Stunde 2 Stunden	1.024 Bakterien 8.192 Bakterien
3 Stunden	65.536 Bakterien
4 Stunden + 20 Min.	1 Million Bakterien

Tab. 8.4: Eigenschaften von Staphylococcus aureus

Staphylococcus aureus
• Eitererreger • weit verbreitet, z. B. Hände (Wunden, Eiterungen), Rachen, Nase, • Enterotoxinbildung bei 50 % der isolierten Stämme; das Toxin ist thermostabil • Phagentypisierung

- Es muss berücksichtigt werden, dass sowohl im Krankenhaus als auch in der Rehaklinik, vor allem jedoch in Altenpflegeheimen **immungeschwächte Personen** verpflegt werden, bei denen sowohl die Infektionsdosis als auch die letale Toxindosis deutlich herabgesetzt und die Anfälligkeit gegenüber fakultativ pathogenen Keimen stark erhöht ist.
- Es ist notwendig, sich bewusst zu machen, dass das aus der Zentralküche gelieferte **Essen nicht keimfrei** ist.
- Sollte der Patient das gereichte warme Essen (möglichst 65 °C) nicht sofort bei Anlieferung zu sich nehmen können, ist mindestens ein Durchkochen, z. B. mit Mikrowelle, erforderlich. Nach längerem (länger als 2 Stunden) **Stehen ohne Kühlung** sollte das Essen nicht mehr verabreicht werden (Bildung thermostabiler Toxine).
- Grundsätzlich sollte vor der Essensverteilung eine **Händedesinfektion** vorgenommen werden. Dies gilt auch für das Servicepersonal in Rehakliniken.
- Besondere Beachtung der hygienischen Grundsätze ist bei **leicht verderblichen Speisen** wie Nachspeisen, Torten und Kuchen mit nichtdurchbackener Füllung, Milchprodukten u. a. (wegen Salmonellen, Listeriose/EHEC) erforderlich.
- Das Stationspersonal sollte darauf achten, dass derartige, auch von Besuchern mitgebrachte Lebensmittel sowie Fruchtsäfte im Patientenzimmer **nicht längere Zeit ungekühlt stehen bleiben.**
- Die **Teeküche** ist stets sauber zu halten, und eine desinfizierende Reinigung der Arbeitsflächen sollte täglich erfolgen.
- Einwandfreies **Geschirrspülen** sollte selbstverständlich sein. Maschinelles Geschirrspülen ist anzustreben.
- Ferner sollten die **Reinigungstücher** täglich gewechselt werden.

Wie wichtig die Einhaltung der Lebensmittelhygiene in allen Stufen der Versorgung ist, zeigt die hohe **Morbidität an Durchfallerkrankungen** in Deutschland (siehe Abb. 8.4).

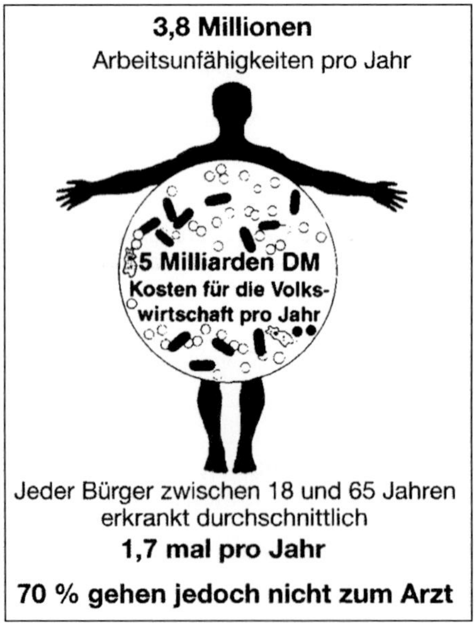

Abb. 8.4: Durchfallerkrankungen in Deutschland und ihre Auswirkungen

9 Abfallentsorgung und Abfallreduktion

W. Steuer

9.1 Entsorgung

Anforderungen an die Abfallentsorgung

Die Entsorgung von Abfällen im Krankenhaus, in Reha-Kliniken und Pflegeheimen hat mehrere Aspekte zu berücksichtigen:

- Personalschutz vor Infektionen,
- Infektionsprävention zur Verhütung der Verbreitung von pathogenen oder fakultativ pathogenen Keimen,
- zuverlässige Aufbereitung des infektiösen Mülls,
- umwelthygienische Gefahren bei der Endbeseitigung,
- Möglichkeiten der Reduzierung von Müll im Krankenhaus.

Welche infektionspräventiven Maßnahmen sind nötig und welche „critical points" müssen beachtet werden (vgl. Abb. 9.1).

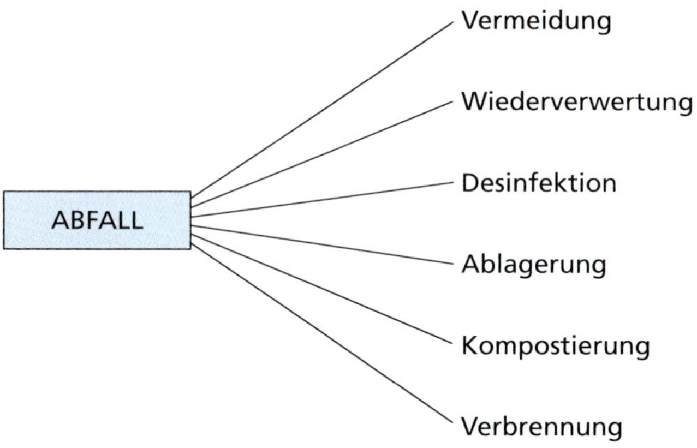

Abb. 9.1: Systematik der Abfallverwertung

9.1.1 Einteilung der Abfälle

In Deutschland hat sich unter Berücksichtigung dieser Punkte eine Einteilung des anfallenden Krankenhausmülls sowohl durch das Bundesgesundheitsamt als auch durch die Bund-Länder-Kommission oder durch Länderverordnungen ergeben (Tab. 9.1).

Tab. 9.1: Klassifikation der Abfallentsorgung

Krankenhaus-Abfall Bund/Länder AG „Entsorgung von Abfällen“ aus Einrichtungen des Gesundheitsdienstes (siehe auch TRBA 250, Kapitel 12, Seite 285)			
A:	Hausmüll; desinfizierte Abfälle; Küchenabfälle (AS 180203)	〉	Hausmüllverbrennung Hausmüll-Deponie
B:	Abfälle mit Blut, Sekreten und Exkreten behaftet (AS 180104)	〉	Hausmüllverbrennung Hausmüll-Deponie
C + E:	Infektiöse Abfälle (AS 180103); aus ethischer Sicht besondere Anforderungen (AS 180102)	〉	Desinfektion → Verbrennung – Deponie; Sonderabfallverbrennung
D:	Zytostatika Chemikalien (AS 180105)	> >	Sonderabfallverbrennung Hausmüllverbrennung

Richtlinie über die ordnungsgemäße Entsorgung von Abfällen aus Einrichtungen des Gesundheitsdienstes

In der Richtlinie über die ordnungsgemäße Entsorgung von Abfällen aus Einrichtungen des Gesundheitsdienstes (Stand 2002) werden im Anhang sowohl die **Abfallschlüssel** als auch **Anfallstellen und Bestandteile** aufgeführt:

Gruppe A

- **A:** Abfälle, an deren Entsorgung aus infektionspräventiver Sicht keine besonderen Anforderungen zu stellen sind, z. B. hausmüllähnliche Abfälle, Küchenabfälle und desinfizierte Abfälle. Küchenabfälle sind als Futter verwertbar, wenn sie in geeigneter Form thermisch desinfiziert wurden.

Gruppe B

- **B:** Abfälle, an deren Entsorgung aus infektionspräventiver Sicht **innerhalb des Krankenhauses** besondere Anforderungen zu stellen sind, z. B. mit Blut, Sekreten und Exkreten behaftete Abfälle wie Körperteile, Organabfälle, Wundverbände, Einwegwäsche etc. Kanülen und Gegenstände mit ähnlichem Risiko bedürfen wegen der Infektionsgefahr einer besonderen Behandlung (gesonderte Erfassung, kein Umfüllen, Sortieren). Die Unfallverhütungsvorschrift der Berufsgenossenschaft für Gesundheitsdienst und Wohlfahrtspflege schreibt in der VBG 103 vor:
  „Spitze, scharfe und zerbrechliche Gegenstände dürfen nur sicher umschlossen in den Abfall gegeben werden (AS 180101, keine Sortierung, Entsorgung ggf. mit AS 180104). Dies sind Behältnisse, deren Wände nicht durchstochen werden können“ (siehe Tab. 9.2).

BGA-Kommission: „Fallen größere Flüssigkeitsmengen (Blut, Sekrete und Exkrete) an, sind die Behältnisse **unter Beachtung von krankenhaushygienischen Gesichtspunkten** zu entleeren (CAVE: Aerosole, Verspritzen, Kontamination der Umgebung).“

Von 114 gemeldeten Fingerverletzungen entstanden		
81	bei	Reinigungspersonal
10	bei	Schülerinnen
15	bei	Studenten
1	bei	MTA
4	bei	Schwestern/Pflegern
3	bei	Ärzten

Tab. 9.2: Fingerverletzungen bei Krankenhauspersonal

Die Zuführung von Flüssigkeiten (Blut, Sekrete, Exkrete) zum **Abwasser** ist aus infektionspräventiver Sicht unproblematisch. Erfahrungsgemäß sind die in medizinischen Einrichtungen üblichen Mengen an zu entsorgenden Flüssigkeiten dieser Art auch für die Abwasserbehandlungen unkritisch.

Gruppe C

- C: Abfälle, an deren Entsorgung aus infektionspräventiver Sicht **innerhalb und außerhalb des Krankenhauses** besondere Anforderungen zu stellen sind:
  Die Notwendigkeit **zusätzlicher Anforderungen** (z. B. getrennte Sammlung, Desinfektion) ergibt sich aus der Art der Krankheitserreger unter Berücksichtigung ihrer Ansteckungsgefährlichkeit, Überlebensfähigkeit, des Übertragungsweges und des Ausmaßes der Kontamination. Dies ist gegeben, wenn die Abfälle mit Erregern übertragbarer Krankheiten behaftet sind und dadurch eine Verbreitung der Krankheit zu befürchten ist. Hierbei sind auch die Vorschriften nach TRBA 250 entsprechend den Schutzstufen zu beachten (Kapitel 12, Seite 285). Zu diesen Bereichen können gehören:

Bereiche

- Infektionsstationen,
- Dialysestationen,
- medizinische Laboratorien,
- Prosekturen,
- Versuchstiere mit Krankheitserregern,
- Streu und Exkremente mit Krankheitserregern,
- Abfälle, die unmittelbar aus der Versorgung von Patienten kommen,
- Abfälle, die mit Erregern behaftet sein können.

Die chemische Desinfektion ist nicht ausreichend oder unsicher. Abfälle dieser Art können bestimmte Materialien aus Infektionsstationen, der Pathologie, Blutbanken und Kliniken sein. Es handelt sich dabei um **Abfälle, die bei der Behandlung von Patienten mit bestimmten Infektionskrankheiten anfallen, wie z. B. mit erregerhaltigem Sekret oder mit Exkret kontaminierte Materialien; nicht dazu gehören in der Regel Verpackungsmaterialien. Dies bedeutet, dass nicht der gesamte Abfall, der in einer Infektionsstation anfällt, als Infektionsmüll betrachtet wird.** Zu diesen Abfällen zählen ferner mikrobiologische Kulturen wie z. B. auch so genannte Urikultverfahren.

9.1.2 Entsorgung in der Einrichtung

Anforderungen an Entsorgungsbehältnisse

Aus infektionspräventiver Sicht und zur Personalsicherheit sollten die Behälter zum Sammeln und Transport von Krankenhausmüll besondere Bedingungen erfüllen:

Einwegbehältnisse

- Es kommen Einwegbehältnisse, Rücklaufbehälter oder ihre Kombinationen in Frage. Der Verwendung von **Einwegbehältnissen** ist aus Personalschutzgründen der Vorrang zu geben. Die oft manuell durchgeführte Reinigung und Desinfektion der Rücklaufbehälter ist unsicher und immer mit Infektionsgefahren durch Verletzung an Glassplittern, spitzen Gegenständen etc. verbunden. Einwegbehältnisse müssen verschließbar, geruchsdicht, feuchtigkeitsbeständig und transportfest sein.
- Für bestimmte Abfälle der Gruppen B und C sowie für Abfälle mit einem hohen Flüssigkeitsanteil reichen Kunststoff- oder Papiersäcke als alleinige **Umhüllung beim Transport** im Krankenhaus nicht aus. Behältnisse mit diesen Abfällen dürfen nur in einem zusätzlichen, festen Behälter transportiert werden.
- Die **Behältnisse** sind so **aufzustellen**, dass die Umgebung nicht kontaminiert wird. In diesem Zusammenhang ist der Unterschied zwischen offenen und mit einer Abdeckung versehenen Abwurfbehältnissen hinsichtlich der Kontamination der Umgebung beachtlich (Abb. 9.2).

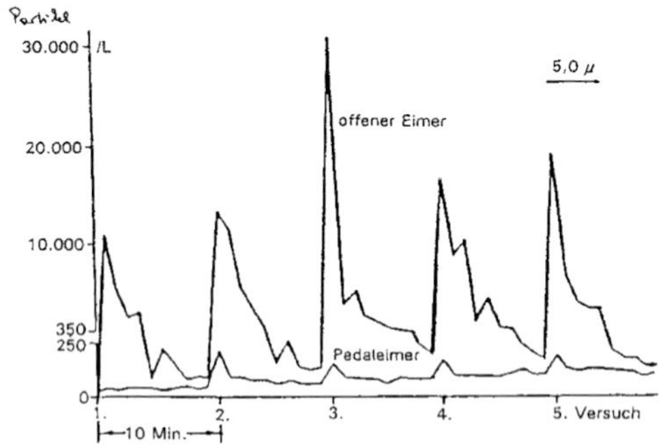

Abb. 9.2: Partikelbelastung in 50 cm Entfernung vom Abwurfbehälter

Rücklaufbehälter

- Werden **Rücklaufbehälter** benutzt, **die zu der Anfallstelle zurückgehen**, sind diese folgendermaßen zu behandeln:
  Bei Abfall der Gruppe A muss eine Reinigung, bei Abfällen der Gruppen B und C eine Reinigung und Desinfektion erfolgen. In der Regel kommen hierfür nur **maschinelle und validierbare** Verfahren infrage.

Mülltrennung

- Der stark ausgeprägte Trend des Recycling erfordert eine **Mülltrennung am Anfallort**. Dies bedingt vermehrten Raumbedarf auf den Krankenstationen. Daher ist hierfür entweder der unreine Arbeitsraum größer zu gestalten (aus infektionspräventiven Gründen eine ungünstige Lösung) oder ein eigener Entsorgungsraum (derzeit selten vorhanden) vorzusehen. Die häufig praktizierte Lösung, Abfallbehälter auf dem Flur abzustellen, kann aus infektionspräventiver Sicht nicht akzeptiert werden.

- Die **Abfälle** sind möglichst umgehend und hygienisch einwandfrei unter Vermeidung von Staub- und Aerosolentwicklung zu **sammeln**. Abfall der Gruppen B und C ist ohne Umfüllen oder Sortieren in geschlossenen Behältnissen zum zentralen Lager zu befördern. Abfall der Gruppe C darf auch im zentralen Lager und bei der Übergabe nicht umgefüllt werden. Abfall der Gruppe B kann im zentralen Lager dem Abfall der Gruppe A ohne Umfüllen beigegeben werden, sofern bei der weiteren Entsorgung kein Sortieren vorgesehen ist.

Abfälle sammeln

- Abfallentsorgungssysteme sind störanfällig; so muss z. B. mit dem Zerreißen von Müllsäcken gerechnet werden. Der **Transport von Abfällen im Krankenhaus** muss deshalb von anderen Transporten getrennt werden. Pneumatische Förderanlagen für Abfall sind problematisch und können eine Gefahr darstellen. Abwurfschächte sind wegen des Kamineffekts und der Verbreitung von Keimen unzulässig.

9.1.3 Besonderheiten

Infektionsabfall

Wie für alle Bereiche des Krankenhauses ist es auch im Rahmen der Abfallbeseitigung wichtig, eine klare Konzeption für das einzelne Krankenhaus zu erarbeiten. **Das gesamte Personal ist diesbezüglich eingehend zu belehren.** Die Erfahrung hat gezeigt, dass eine regelmäßige Fortbildung sowie eine regelmäßige Kontrolle der Einhaltung des vorgegebenen Konzepts erforderlich sind, da Bequemlichkeit, Sorglosigkeit, Personalfluktuation usw. schnell zu unhygienischen Situationen führen.

Fortbildung/Kontrolle

Endbeseitigung des Abfalls

In Deutschland bestehen generelle erhebliche Probleme bei der Abfallbeseitigung. Dies gilt vor allem für Mülldeponien. Daher ist es ein vorrangiges Ziel der Gemeinde, durch verschiedene Maßnahmen eine Verringerung des Müllaufkommens zu bewirken:

Ziel: Verringerung des Müllaufkommens

- Müllvermeidung,
- Mülltrennung am Anfallort oder zentral durch Sortieranlagen, z. B. in biologischen Müll, Papier, Glas, Metalle und Kunststoffe,
- Recycling.

Diesen kommunalen Festlegungen werden auch die medizinischen Einrichtungen unterworfen. Dabei ergeben sich zwangsläufig beim Müll der Klassen B und C erhebliche, infektiologisch relevante Probleme, sowohl innerhalb als auch außerhalb des Krankenhauses. Dieser Krankenhausmüll kann jedoch einer manuellen Sortierung nicht zugeführt werden, wenn nicht erhebliche Infektionsgefahren für das Personal bewusst in Kauf genommen werden sollen.

Probleme

Anforderungen an die Entsorgung bestimmter Müllklassen

Wenn Krankenhausmüll der **Gruppe B** ohne Sortierung dem Hausmüll beigegeben wird, kann dies nur unter folgenden Voraussetzungen geschehen:

- eine einwandfreie Verbrennung,
- eine ordnungsgemäß durchgeführte, geschlossene Deponie als Vorbedingung.

Infektionsmüll der **Gruppe C** muss

- einwandfrei verbrannt oder
- einer validierten, thermischen Desinfektion zugeführt werden.

Für die **Desinfektion von Infektionsmüll** sind nur thermische Verfahren wie VDV-Verfahren geeignet sowie Verfahren auf Mikrowellenbasis, sofern eine genügende Durchfeuchtung des Mülls sichergestellt ist. Es ist nicht immer einfach darzulegen, dass einerseits für die Bevölkerung keine vermeidbaren Gefahren durch Krankenhausmüll befürchtet werden müssen, andererseits jedoch beim Krankenhausmüll bestimmte Organisationsverfahren zu beachten sind bzw. eine besondere Behandlung notwendig ist (Qualitätskontrolle, Qualitätsmanagement). Hinzuweisen ist auf die in der EG-Richtlinie vom 12. Dezember 1991 (91/689 EWG, Amtsblatt L 377/20) vorgenommene Einteilung, dass „hospital and other clinical wastes“ zu den gefährlichen Abfällen zählen.

9.2 Möglichkeiten der Abfallvermeidung/ ökologische Gesichtspunkte

9.2.1 Grundlagen

Kriterien für die Abfallentsorgung

Die Entsorgung von Abfall aus medizinischen Einrichtungen muss die Aspekte der Gefährdung der Gesundheit der Bevölkerung, der Umwelt und der Sicherheit berücksichtigen. Bisherige Untersuchungen haben gezeigt, dass bei sachgerechter Entsorgung der Abfälle aus medizinischen Einrichtungen keine höheren Belastungen bzw. Gefährdungen als vom Hausmüll ausgehen. Hauptziel auch im Gesundheitsdienst muss jedoch sein, alle Möglichkeiten der Reduzierung des Abfalls auszuschöpfen. Dabei ist eine Überprüfung sinnvoll, inwieweit aus infektionspräventiven Gründen medizinische Abfälle unvermeidbar sind.
Eine zusätzliche Reduktion des Gesamtmülls bei gleichzeitiger Wertstofferhaltung wird durch die Wiederverwertung erreicht. Eine getrennte Erfassung der Wertstoffe ist hierfür meist eine notwendige Voraussetzung.

Merke: Für die Wiederverwertung oder Wiederverwendung ist die gesamtökologische Bilanz ebenso notwendig wie die Anforderungen der Hygiene, die Patientensicherheit und die praxisgerechte, überschaubare Umsetzbarkeit in den medizinischen Einrichtungen.

Die nachfolgenden Anregungen sind daher nach der Abfallmenge, dem Ausmaß des potenziellen Schadens und den praktischen Lösungsmöglichkeiten gewichtet. Um einen möglichst hohen Effektivitätsgrad zu erzielen, sollte dort angesetzt werden, wo mit wenig Aufwand viel erreicht werden kann, um dann zu einer optimalen Lösung der Abfallbelastung zu kommen.

9.2.2 Allgemeine und spezielle Hinweise

Altpapier

- Altpapier grundsätzlich getrennt sammeln (Grüne Tonne oder Sammelstelle),
- Reklamesendungen durch Annahmeverweigerung reduzieren,
- vermehrte Verwendung von Umweltschutzpapier (wichtige Maßnahme), z. B. für Schriftverkehr, Kopien, Papierhandtücher.
- statt Papierunterlagen für Untersuchungsliegen Patienten anregen, eigene Handtücher mitzubringen.

Kunststoffe

- PVC lässt sich in den meisten Fällen durch chlorfreie Kunststoffe (z. B. Polyethylen, Polypropylen) oder Glas ersetzen.
- kritische Verwendung von Einmalartikeln (ökologische Bilanz).

Verpackung

Die Transportverpackung muss von den Lieferfirmen zurückgenommen werden. Durch konsequente Anwendung werden die Hersteller zu sparsamem Gebrauch gezwungen.

Putzmittel

- Mehrwegverpackungen sind zu bevorzugen,
- nur biologisch abbaubare Reinigungsmittel einsetzen.

FCKW-Sprays

Dürfen nicht mehr verwendet werden.

Kanülenentsorgung

Muss in vorhandenen durchstichsicheren Behältnissen erfolgen

Altmedikamente

- Keine größeren Mengen horten,
- kleine Mengen dem Hausmüll zuführen.

Sonderabfälle

- Zytostatika getrennt von Medikamenten erfassen und einer Verbrennung zuführen,
- quecksilberhaltige Geräte (z. B. Ersatz der quecksilberhaltigen Thermometern durch digitale Thermometer),
- Labor-Photochemikalien (z. B. Röntgen-Entwickler auf Pulverbasis).

Medical-Produkte

- Überprüfung der Verwendung von Einmalnierenschalen nach Patientensicherheit und Ökologie,
- Ersatz von Einmalabdeckungen durch Tuchabdeckungen (z. B. Patientenhandtücher in der physikalischen Therapie),
- Überprüfung bei weiteren Einwegartikeln,
- Ersatz von Einmal-Redonflaschen aus PVC durch solche aus Polyethylen,
- Einsatz von PVC-freien Infusionsbestecken,
- Verzicht auf große Mullverbände bei primären Operationen in der Gynäkologie,
- Verzicht auf Einwegüberschuhe,
- Recycling von Infusionsflaschen aus Polyethylen in Zusammenarbeit mit dem Hersteller,
- Recycling von (sortenrein gesammelten) Kunststoffen in Zusammenarbeit mit Recycling-Spezialfirmen,
- Erarbeitung eines Anforderungsprofils für umweltfreundliche Beschaffung,
- Produkt- und Verpackungsanalysen bei ausgewählten Produkten; Beschaffung abfallgünstiger Produkte.

Reinigung und Desinfektion

- kontrollierter Einsatz von Reinigungs- und Desinfektionsmitteln,
- Einsatz anerkannter Dosiersysteme,
- Beschaffung von Großgebinden,
- Umfüllen von (umfüllbaren) Flüssigseifen.

Sterilgutaufbereitung

- Beschaffung thermoresistenter Güter zur thermischen Sterilisation,
- Überprüfung/Beschränkung des Verbrauchs von Kunststoff-Folien.

Speisenversorgung

- Überprüfung/Ersatz von Einmalgeschirr durch Porzellangeschirr,
- Ersatz von Einmalgetränkeverpackungen durch Mehrwegflaschen bzw. Trinkbrunnen,
- Ersatz von Kunststoffverpackungen/-behältnissen durch Glasbehältnisse,
- Einsatz von Mehrwegverpackungen für die Warenanlieferung,
- (Wieder)Beschaffung von energiesparenden Einrichtungs- und Gebrauchsgegenständen,

- kontrollierter Einsatz von Reinigungs- und Desinfektionsmitteln,
- Verzicht auf chemische Rohrreiniger,
- Einsatz eines Fettabscheiders,
- Trennung von Abfällen für Recyclingzwecke (Blechbüchsen, Kartonagen, Glas),
- Überprüfung der Möglichkeit zur Lebensmittelbeschaffung aus ökologischem Anbau.

Wäscheversorgung

- Überprüfung der Verwendungsmöglichkeit textiler Wäschesäcke,
- Überprüfung des Waschmitteleinsatzes (abbaubare Waschmittel),
- Einsatz von Wasserenthärtungsanlagen, Kontrolle der Waschmitteldosierung,
- Überprüfung/Reduzierung der Waschtemperatur,
- Aufbereitung des Waschwassers,
- Umweltschutzauflagen bei Vergabe an eine externe Wäscherei.

Verwaltung und Technik

- Verwendung von Umweltschutz- oder Recycling-Papier,
- Versandmaterialien aus Recycling-Material (Briefumschläge, Versandtaschen, Etiketten),
- Ersatz von lösemittelhaltigen durch lösemittelfreie Klebstoffe und Klebefolien,
- Korrekturflüssigkeiten auf Wasserbasis,
- nachfüllbare Schreibmaterialien (keine Filzstifte),
- Ordnungshilfsmittel aus Recyclingmaterial (kein Kunststoff),
- Reduzierung der Formulare,
- Ersatz von Batterien durch Netzteile/Akkumulatoren,
- Kontrolle/Verringerung des Energieverbrauchs, z. B. durch Spar-Glühlampen, Ab-/Herunterschalten außerhalb der Betriebszeiten,
- Kontrolle/Verringerung des Wasserverbrauchs, z. B. durch Kontaktschalter, Zeitschalter.

Recycling

- Abstimmung der Anforderungen an die Rückgabe mit den jeweiligen Abnehmern,
- sorgfältige Vorbereitung (Informationen an das Personal, sichere Behältersysteme),
- Minimierung des Zusatzaufwands durch Optimierung der Entsorgungsabläufe.

Allgemeine Hinweise zur Umsetzung der Abfallreduktion

- Umweltschutz als Ziel medizinischer Einrichtungen,
- Unterstützung fachkundiger engagierter Mitarbeiter,
- Einbezug von Umweltthemen in den Aufgabenkatalog bestehender Konferenzen/Kommissionen (Empfehlungen),

- Aufnahme von Umweltanforderungen in die Vergabe-/Vertragsbedingungen,
- Umweltbeauftragter,
- Erarbeitung eines Anforderungsprofils für umweltfreundliche Beschaffung,
- Erarbeitung eines umweltfreundlichen Entsorgungskonzepts durch den Betriebsbeauftragten für Abfall,
- Überprüfung/Verringerung kritischer Abfallarten (PVC, infektiöser Abfall),
- Überprüfung der Kostenfolgen/Wirtschaftlichkeit von Umweltschutzmaßnahmen (vor dem Hintergrund steigender „Umweltkosten" auch für das Krankenhaus),
- regelmäßige Information des Personals und der Patienten.

Hinweise: Beachtet werden muss jedoch bei jeder Maßnahme:

1. Die Gesundheit der Patienten oder des Personals darf durch Umweltschutzmaßnahmen nicht gefährdet werden. Gesundheitsschutz geht vor Umweltschutz!
2. Stets ist ein ökologischer Bilanzansatz erforderlich (z. B. Energieverbrauch gegen Abfallreduktion).

10 Hygienische Kontrolluntersuchungen

W. Steuer

Die Qualitätssicherung in medizinischen Einrichtungen muss durch regelmäßige Kontrollen in verschiedenen Bereichen sichergestellt werden.

Kontrolle der Qualitätssicherung

Ziele der Untersuchungen sind:

- Erkennung von Gesundheitsrisiken,
- Effektivitätsprüfungen,
- Sicherung von Reinigungs-, Desinfektions- und Sterilisationsmaßnahmen,
- Mitarbeitermotivation.

Eigenkontrolle

In erster Linie ist die regelmäßige Überprüfung eine Maßnahme zur Eigenkontrolle. Sie soll gewährleisten, dass in medizinischen Einrichtungen die hygienischen Bedingungen die Wahrscheinlichkeit von Gesundheitsschäden und -beeinträchtigungen von Patienten und Mitarbeitern durch Einhaltung anerkannter Regeln der Hygiene auf ein unvermeidbares Mindestmaß reduzieren. Die Ergebnisse dieser Untersuchungen sind daher in Maßnahmen der Qualitätssicherung einzubeziehen. Das aseptische Arbeiten sowie antiseptische Maßnahmen sollen durch entsprechende Laboruntersuchungen objektiv überprüft und kontrolliert werden. In Krankenhäusern und anderen medizinischen Einrichtungen können ohne ausreichende hygienische Untersuchungen mögliche Gesundheitsrisiken unerkannt bleiben und in der Folge zu einer Gefährdung von Patienten und Mitarbeitern führen. Die bisherigen Erfahrungen haben gezeigt, dass trotz Schulungen und Aufklärungen über die Notwendigkeit von unverzichtbaren hygienischen Maßnahmen diese oft nicht konsequent oder lückenhaft durchgeführt werden. Im Rahmen von Kontrolluntersuchungen können den Mitarbeitern Verhaltensfehler konkret aufgezeigt werden. Die Ergebnisse aller Untersuchungen sind zu dokumentieren. Die regelmäßigen Untersuchungen sind Bestandteil des Hygieneplans.

Laboruntersuchung

Dokumentation

10.1 Spezielle hygienische Untersuchungen

Überprüfung der Händedesinfektion

Diese Kontrolle sollte unangekündigt nach einer hygienischen oder chirurgischen Händedesinfektion oder vor einem geplanten invasiven Eingriff (z. B. vor einer Katheterisierung oder einem Verbandwechsel) vorgenommen werden. Die Erfahrung hat gezeigt, dass die hygienische Händedesinfektion oft unzureichend vorgenommen wird (siehe Abb. 10.1 und Kapitel 3). Die Demonstration der nachweisbaren Oberflächenkeime an der Hand durch eine Abdruckkultur ist meist motivierender und effektiver als eine reine Belehrung.

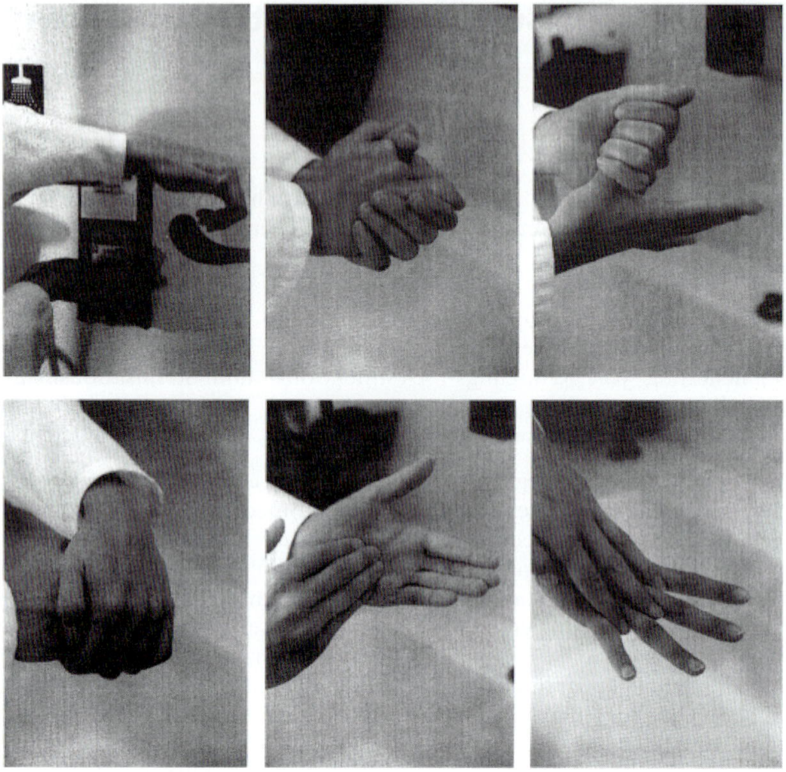

Abb. 10.1: Hygienische Händedesinfektion

Kontrolle der Flächendesinfektion

Diese Untersuchung sollte nach vorgegebener Einwirkzeit und unter Ausschluss einer möglichen Sekundärkontamination durchgeführt werden. Von Ausnahmefällen abgesehen ist es völlig überflüssig, **vor** einer Reinigung bzw. Desinfektion Abdruckkulturen zu nehmen, auch wenn der Drang, Keime zu finden und nachzuweisen, oft sehr groß ist (Aktivismus).

Hinweis: Abdruckkulturen sind nur sinnvoll

- zur Effektivitätsfeststellung,
- zur Aufdeckung einer Infektionskette oder einer nosokomialen Infektion,
- zur Motivierung des Personals.

Kontrolle der Aufbereitung von Endoskopen

Empfehlungen

Der Arbeitskreis Endoskopie hat frühzeitig drei Empfehlungen veröffentlicht:

1. Infektionsprophylaxe in der Endoskopie mit der Forderung einer einwandfreien, standardisierten Aufbereitung und Vermeidung der Keim-

übertragung von Patient zu Patient, mit Hinweisen auf das Spülwasser, die UVV und den Personalschutz,
2. Angaben über die Reinigung, Desinfektion und Sterilisation der Geräte,
3. Hinweise zur Verfahrensprüfung und der periodischen vierteljährlichen Routineüberprüfung.

Standardisierte Vorgaben

Aufbauend auf zahlreichen Berichten zur Reinigung und Desinfektion von flexiblen Endoskopen sind standardisierte Vorgaben erarbeitet worden, z.B. prEN ISO 15883-1, deren Hauptziel eine einwandfreie Reinigung und die Prüfung der Reinigungsleistung ist. Die erforderliche regelmäßige Prüfung ist sowohl bei manueller, semimanueller als auch maschineller Aufbereitung erforderlich (siehe Kapitel 4.3).
Hierzu hat das Robert Koch-Institut eine Empfehlung von „Anforderungen an die Hygiene bei der Aufbereitung flexibler Endoskope und endoskopischer Zusatzinstrumentarien“ mit vierteljährlichen bis halbjährlichen Prüfungen veröffentlicht:

- Durchspülen von Endoskopkanälen mit steriler Flüssigkeit,
- Abstrich an bestimmten Endoskopstellen, z. B. Distalende, Albaranhebel,
- Schwämmchentest,
- Bewertung der mikrobiologischen Kontrolle.

Überprüfung der Sterilisations- und Desinfektionsgeräte

Entsprechend den angewandten Verfahren sind unterschiedliche Kontrollen und Kontrollverfahren erforderlich. Dabei sind z. B. bei der Dampfsterilisation grundsätzlich zu unterscheiden:
- Leerchargenkontrolle,
- Bowie-Dick-Test,
- Chargenkontrolle mit Chemoindikatoren bzw. Aufzeichnung der physikalischen Parameter entsprechend DIN-EN 554,
- halbjährliche Kontrolle der Bioindikatoren.

Entscheidend ist jedoch die vorangegangene einwandfreie Reinigung und Desinfektion des zu sterilisierenden Materials, um eine sichere Sterilisation zu erzielen. Je nach Verfahren können Verunreinigungen die Sterilisation völlig unsicher machen (insbesondere im Rahmen der Gasoder Plasmasterilisation).

Tab. 10.1: Sterilität und Desinfektion bei Endoskopieverfahren

Sterilität erforderlich bei	Desinfektion erforderlich bei
• Laparoskopie • perkutaner transhepatischer Cholangioskopie • Mediastinoskopie • Thorakoskopie • Pelviskopie • Amnioskopie • Arthroskopie • Sinusskopie • Zystoskopie • Ureterorenoskopie	• Hysteroskopie • Oesophago-, Gastro-, Duodenoskopie • Koloskopie und Ileokoloskopie • Prokto-, Rekto-, Sigmoidoskopie • ERCP und assoziierten Verfahren inkl. peronaler Choledochoskopie und Pankreatikoskopie • Bronchoskopie • Rhinoskopie • Laryngoskopie mit flexiblem und starrem Instrumentarium

Überprüfung der Wäsche (siehe auch Kapitel 8)

Sinnvoll ist sicher eine stichprobenartige mikrobiologische Kontrolle der angelieferten, desinfizierend gewaschenen Wäsche mittels **Abdruckkulturen** (Restkeimgehalt unter 20 KBE/dm^2).

Wasserproben

Mindestens einmal jährlich sollten Wasserproben von den Endsträngen der Wasserversorgung entnommen werden. Dies schließt sowohl das **Kaltwasser** (KBE, E. coli, Ps. aeruginosa) als auch das **Warmwasser** (KBE, Ps. aeruginosa, Legionella pneumophila) ein (siehe auch DVGW, W 551 und 552). Da von der jeweiligen Ortswasserversorgung einwandfreies Trinkwasser (nach der Trinkwasser-VO) geliefert werden muss, weisen schlechte mikrobiologische Befunde auf die Möglichkeit einer Aufkeimung in hausinternen Leitungsnetzen, Druckbehältern o. a. hin. Eine Legionellenbesiedelung sollte Sanierungsmaßnahmen zur Folge haben (siehe Empfehlung bei Legionellennachweis).

Schlechte mikrobiologische Befunde

Außer den in der Trinkwasser-VO vom 21.05.2001 (Bundesgesetzbl. 2001 I, S. 959) nach Anlage 1 festgelegten **mikrobiologischen Parametern** (E. coli, coliforme Keime und Enterokokken mit jeweils Grenzwerten 0 in 100 ml) sollte in medizinischen Einrichtungen noch auf KBE, Ps. aeruginosa untersucht werden. Wichtig ist dies auch für aufgestellte **Trinkbrunnen**. Bei Warmwasser ist am Endstrang auch auf Legionella spec. zu untersuchen. Diese Untersuchungen sollten mindestens einmal jährlich erfolgen. In Erweiterung der bisherigen Regelung gelten nach § 5 die mikrobiologischen Grenzwerte generell für Wasser für den „menschlichen Gebrauch".

KBE, Ps. aeruginosa

Außerdem sind mehrmals jährlich **Badewasserproben**, z. B. aus Schwimm-, Bade-, Warmsprudel-, Therapie- und Bewegungsbecken sowie aus Wasser für Wannenbäder, zu untersuchen (DIN 19643 und Entwurf der VO über Schwimm- und Badebeckenwasser (KBE unter 100 pro ml, keine E.

Tab. 10.2: Empfehlung bei Legionellennachweis im gesamten Warmwassersystem (systemische Besiedelung)

Nachweis von Legionellen > 10 KBE/ml

Folgende Maßnahmen sind notwendig:

1. Sofortmaßnahmen:
   - Ausschluss der Verwendung des Wassers zum Betrieb und zur Reinigung von medizinisch-technischen Geräten sowie zur Luftbefeuchtung,
   - Reduzierung der aerosolbildenden technischen Einrichtungen,
   - hygienische und technische Begutachtung des wasserführenden Systems.
2. Kurzfristige Maßnahmen:
   - Maßnahmen zur Reduktion der Legionellen-KBE,
   - Reinigung und Entschlämmen der Behälter,
   - thermische Sanierung oder chemische Sanierung, z. B. Hochchlorung.
3. Mittelfristige Maßnahmen:
   - Zur Erhaltung des Reduktionserfolgs müssen mit dem Krankenhaushygieniker weitere Maßnahmen festgelegt werden (siehe auch BGA-Empfehlung oder Empfehlung des Deutschen Vereins für Gas und Wasser).
   - Zusätzlich sind kurzzeitige Kontrollen der Wasserqualität vorzunehmen, auch im Sinne einer Erfolgskontrolle, sowie
   - eine epidemiologische Analyse bei Patienten mit fieberhaft-respiratorischen Infektionen.

Nachweis von Legionellen zwischen < 10 KBE/ml und > 1 KBE/ml

1. Notwendige Maßnahmen:
   - Ausschluss der Verwendung des Wassers zum Betrieb und zur Reinigung medizinisch-technischer Geräte sowie zur Luftbefeuchtung,
   - Detailkontrolle an Endsträngen in Risikobereichen,
   - Begutachtung des wasserführenden Systems,
   - danach Entscheidung über Art einer möglichen Sanierung, z. B. chemische oder thermische Sanierung (Netzreinigung usw.).
2. mittelfristige Maßnahmen entsprechend BGA-Empfehlung:
   - Kontrolle der Wasserqualität.

Nachweis von Legionellen < 1 KBE/ml

Notwendige Maßnahmen:

- In Risikobereichen (Einheiten für Transplantationen, Intensivbehandlungseinheiten und Stationen mit krankheits- oder therapiebedingt immungeschwächten Patienten) dürfen keine Legionellen im wasserführenden System nachweisbar sein.
- Es sollten jährliche Kontrollen des wasserführenden Systems durchgeführt werden, um einen möglichen Anstieg der Legionellenkonzentration erkennen zu können.

coli und Ps. aeruginosa-Keime in 100 ml, keine Legionellen in 1 ml). Die Proben sind sowohl vom Reinwasser (Zulauf) als auch vom Badebeckenwasser zu entnehmen.

Raumlufttechnische Anlagen

Entsprechend DIN 1946 Teil 4 müssen RLT-Anlagen eines Krankenhauses jährlich einer hygienischen Kontrolle unterzogen werden. Von besonderer Bedeutung ist dies für Operationsräume und die Intensivpflege. Notwendig sind folgende **Messungen**:

Messungen

- Luftkeimgehalt am Zuluftauslass,
- Luftpartikelzahl am Zuluftauslass,
- Luftströmung,
- Überprüfung der Dichtigkeit von endständigen Filtern.

Proben aus Speisenversorgung

Nach DIN 10510 (**Gewerbliches Geschirrspülen** für MTGSM) sind nach Anhang C tägliche Überprüfungen, z. B. hinsichtlich Betriebstemperaturen, Sauberkeit des Spülguts mit Dokumentation im Betriebsbuch erforderlich.

Vorgegebene periodische Prüfungen:

Periodische Prüfungen

- Abklatschuntersuchungen an 10 gespülten Geschirrgutteilen (höchstens 50 KBE/100 cm^2),
- KBE der Reinigerflotte des letzten Flottentanks: Richtwert 200 KBE/ml; Warnwert 500 KBE/ml. Hierfür sind 100 ml aseptisch zu entnehmen und mit Pufferlösung zu versehen (pH-Wert und Aktivchlorgehalt),
- periodische Prüfungen sind im halbjährlichen Abstand erforderlich.

Sinnvoll sind Effektivitätsproben von manuell gereinigten Küchengeräten und Flächen.
Notwendig ist ebenfalls eine regelmäßige hygienisch-mikrobiologische Untersuchung von **Rückstellproben** von Lebensmitteln, die von der Küche hergestellt werden. Die Rückstellproben aller Speisenchargen sind mindestens 96 Stunden nach der Speisenherstellung tiefgekühlt aufzubewahren und bei auftretenden Gesundheitsstörungen zu untersuchen (siehe auch Kapitel 7).

Sonstige Untersuchungen

- Hygienische Untersuchungen an festzulegenden Stellen von wasserführenden Geräten (z. B. Beatmungsgeräten, Inhalatoren) mindestens halbjährlich,
- hygienisch-technische Untersuchungen, z. B. Konzentrationsbestimmungen bei zentralen oder dezentralen Dosiereinrichtungen für Desinfektionsmittel,
- hygienische Untersuchungen jeder Charge von im Krankenhaus hergestellten Arzneimitteln auf Sterilität und Pyrogenität.

11 Organisation der Krankenhaushygiene

W. Steuer, G. Ertelt

11.1 Grundlagen der Qualitätssicherung

Nach der Richtlinie des BGA wird eine Krankenhausinfektion folgendermaßen definiert:

> **Definitionen:** „Eine **Krankenhausinfektion** ist jede durch Mikroorganismen hervorgerufene Infektion, die in kausalem Zusammenhang mit einem Krankenhausaufenthalt steht, unabhängig davon, ob Krankheitssymptome bestehen oder nicht.
> Eine **epidemische Krankenhausinfektion** liegt dann vor, wenn Infektionen mit einheitlichem Erregertyp in zeitlichem, örtlichem und kausalem Zusammenhang mit einem Krankenhausaufenthalt nicht nur vereinzelt auftreten."

Es können auch die Definitionen des Center of Disease Control herangezogen werden. Die beiden Definitionen unterscheiden sich allerdings deutlich z. B. in Bezug auf den mikrobiologischen Erregernachweis und die notwendigen Krankheitssymptome.

Validierung der Erfassungsqualität notwendig

Notwendig ist jedoch aufgrund der o. a. Punkte eine Validierung der Erfassungsqualität. Nur bei nachgewiesener ausreichender Sensitivität und Spezifität bei der Festlegung von Krankenhausinfektionen ist ein Vergleich innerhalb einer Institution oder zwischen zwei Institutionen möglich. Es muss daher von voreiligen Schlussfolgerungen und Aussagen auf der Basis von geringen Patientenzahlen oder von Stichproben gewarnt werden. Insbesondere der mikrobiologischen Diagnostik (Transport, Labor, Qualität, Differenzierung) kommt eine hohe Bedeutung zu.

Inzwischen wurde durch umfangreiche **Untersuchungen** z. B. in der Prävalenzstudie 1995 errechnet, dass in Deutschland mit einer Rate von 3,5 % nosokomialer Infektionen, d. h. ca. 525.000 betroffenen Patienten zu rechnen ist. Davon könnten nach Aufassung des Robert Koch-Instituts ca. ein Drittel vermieden werden. Der Gesetzgeber hat daher nosokomiale Infektionen in § 23 und § 6 im Infektionsschutzgesetz mit vorgegebenen Festlegungen verankert.

Häufig unzureichende Qualitätskontrolle im medizinischen Bereich

Die an der Infektionsprävention engagierten Krankenhaushygieniker, Hygienebeauftragten, Hygienefachkräfte, Desinfektoren und Hygienetechniker haben sich in eine falsche Diskussion über Kosten und Nutzen drängen lassen, die auf anderen Gebieten völlig undenkbar ist. Es besteht eine große Diskrepanz zwischen der Qualitätskontrolle im medizinischen Bereich und auf anderen hygienisch relevanten Gebieten. So schreibt z. B. die EG-Richtlinie vom 14.6.1993 in Art. 3 vor: „Unternehmen stellen die für die Lebensmittelsicherheit kritischen Punkte fest (HACCP-Konzept: Hazard Analysis and Critical Control Points).“ Demzufolge ist die Küchenleitung zur täglichen, wöchentlichen oder monatlichen Kontrolle bestimmter Gefährdungspunkte mit schriftlicher Dokumentation verpflichtet. Dies bedeutet, dass für die Krankenhausküche eine gesetzlich fixierte Qualitätsüberwachung gefordert wird wie dies für den medizinischen Berreich des Krankenhauses konsequent zu wünschen wäre. Die DIN 10510 schreibt u. a. eine halbjährliche mikrobiologische Qualitätskontrolle bei den Geschirrspülmaschinen, die DIN 10514 weiterhin eine jährliche eingehende Belehrung des Küchenpersonals mit allen Details vor. Ähnlich intensive Qualitätskontrollen sind im Bäderbereich in Form von kontinuierlichen Messungen anzutreffen. Dasselbe gilt bei Ausgaben für architektonische, optische oder Feuerschutzmaßnahmen, deren Kosten für einzelne medizinische Einrichtungen die Millionenhöhe überschreiten.

Stärkere Berücksichtigung der Infektionsprävention bei der Qualitätskontrolle und -sicherung

Die **Qualitätskontrolle** und **-sicherung** muss noch stärker als bisher die Probleme der Infektionsprävention in den Vordergrund der Diskussion rücken. Das Gesundheitsreformgesetz von 1988, das Gesundheitsstrukturgesetz von 1992, das Fallpauschalengesetz von 2002 und die kommenden Gesundheitsreformgesetze für die stationäre Versorgung stellen die Qualitätssicherung besonders heraus oder werden diesen Trend verstärken. Damit verbunden ist der Wegfall des Prinzips der Deckung nachgewiesener Selbstkosten. Es entfällt der bisherige Erstattungsanspruch während eines Pflegezeitraums unabhängig davon, ob es sich um notwendige oder durch Fehlleistungen (z. B. nosokomiale Infektionen) verursachte Kosten handelt. Das bedeutet:

- eine Änderung der Krankenhausfinanzierung,
- die Einführung von Fallpauschalen,
- pauschalierte Sonderentgelte,
- die Einführung eines Basispflegesatzes.

Pflegequalitätssicherungsgesetz

Eine verstärkte rechtliche Verpflichtung auf ein internes Qualitätsmanagementsystem ist durch das Gesetz zur Qualitätssicherung und zur Stärkung des Verbraucherschutzes in der Pflege (Pflegequalitätssicherungsgesetz) mit Änderungen des Sozialgesetzbuches SGB XI vorgenommen worden. Dabei bestehen in beinahe allen Bundesländern gesetzliche Vorgaben zur Qualitätssicherung, allerdings mit unterschiedlichen Akzentsetzungen, z. B. „Die Krankenhäuser gewährleisten eine interne Qualitätssicherung. Darüber hinaus können sie im Einvernehmen mit der Landesärztekammer und den Kostenträgern externe qualitätssichernde Maßnahmen durchführen.“

§ 137 des GRG von 1988 reglementiert: „Zugelassene Krankenhäuser sowie die Rehabilitations- und Vorsorgeeinrichtungen sind verpflichtet, sich an Maßnahmen der Qualitätssicherung zu beteiligen. Die Maßnahmen sind auf die Qualität der Behandlung, der Versorgungsabläufe und der Behandlungsergebnisse zu erstrecken. Sie sind so zu gestalten, dass vergleichende Prüfungen ermöglicht werden.“ Das Gesundheitsstrukturgesetz gibt in § 160 einen Hinweis auf zukünftige Kontrollen.

Qualitätssicherung bedeutet vor allem Qualitätsmanagement und Qualitätsorganisation. Die Qualitätssicherung muss folgendermaßen differenziert werden:

Dimensionen der Qualitätssicherung

- Strukturqualität: z. B. Ausbildung der Ärzte und des Pflegepersonals in Infektionsprävention und Hygiene, personelle Situation, bauliche und technische Ausstattung,
- Prozessqualität: z. B. Sterilisations-, Desinfektionsverfahren, Endoskopieaufbereitung, RLT-Anlagen, Wasserversorgung,
- Ergebnisqualität: z. B. Wundinfektion, Atemwegsinfektion, Harnwegsinfektion.

11.2 Hygienemanagement und Fachpersonal für Krankenhaushygiene

11.2.1 Hygienekommission

Ein wirksames Instrument in der Organisation einer umfassenden Infektionsprävention ist die Einrichtung einer Hygienekommission. Nach der Richtlinie des Bundesgesundheitsamts (RKI) sollen ihr angehören:

Mitglieder und Aufgaben der Hygienekommission

- ärztliche Leitung
- Verwaltungsleitung
- Pflegedienstleitung
- technische Leitung
- Krankenhaushygieniker/in
- Hygienebeauftragter/e
- Krankenhausapotheker/in
- Hygienefachkraft
- Desinfektor/in

Die Kommission hat die **Aufgabe**, Verhütungs- und Bekämpfungsmaßnahmen zur Vermeidung von Krankenhausinfektionen festzulegen. Sie regelt die Kontrolle der Hygiene und wirkt bei der Planung und Beschaffung baulicher und technischer Einrichtungen mit. Außerdem liegen im Zuständigkeitsbereich der Kommission die Festlegung von Organisationsplänen (Hygieneplänen) sowie die Durchführung von Fortbildungsveranstaltungen für das Personal. Die Hygienekommission erlässt Arbeitsanweisungen, die für alle Mitarbeiter der jeweiligen Institution arbeitsrechtlich verbindlich sind. Erfahrungswerte zeigen, dass von der Hygienekommission erarbeitete Anweisungen vom Gesamtpersonal eher akzeptiert und längerfristig befolgt werden als die Anordnungen einzelner Führungskräfte.

11.2.2 Krankenhaushygieniker/in

Notwendigkeit und den Aufgaben

Das BGA hat bzgl. der Notwendigkeit und den Aufgaben des Krankenhaushygienikers, der in der Regel Facharzt für Hygiene und Umweltmedizin oder Facharzt für Mikrobiologie und Infektionsepidemiologie sein muss, folgende Feststellungen getroffen:
„Jedes Krankenhaus hat zur Erfüllung der aufgeführten Aufgaben die Mitarbeit eines Krankenhaushygienikers sicherzustellen. Für Akutkrankenhäuser über 450 Betten soll ein hauptamtlicher Krankenhaushygieniker bestellt werden. In Krankenhäusern der Maximalversorgung bzw. Universitätskliniken ist ein hauptamtlicher Krankenhaushygieniker erforderlich."
Aufgabenschwerpunkt ist die Beratung der Krankenhausleitung und des dort tätigen Personals zum Schutz der Patienten und des Personals vor belebten und unbelebten Schadfaktoren. Maßnahmen zur Erkennung, Verhütung und Bekämpfung von Krankenhausinfektionen werden vorgeschlagen. Der Krankenhaushygieniker soll Infektionsursachen und Infektionsketten aufdecken und Bekämpfungsmaßnahmen empfehlen. Hierzu müssen sowohl patientenbezogene Proben als auch aus der Umgebung des Patienten entnommene Proben zur Aufklärung möglicher Infektionsquellen herangezogen werden.

11.2.3 Hygienebeauftragter (Arzt/Ärztin)

Anforderungen

Nach den Richtlinien des BGA soll jedes Krankenhaus einen oder mehrere Hygienebeauftragte bestimmen. Der Hygienebeauftragte muss ein **erfahrener Arzt** sein, der seiner Tätigkeit entsprechend über Kenntnisse in Hygiene oder Mikrobiologie verfügt. Dies dürfte sich in der Praxis nicht selten als schwierig erweisen. Aus diesem Grunde sind Fortbildungsveranstaltungen zur Vermittlung von Spezialkenntnissen erforderlich. Dies ist umso notwendiger, als im Rahmen des Medizin-Studiums das Fach Hygiene und insbesondere die Krankenhaushygiene meist nur in geringem Umfang vermittelt werden kann. Der Hygienebeauftragte ist für die Verhütung und Bekämpfung von Krankenhausinfektionen in dem ihm zugewiesenen Krankenhausbereich zuständig und muss der Erfassung und Klärung von Ursachen einzelner oder gehäuft auftretender Krankenhausinfektionen nachgehen. Wichtig ist jedoch, dass in den Richtlinien ausdrücklich die **Verantwortung der ärztlichen Leitung des Krankenhauses für den Gesamtbereich im Rahmen der Krankenhaushygiene** festgelegt ist. Folglich gibt der Hygienebeauftragte der ärztlichen Leitung lediglich Hinweise, Anregungen und Empfehlungen; die entsprechenden Maßnahmen werden von der ärztlichen Leitung veranlasst.
Der Hygienebeauftragte führt seine Aufgaben im Einvernehmen mit dem Krankenhaushygieniker und in enger Zusammenarbeit mit der Hygienefachkraft durch.

Aufgaben

Aufgabenbereiche eines Hygienebeauftragten:

- Aufdeckung, Analyse und Dokumentation von Krankenhausinfektionen,
- Anregungen zur Analyse mit mikrobiologischen Befunden bei Patienten und aus deren Umgebung, von Personal, Luft, Gegenständen,
- Kontrolle der Sterilisations-, Desinfektions- und Reinigungsmaßnahmen,
- Erstellen von Hygieneplänen,
- Analyse von Funktionsabläufen,
- Mitwirkung bei der Planung von Neu- und Umbauten,
- Mitwirkung bei der Neuanschaffung von Geräten,
- Mitwirkung bei der Aus- und Fortbildung des Personals.

Der Hygienebeauftragte sollte seine Anregungen an die Krankenhausleitung und an die Hygienekommission weitergeben. Eine enge Zusammenarbeit mit der Hygienefachkraft ist erforderlich. Der Hygienebeauftragte ist somit eine **Schaltstelle** zwischen dem Hygieniker, den externen Kontrollinstitutionen, der Hygienefachkraft, der Verwaltung, der Hygienekommission und der ärztlichen Leitung. Für die o. g. vielfältigen Aufgaben eines Hygienebeauftragten, die nur nebenamtlich durchgeführt werden sollen und häufig in direkter Verbindung auch mit der betriebsärztlichen Tätigkeit stehen, ist eine **eigene Fortbildung notwendig.** Diese soll klinisch tätigen Ärzten spezielle Kenntnisse zur Erfüllung ihrer Aufgaben als Hygienebeauftragte vermitteln.

Probleme

Die Position ist jedoch mit einigen **Problemen** behaftet:

- nebenamtliche Tätigkeit,
- zusätzliche Fortbildung in einer neuen Fachrichtung,
- fach- und abteilungsübergreifende Aufgaben und Zuständigkeiten,
- zusätzlicher Zeitaufwand,
- regelmäßige Fortbildung in 1- bis 2-jährigem Abstand,
- Kompetenzen gegenüber dem Gesamtpersonal,
- Vergütung bzw. Freistellung.

Anforderungsprofil

Daher sollte der hygienebeauftragte Arzt/Ärztin idealerweise folgendem **Anforderungsprofil** entsprechen:

- medizinisch-fachliche Qualifikation,
- Versiertheit in den Bereichen Hygiene und Mikrobiologie,
- psychologische Fähigkeiten,
- gute Beobachtungs- und Zuhörgabe,
- Fantasie,
- ständige Erreichbarkeit.

11.2.4 Fachschwester/Fachpfleger für Krankenhaushygiene

Sowohl die Richtlinie des BGA (RKI) als auch Krankenhausverordnungen der Länder schreiben die Anstellung einer Hygienefachkraft (HFK)

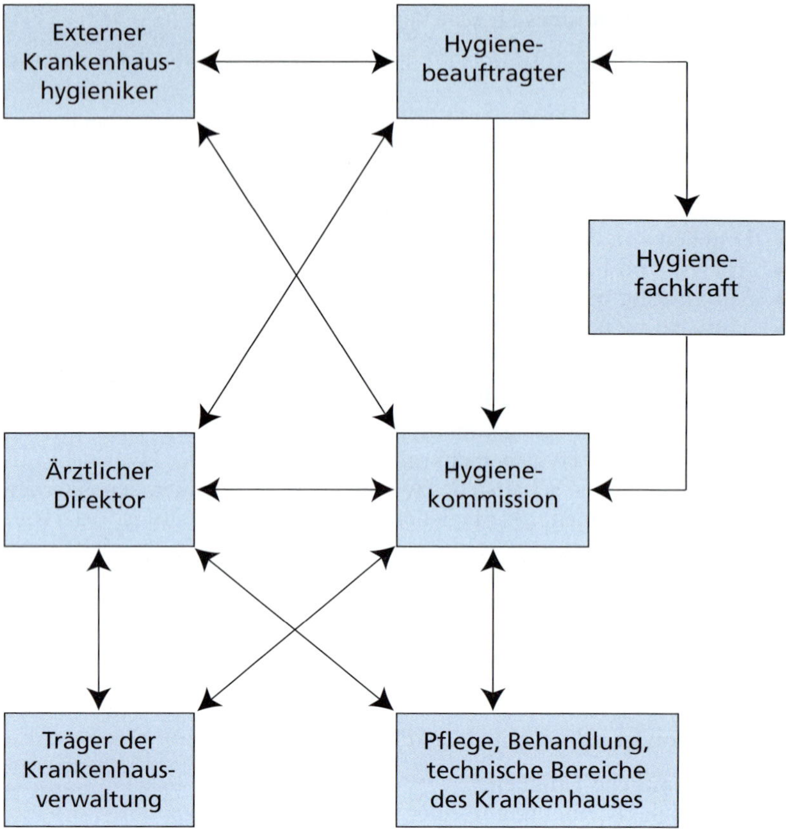

Abb. 11.1: Organisation der Krankenhaushygiene und Zusammenarbeit der verschiedenen Funktionsträger

zwingend vor. Dies resultiert aus der Erfahrung, dass die **interne** Qualitätskontrolle in der Infektionsprävention eine weit größere Effektivität besitzt als die externe (z. B. amtliche Kontrolle). Die Hygienefachkraft ist dem hauptamtlichen Krankenhaushygieniker oder dem ärztlichen Leiter/in unterstellt.

11.3 Zur Ausbildung von Fachpflegepersonal für Krankenhaushygiene

11.3.1 Hygienefachkraft

11.3.1.1 Weiterbildung

Voraussetzungen und Inhalt

- Voraussetzung: dreijährige Ausbildung mit Staatsexamen als Krankenschwester/-pfleger oder Kinderkrankenschwester/-pfleger,
- Nachweis einer mindestens dreijährigen Berufstätigkeit,

- theoretischer Unterricht von mindestens 720 Stunden an einer anerkannten Weiterbildungsstätte:
  - Hygiene und Mikrobiologie. 160 Stunden,
  - technische Hygiene: 160 Stunden,
  - Krankenhausbetriebsorganisation: 80 Stunden,
  - sozialwissenschaftliche Grundlagen: 80 Stunden,
- Praktikum von mindestens 30 Wochen,
- Prüfung.

11.3.1.2 Organisationsformen

Ziel: hauptamtliche Beschäftigung

Für alle Krankenhäuser, für die eine vollbeschäftigte Hygienefachkraft notwendig ist, ist die hauptamtliche Beschäftigung einer Hygienefachkraft anzustreben. In Krankenhäusern, in denen eine Hygienefachkraft nicht voll beschäftigt werden kann, sind folgende Alternativen möglich:

- Teilzeitbeschäftigung einer hauptamtlichen Hygienefachkraft,
- Beschäftigung einer hauptamtlichen Hygienefachkraft für mehrere Krankenhäuser (z. B. durch einen gemeinsamen Krankenhausträger).

11.3.1.3 Aufgaben einer Hygienefachkraft

Die Hygienefachkraft hat im Einvernehmen mit dem hauptamtlichen Krankenhaushygieniker bzw. mit dem ärztlichen Leiter folgende Aufgaben wahrzunehmen:

Aufgaben

- Mitwirkung bei der **Einhaltung der Regeln der Krankenhaushygiene** durch regelmäßige Begehung aller Bereiche des Krankenhauses, insbesondere der Krankenstationen,
- **Überwachung der Pflegetechniken** (z. B. Verbandwechsel, Katheterpflege) und anderer **Arbeitsabläufe** (z. B. Desinfektions- und Sterilisationsmaßnahmen bei der Krankenhausreinigung, bei der Speisen- und Wäscheversorgung sowie bei der sonstigen Ver- und Entsorgung),
- Erstellung, Fortschreibung und Überwachung der Einhaltung von **Hygieneplänen** und Arbeitsplänen nach hygienischen Gesichtspunkten,
- Mitwirkung bei der **Erkennung von Krankenhausinfektionen** durch Aufzeichnung der Daten bezüglich Krankenhausinfektionen (z. B. Häufigkeit, Art der Erkrankungen, Erreger, Resistenzspektren, Lokalisierung auf bestimmte Bereiche). Dabei soll die Hygienefachkraft Einsicht in die klinischen Unterlagen nehmen bzw. Informationen von den Ärzten und dem Pflegepersonal einholen, soweit sie für die Erkennung von Infektionen von Bedeutung sind. Die hierfür erforderlichen Unterlagen müssen ihr zugänglich sein,
- Mitarbeit bei der Erstellung von **Infektionsstatistiken** und deren Auswertung als Grundlage für epidemiologische Erkenntnisse,
- Mitarbeit bei **epidemiologischen Untersuchungen**,
- unverzügliche **Unterrichtung** der für die entsprechenden Bereiche Verantwortlichen über Verdachtsfälle;

- Mitwirkung bei der **Verhütung und Bekämpfung von Krankenhausinfektionen** durch allgemeine und bereichsspezifische Beratung,
- Schulung und praktische **Anleitung des Personals**; hierzu gehören auch Hinweise auf einschlägige Gesetze, Verordnungen, Richtlinien und anerkannte Regeln der Technik,
- praktische Anleitung von in der Weiterbildung befindlichen Hygienefachkräften,
- Mitwirkung bei der **Auswahl hygienerelevanter Verfahren und Produkte** (z. B. Desinfektionsmittel, Einmalartikel, technische Geräte, Ver- und Entsorgungsverfahren),
- Mitwirkung bei der **Planung funktioneller und baulicher Maßnahmen,**
- **Vorbereitung für die Sitzungen der Hygienekommission** in enger Zusammenarbeit mit dem Vorsitzenden, dem Krankenhaushygieniker und anderen Mitgliedern der Kommission,
- **Zusammenarbeit mit Ausbildungsstätten** der Medizinalfachberufe.

11.3.2 Hygienebeauftragte/r in Pflegeeinrichtungen

Notwendigkeit

Nach der Leitlinie der Deutschen Gesellschaft für Krankenhaushygiene ist die Etablierung einer hygienebeauftragten Pflegekraft in den Pflegeeinrichtungen durch die veränderten medizinischen Bedingungen (verkürzte Verweildauer im Akutkrankenhaus, künstliche Beatmung und Ernährung, Dekubitalgeschwüre, Katheterpflege etc.) dringend notwendig.

11.3.2.1 Zielsetzung

- Verbesserung und Sicherung von Hygienestandards in Pflegeeinrichtungen,
- Kostensenkung durch Vermeidung nosokomialer Infektionen,
- Etablierung eines Hygienemanagements,
- Qualitätssicherung nach § 80 SGB XI.

11.3.2.2 Aufgaben

- Mitwirkung bei der Einhaltung der Regeln der Hygiene und Infektionsprävention durch Begehungen, Überwachung der Pflegetechniken, Einhaltung von Hygienepläne u.a.,
- Mitwirkung bei der Erkennung von nosokomialen Infektionen durch Aufzeichnung von Daten und Erstellung von Infektionsstatistiken,
- Beratung und Schulung des Personal,
- Auswahl hygienerelevanter Verfahren und Produkte.

11.3.2.3 Weiterbildung

Voraussetzungen und Inhalt

- **Zugangsvoraussetzung:** bestandenes Altenpflegeexamen, Erlaubnis zur Führung der Berufsbezeichnung Altenpfleger/Altenpflegerin oder Krankenpflegeexamen und 2-jährige Berufsausübung,
- **Lehrgang:** 200–300 Stunden mit Prüfung; Praktikum von 2–4 Wochen,
- **Lehrgangsthemen:** Grundlagen der Mikrobiologie und Infektionskrankheiten (40–80 Stunden), Grundlagen der Hygiene (60–80 Stunden), Grundlagen der Hygienetechnik (60–80 Stunden), spezielle Hygieneprobleme in Pflegeeinrichtungen (40–60 Stunden).

Nach dem Heimgesetz vom 09.11.2001 ist ausreichender Schutz vor Infektionen und die Einhaltung von Hygieneanforderungen in Pflegeeinrichtungen sicherzustellen. Hierfür ist geschultes Personal mit entsprechender Weiterbildung nötig.

11.4 Spezielle Organisationsfragen

> **Merke:** Die Krankenhaushygiene und Infektionsprävention ist eine Teamaufgabe.

Je nach interner Festlegung müssen folgende **Aufgaben** erfüllt werden:

Aufgaben

- Beratung des Personals in Fragen der Krankenhaushygiene und der persönlichen Infektionsprävention,
- regelmäßige Begehung der Krankenhausbereiche,
- Erfassung nosokomialer Infektionen und deren Ursachenanalyse sowie Dokumentation,
- Erstellung von Hygieneplänen für alle Bereiche,
- regelmäßige Überwachung der festgelegten Maßnahmen,
- Festlegung von Desinfektionsmaßnahmen und deren Überwachung,
- Fortbildung des Krankenhauspersonals auf dem Gebiet der Krankenhaushygiene,
- hygienisch-mikrobiologische Prüfungen,
- hygienisch-physikalische und chemische Untersuchungen bzw. Prüfungen von Sterilisations- und Desinfektionsapparaten, Desinfektionsmitteldosiergeräten, Desinfektionsmittellösungen, RLT-Anlagen und wasserführenden Systemen,
- Aufklärung von Infektionszwischenfällen,
- Erarbeitung von Richtlinien für die Erstellung von Infektionsstatistiken,
- Beratung bei der Beschaffung von medizinischen Geräten,
- hygienische Beratung bei Vorplanung und Bauausführung, bei Sanierung, Um- und Neubauten,
- hygienische Abnahme aller Sanierungs-, Um- und Neubauvorhaben einschließlich technischer Einrichtungen,
- Zusammenarbeit mit Aufsichtsbehörden,

- Geschäftsführung der Hygienekommission,
- Beratung bei Fragen des gesundheitlichen Umweltschutzes im Krankenhaus.

Erfassung von Krankenhausinfektionen

Ziel

Nach § 23 des Infektionsschutzgesetzes sind bestimmte, vom Robert Koch-Institut festgelegte nosokomiale Infektionen (NI) zu erfassen und zu bewerten. **Ziel** dieser Maßnahmen ist es, endemische Infektionsraten nosokomialer Infektionen zu senken. Dafür ist die Ermittlung von Risikobereichen in den genannten Einrichtungen erforderlich. Die vom RKI veröffentlichten Empfehlungen für das Verfahren zur gezielten Surveillance sollen für die Umsetzung der gesetzlichen Regelung eine Unterstützung geben.

Definition: Unter **Surveillance** ist die fortlaufende systematische Erfassung, Analyse und Interpretation der NI-Daten, die für das Planen, die Einführung und Evaluation von medizinischen Maßnahmen notwendig sind, zu verstehen.

Es muss darauf geachtet werden, dass die Surveillance zeit- und kosteneffektiv bleibt. Daher ist eine Konzentration auf häufig vorkommende NI-Arten notwendig, z. B. Sepsis, Pneumonien, Wundinfektionen und Harnwegsinfektionen. Das RKI macht für die standardisierte Erfassung (CDC-Definitionen von NI) genaue Angaben.
Empfohlen wird weiterhin, ein gezieltes, spezifisches, flexibles, zeitgemäßes und vor allem kosteneffektives **Programm für das individuelle Krankenhaus** zu planen. Eine permanente Erfassung aller Patienten eines Krankenhauses ist weder möglich noch sinnvoll. **Vergleiche zwischen einzelnen Krankenhäusern, Abteilungen oder gar Stationen lassen sich nicht ohne eine kritische Bewertung durchführen.**

12 Normative Regelungen

Zusammengestellt und kommentiert von W. Steuer

12.1 Infektionsschutzgesetz

Es werden einige für die Arbeit in medizinischen Einrichtungen wichtige Bestimmungen auszugsweise wiedergegeben:

§ 2 Begriffsbestimmungen

Im Sinne dieses Gesetzes ist

1. *Krankheitserreger:*
   ein vermehrungsfähiges Agens (Virus, Bakterium, Pilz, Parasit) oder ein sonstiges biologisches transmissibles Agens, das bei Menschen eine Infektion oder übertragbare Krankheiten verursachen kann,
2. *Infektion:*
   die Aufnahme eines Krankheitserregers und seine nachfolgende Entwicklung oder Vermehrung im menschlichen Organismus,
3. *übertragbare Krankheit:*
   eine durch Krankheitserreger oder deren toxische Produkte, die unmittelbar oder mittelbar auf den Menschen übertragen werden, verursachte Krankheit,
4. *Kranker:*
   eine Person, die an einer übertragbaren Krankheit erkrankt ist,
5. *Krankheitsverdächtiger:*
   eine Person, bei der Symptome bestehen, welche das Vorliegen einer bestimmten übertragbaren Krankheit vermuten lassen,
6. *Ausscheider:*
   eine Person, die Krankheitserreger ausscheidet und dadurch eine Ansteckungsquelle für die Allgemeinheit sein kann, ohne krank oder krankheitsverdächtig zu sein,
7. *Ansteckungsverdächtiger:*
   eine Person, von der anzunehmen ist, dass sie Krankheitserreger aufgenommen hat, ohne krank, krankheitsverdächtig oder Ausscheider zu sein,
8. *nosokomiale Infektion:*
   eine Infektion mit lokalen oder systemischen Infektionszeichen als Reaktion auf das Vorhandensein von Erregern oder ihrer Toxine, die im zeitlichen Zusammenhang mit einer stationären oder einer ambulanten medizinischen Maßnahme steht, soweit die Infektion nicht bereits vorher bestand, ...

§ 6 Meldepflichtige Erkrankungen

(1) ***Namentlich*** *ist zu melden:*

1. *der Krankheitsverdacht, die Erkrankung sowie der Tod an*
   a) Botulismus
   b) Cholera
   c) Diphtherie
   d) humaner spongiformer Enzephalopathie, außer familiär-hereditärer Formen
   e) akuter Virushepatitis
   f) enteropathischem hämolytisch-urämischem Syndrom (HUS)
   g) virusbedingtem hämorrhagischen Fieber
   h) Masern
   i) Meningokokken-Meningitis oder -Sepsis
   j) Milzbrand
   k) Poliomyelitis (als Verdacht gilt jede akute schlaffe Lähmung, außer wenn traumatisch bedingt)
   l) Pest
   m) Tollwut
   n) Typhus abdominalis/Paratyphus

   sowie die Erkrankung und der Tod an einer behandlungsbedürftigen Tuberkulose, auch wenn ein bakteriologischer Nachweis nicht vorliegt,
2. *der Verdacht auf und die Erkrankung an einer mikrobiell bedingten Lebensmittelvergiftung oder an einer akuten infektiösen Gastroenteritis, wenn*
   a) eine Person betroffen ist, die eine Tätigkeit im Sinne des § 42 Abs. 1 ausübt,
   b) zwei oder mehr gleichartige Erkrankungen auftreten, bei denen ein epidemischer Zusammenhang wahrscheinlich ist oder vermutet wird,
3. *der Verdacht einer über das übliche Ausmaß einer Impfreaktion hinausgehenden gesundheitlichen Schädigung,*
4. *die Verletzung eines Menschen durch ein tollwutkrankes, -verdächtiges oder -ansteckungsverdächtiges Tier sowie die Berührung eines solchen Tieres oder Tierkörpers,*
5. *soweit nicht nach den Nummern 1 bis 4 meldepflichtig, das Auftreten*
   a) einer bedrohlichen Krankheit oder
   b) von zwei oder mehr gleichartigen Erkrankungen, bei denen ein epidemischer Zusammenhang wahrscheinlich ist oder vermutet wird, wenn dies auf eine schwer wiegende Gefahr für die Allgemeinheit hinweist und Krankheitserreger als Ursache in Betracht kommen, die nicht in § 7 genannt sind.

(2) Dem Gesundheitsamt ist über die Meldung nach Absatz 1 Nr. 1 hinaus mitzuteilen, wenn Personen, die an einer behandlungsbedürftigen Lungentuberkulose leiden, eine Behandlung verweigern oder abbrechen. Die Meldung nach Satz 1 hat gemäß § 8 Abs. 1 Nr. 1, § 9 Abs. 1 und 3 Satz 1 oder 3 zu erfolgen.

(3) Dem Gesundheitsamt ist unverzüglich ***das gehäufte Auftreten nosokomialer*** *Infektionen, bei denen ein epidemischer Zusammenhang wahrscheinlich ist oder vermutet wird, als Ausbruch nichtnamentlich zu melden. Die Meldung nach Satz 1 hat gemäß § 8 Abs. 1 Nr. 1, 3 und 5, § 10 Abs. 1 Satz 3, Abs. 3 und 4 Satz 3 zu erfolgen.*

§ 7 Meldepflichtige Nachweise von Krankheitserregern

(1) Namentlich ist bei folgenden Krankheitserregern, soweit nicht anders bestimmt, der direkte oder indirekte Nachweis zu melden, soweit die Nachweise auf eine akute Infektion hinweisen:

1. *Adenoviren; Meldepflicht nur für den direkten Nachweis im Konjunktivalabstrich*
2. *Bacillus anthracis*
3. *Borrelia recurrentis*
4. *Brucella sp.*
5. *Campylobacter sp.; darmpathogen*
6. *Chlamydia psittaci*
7. *Clostridium botulinum oder Toxinnachweis*
8. *Corynebacterium diphtheriae; Toxin bildend*
9. *Coxiella burnetii*
10. *Cryptosporidium parvum*
11. *Ebolavirus*
12. *a) Escherichia coli; enterohämorrhagische Stämme (EHEC)*
    b) Escherichia coli; sonstige darmpathogene Stämme
13. *Francisella tularensis*
14. *FSME-Virus*
15. *Gelbfiebervirus*
16. *Giardia lamblia*
17. *Haemophilus influenzae; Meldepflicht nur für den direkten Nachweis aus Liquor oder Blut*
18. *Hantaviren*
19. *Hepatitis-A-Virus*
20. *Hepatitis-B-Virus*
21. *Hepatitis-C-Virus; Meldepflicht für alle Nachweise, soweit nicht bekannt ist, dass eine chronische Infektion vorliegt*
22. *Hepatitis-D-Virus*
23. *Hepatitis-E-Virus*
24. *Influenzaviren; Meldepflicht nur für den direkten Nachweis*
25. *Lassavirus*
26. *Legionella sp.*
27. *Leptospira interrogans*
28. *Listeria monocytogenes; Meldepflicht nur für den direkten Nachweis aus Blut, Liquor oder anderen normalerweise sterilen Substraten sowie aus Abstrichen von Neugeborenen*
29. *Marburgvirus*
30. *Masernvirus*
31. *Mycobacterium leprae*
32. *Mycobacterium tuberculosis/africanum, Mycobacterium bovis; Meldepflicht für den direkten Erregernachweis sowie nachfolgend für das Ergebnis der Resistenzbestimmung; vorab auch für den Nachweis säurefester Stäbchen im Sputum*
33. *Neisseria meningitidis; Meldepflicht nur für den direkten Nachweis aus Liquor, Blut, hämorrhagischen Hautinfiltraten oder anderen normalerweise sterilen Substraten*
34. *Norwalk-ähnliches Virus; Meldepflicht nur für den direkten Nachweis aus Stuhl*

35. *Poliovirus*
36. *Rabiesvirus*
37. *Rickettsia prowazekii*
38. *Rotavirus*
39. *Salmonella Paratyphi; Meldepflicht für alle direkten Nachweise*
40. *Salmonella Typhi; Meldepflicht für alle direkten Nachweise*
41. *Salmonella, sonstige*
42. *Shigella sp.*
43. *Trichinella spiralis*
44. *Vibrio cholerae O 1 und O 139*
45. *Yersinia enterocolitica; darmpathogen*
46. *Yersinia pestis*
47. *andere Erreger hämorrhagischer Fieber.*

Die Meldung nach Satz 1 hat gemäß § 8 Abs. 1 Nr. 2, 3, 4 und Abs. 4, § 9 Abs. 1, 2, 3 Satz 1 oder 3 zu erfolgen.

(2) Namentlich sind in dieser Vorschrift nicht genannte Krankheitserreger zu melden, soweit deren örtliche und zeitliche Häufung auf eine schwer wiegende Gefahr für die Allgemeinheit hinweist. Die Meldung nach Satz 1 hat gemäß § 8 Abs. 1 Nr. 2, 3 und Abs. 4, § 9 Abs. 2, 3 Satz 1 oder 3 zu erfolgen.

(3) ***Nichtnamentlich*** *ist bei folgenden Krankheitserregern der direkte oder indirekte Nachweis zu melden:*

1. *Treponema pallidum*
2. *HIV*
3. *Echinococcus sp.*
4. *Plasmodium sp.*
5. *Rubellavirus; Meldepflicht nur bei konnatalen Infektionen*
6. *Toxoplasma gondii; Meldepflicht nur bei konnatalen Infektionen.*

Die Meldung nach Satz 1 hat gemäß § 8 Abs. 1 Nr. 2, 3 und Abs. 4, § 10 Abs. 1 Satz 1, Abs. 3, 4 Satz 1 zu erfolgen.

§ 8 Zur Meldung verpflichtete Personen

(1) Zur Meldung oder Mitteilung sind verpflichtet:

1. *im Falle des § 6 der feststellende Arzt; in Krankenhäusern oder anderen Einrichtungen der stationären Pflege ist für die Einhaltung der Meldepflicht neben dem feststellenden Arzt auch der leitende Arzt; in Krankenhäusern mit mehreren selbstständigen Abteilungen der leitende Abteilungsarzt; in Einrichtungen ohne leitenden Arzt der behandelnde Arzt verantwortlich,*
2. *im Falle des § 7 die Leiter von Medizinaluntersuchungsämtern und sonstigen privaten oder öffentlichen Untersuchungsstellen einschließlich der Krankenhauslaboratorien,*
3. *im Falle der §§ 6 und 7 die Leiter von Einrichtungen der pathologisch-anatomischen Diagnostik, wenn ein Befund erhoben wird, der sicher oder mit hoher Wahrscheinlichkeit auf das Vorliegen einer meldepflichtigen Erkrankung oder Infektion durch einen meldepflichtigen Krankheitserreger schließen lässt,*

4. *im Falle des § 6 Abs. 1 Nr. 4 und im Falle des § 7 Abs. 1 Nr. 36 bei Tieren, mit denen Menschen Kontakt gehabt haben, auch der Tierarzt,*
5. *im Falle des § 6 Abs. 1 Nr. 1, 2 und 5 und Abs. 3 Angehörige eines anderen Heil- oder Pflegeberufs, der für die Berufsausübung oder die Führung der Berufsbezeichnung eine staatlich geregelte Ausbildung oder Anerkennung erfordert,*

§ 9 Namentliche Meldung

(1) Die namentliche Meldung durch eine der in § 8 Abs. 1 Nr. 1, 4 bis 8 genannten Personen muss folgende Angaben enthalten:

1. *Name, Vorname des Patienten*
2. *Geschlecht*
3. *Tag, Monat und Jahr der Geburt*
4. *Anschrift der Hauptwohnung und, falls abweichend: Anschrift des derzeitigen Aufenthaltsortes*
5. *Tätigkeit in Einrichtungen im Sinne des § 36 Abs. 1 oder 2; Tätigkeit im Sinne des § 42 Abs. 1 bei akuter Gastroenteritis, akuter Virushepatitis, Typhus abdominalis/Paratyphus und Cholera*
6. *Betreuung in einer Gemeinschaftseinrichtung gemäß § 33*
7. *Diagnose beziehungsweise Verdachtsdiagnose*
8. *Tag der Erkrankung oder Tag der Diagnose, gegebenenfalls Tag des Todes*
9. *wahrscheinliche Infektionsquelle*
10. *Land, in dem die Infektion wahrscheinlich erworben wurde; bei Tuberkulose Geburtsland und Staatsangehörigkeit*
11. *Name, Anschrift und Telefonnummer der mit der Erregerdiagnostik beauftragten Untersuchungsstelle*
12. *Überweisung in ein Krankenhaus beziehungsweise Aufnahme in einem Krankenhaus oder einer anderen Einrichtung der stationären Pflege und Entlassung aus der Einrichtung, soweit dem Meldepflichtigen bekannt*
13. *Blut-, Organ- oder Gewebespende in den letzten sechs Monaten*
14. *Name, Anschrift und Telefonnummer des Meldenden*
15. *bei einer Meldung nach § 6 Abs. 1 Nr. 3 die Angaben nach § 22 Abs. 2.*

Bei den in § 8 Abs. 1 Nr. 4 bis 8 genannten Personen beschränkt sich die Meldepflicht auf die ihnen vorliegenden Angaben.

(2) Die namentliche Meldung durch eine in § 8 Abs. 1 Nr. 2 und 3 genannte Person muss folgende Angaben enthalten:

1. *Name, Vorname des Patienten*
2. *Geschlecht, soweit die Angabe vorliegt*
3. *Tag, Monat und Jahr der Geburt, soweit die Angaben vorliegen*
4. *Anschrift der Hauptwohnung und, falls abweichend: Anschrift des derzeitigen Aufenthaltsortes, soweit die Angaben vorliegen*
5. *Art des Untersuchungsmaterials*
6. *Eingangsdatum des Untersuchungsmaterials*
7. *Nachweismethode*

8. *Untersuchungsbefund*
9. *Name, Anschrift und Telefonnummer des einsendenden Arztes beziehungsweise des Krankenhauses*
10. *Name, Anschrift und Telefonnummer des Meldenden.*

Der einsendende Arzt hat bei einer Untersuchung auf Hepatitis C dem Meldepflichtigen mitzuteilen, ob ihm eine chronische Hepatitis C bei dem Patienten bekannt ist.

(3) Die namentliche Meldung muss unverzüglich, ***spätestens innerhalb von 24 Stunden*** *nach erlangter Kenntnis gegenüber dem für den Aufenthalt des Betroffenen zuständigen Gesundheitsamt, im Falle des Absatzes 2 gegenüber dem für den Einsender zuständigen Gesundheitsamt erfolgen. Eine Meldung darf wegen einzelner fehlender Angaben nicht verzögert werden. Die Nachmeldung oder Korrektur von Angaben hat unverzüglich nach deren Vorliegen zu erfolgen. Liegt die Hauptwohnung oder der gewöhnliche Aufenthaltsort der betroffenen Person im Bereich eines anderen Gesundheitsamtes, so hat das unterrichtete Gesundheitsamt das für die Hauptwohnung, bei mehreren Wohnungen das für den gewöhnlichen Aufenthaltsort des Betroffenen zuständige Gesundheitsamt unverzüglich zu benachrichtigen.*

§ 10 Nichtnamentliche Meldung

(1) Die nichtnamentliche Meldung nach § 7 Abs. 3 muss folgende Angaben enthalten:

1. *im Falle des § 7 Abs. 3 Nr. 2 eine fallbezogene Verschlüsselung gemäß Absatz 2*
2. *Geschlecht*
3. *Monat und Jahr der Geburt*
4. *erste drei Ziffern der Postleitzahl der Hauptwohnung*
5. *Untersuchungsbefund*
6. *Monat und Jahr der Diagnose*
7. *Art des Untersuchungsmaterials*
8. *Nachweismethode*
9. *wahrscheinlicher Infektionsweg, wahrscheinliches Infektionsrisiko*
10. *Land, in dem die Infektion wahrscheinlich erworben wurde*
11. *Name, Anschrift und Telefonnummer des Meldenden*
12. *bei Malaria Angaben zur Expositions- und Chemoprophylaxe.*

Der einsendende Arzt hat den Meldepflichtigen insbesondere bei den Angaben zu den Nummern 9, 10 und 12 zu unterstützen. Die nichtnamentliche Meldung nach § 6 Abs. 3 muss die Angaben nach den Nummern 5, 9 und 11 sowie Name und Anschrift der betroffenen Einrichtung enthalten.

§ 18 Behördlich angeordnete Entseuchungen, Entwesungen, Bekämpfung von Krankheitserreger übertragenden Wirbeltieren, Kosten

(1) Zum Schutz des Menschen vor übertragbaren Krankheiten dürfen bei behördlich angeordneten Entseuchungen (Desinfektion), Entwesungen (Bekämpfung von Nichtwirbeltieren) und Maßnahmen zur Bekämp-

fung von Wirbeltieren, durch die Krankheitserreger verbreitet werden können, nur Mittel und Verfahren verwendet werden, die von der zuständigen Bundesoberbehörde in einer Liste im Bundesgesundheitsblatt bekannt gemacht worden sind. Die Aufnahme in die Liste erfolgt nur, wenn die Mittel und Verfahren hinreichend wirksam sind und keine unvertretbaren Auswirkungen auf Gesundheit und Umwelt haben.

§ 23 Nosokomiale Infektionen, Resistenzen

(1) Leiter von Krankenhäusern und von Einrichtungen für ambulantes Operieren sind verpflichtet, die vom Robert Koch-Institut nach § 4 Abs. 2 Nr. 2 Buchstabe b festgelegten nosokomialen Infektionen und das Auftreten von Krankheitserregern mit speziellen Resistenzen und Multiresistenzen fortlaufend in einer ***gesonderten Niederschrift*** *aufzuzeichnen und zu bewerten. Die Aufzeichnungen nach Satz 1 sind zehn Jahre aufzubewahren. Dem zuständigen Gesundheitsamt ist auf Verlangen Einsicht in die Aufzeichnungen zu gewähren.*

§ 36 Einhaltung der Infektionshygiene

(1) ... Krankenhäuser, Vorsorge- oder Rehabilitationseinrichtungen, Einrichtungen für ambulantes Operieren, Dialyseeinrichtungen, Tageskliniken, Entbindungseinrichtungen, Einrichtungen nach § 1 Abs. 1 bis 5 des Heimgesetzes ... legen in ***Hygieneplänen*** *innerbetriebliche Verfahrensweisen zur Infektionshygiene fest. ...*

12.2 Richtlinie des Bundesgesundheitsamtes/ Robert Koch-Instituts zur Krankenhaushygiene und Infektionsprävention (Stand: Dezember 2003)

In den einzelnen Kapiteln des Buches wird auf die Richtlinien/Empfehlungen des BGA bzw. RKI hingewiesen. Die Richtlinien des BGA wurden seit 1997 von den neu vom Gesundheitsministerium berufenen Kommisssionen überarbeitet bzw. neue Anlagen erarbeitet und veröffentlicht. Ein wesentlicher Anstoß war das Inkrafttreten des IfSG 2001 durch die rechtliche Beauftragung des Robert Koch-Institutes zur Erstellung von Richtlinien. Durch die erfolgte Kategorisierung (siehe Kapitel 2) ist eine Abstufung der einzelnen vorgeschlagenen infektionspräventiven Maßnahmen möglich. In den neu erstellten Anlagen ist jeweils ein Literaturverzeichnis angefügt.
Nach dem gesetzlichen Auftrag erstellt die Kommission Empfehlungen, die sich auf einen breiten, fachlichen Konsens berufen können. Bei der Umsetzung der Empfehlungen sind immer die besonderen Bedingungen der Einrichtungen, der behandelten Patienten sowie ökonomische und ökologische Aspekte zu berücksichtigen. Von den Vorgaben der Richtli-

nie kann grundsätzlich dann abgewichen werden, wenn nach Prüfung alternativer Maßnahmen diese nicht zu einem niedrigeren Schutzniveau für Patient und medizinisches Personal führen. Die entsprechenden Maßnahmen müssen im Fall der Abweichung fachlich begründet werden.

12.3 Unfallverhütungsvorschrift der Berufsgenossenschaft für Gesundheitsdienst und Wohlfahrtspflege (BGV C8 in der Fassung vom Januar 1997)

§ 1

(1) Diese Unfallverhütungsvorschrift gilt für Unternehmen und Teile von Unternehmen, in denen bestimmungsgemäß

1. *Menschen stationär medizinisch untersucht, behandelt oder gepflegt werden,*
2. *Menschen ambulant medizinisch untersucht oder behandelt werden,*
3. *Körpergewebe, -flüssigkeiten und -ausscheidungen von Menschen oder Tieren untersucht oder Arbeiten mit Krankheitserregern ausgeführt werden,*
4. *infektiöse oder infektionsverdächtige Gegenstände und Stoffe desinfiziert werden.*

(2) Diese Unfallverhütungsvorschrift gilt auch für Unternehmen oder Teile von Unternehmen, die bestimmungsgemäß

1. *Rettungs- und Krankentransporte ausführen,*
2. *Hauskrankenpflege durchführen.*

Zu § 1 Abs. 1 Nr. 1:

Durchführungsanweisung: dies sind z. B.

- Krankenhäuser für akut und chronisch Kranke,
- medizinische Untersuchungs- und Behandlungsstellen in Sanatorien und Kurheimen,
- Pflege- und Krankenstationen in Heimen für alte, jugendliche und behinderte Menschen sowie in Justizvollzugsanstalten, Quarantänestationen.

Zu § 1 Abs. 2:

Durchführungsanweisung: Unternehmen oder Teile von Unternehmen im Sinne dieser Bestimmungen sind z. B.:

- Gemeinde-Krankenpflegestationen,
- Sozialstationen,

- Haus- und Familienpflegestationen,
- Dorfhelferinnenstationen, soweit sie

Krankenpflege ausüben.

Händedesinfektion

§ 6

(1) Den Beschäftigten in Arbeitsbereichen, in denen Tätigkeiten nach § 1 Abs. 1 und 2 ausgeführt werden, sind leicht erreichbare Händewaschplätze mit fließendem warmem und kaltem Wasser, Direktspender mit hautschonenden Waschmitteln, Händedesinfektionsmitteln und geeignete Hautpflegemittel sowie Handtücher zum einmaligen Gebrauch zur Verfügung zu stellen.

(2) Händedesinfektion nach der Schüsselmethode ist nur zulässig, wenn der Desinfektionserfolg sichergestellt und eine Schädigung der Haut der Hände verhindert ist.

Schutzkleidung

§ 7

(1) Der Unternehmer hat den Beschäftigten bei Tätigkeiten, die in § 1 Abs. 1 und 2 genannt sind, geeignete Schutzkleidung in ausreichender Stückzahl zur Verfügung zu stellen, wenn die Kleidung oder Berufskleidung der Beschäftigten mit Krankheitskeimen verschmutzt werden kann.

(2) Der Unternehmer hat Schutzkleidung in ausreichender Stückzahl auch anderen Beschäftigten zur Verfügung zu stellen, wenn diese in Arbeitsbereichen mit erhöhter Infektionsgefährdung nach § 18 eingesetzt werden.

(3) Der Unternehmer hat den Beschäftigten zusätzlich

1. *dünnwandige und flüssigkeitsdichte Handschuhe, wenn die Hände mit Blut, Ausscheidungen, Eiter oder hautschädigenden Stoffen in Berührung kommen können,*
2. *feste, flüssigkeitsdichte Handschuhe zum Desinfizieren und Reinigen benutzter Instrumente, Geräte und von Flächen,*
3. *flüssigkeitsdichte Schürzen, wenn damit zu rechnen ist, dass die Schutzkleidung durchnässt wird,*
4. *flüssigkeitsdichte Fußbekleidung, wenn mit Durchnässen des Schuhwerks zu rechnen ist,*
5. *Gesichts- oder Kopfschutz, wenn mit Verspritzen oder Versprühen infektiöser Stoffe zu rechnen ist und technische Maßnahmen keine ausreichende Abschirmung bewirken,*

zur Verfügung zu stellen.

(4) Der Unternehmer hat für die Desinfektion, Reinigung und Instandhaltung der Schutzkleidung zu sorgen.

(5) Der Unternehmer hat die getrennte Aufbewahrung der getragenen Schutzkleidung und der anderen Kleidung zu ermöglichen.

(6) Die Beschäftigten müssen vor dem Betreten ihrer Aufenthaltsräume, insbesondere ihrer Speiseräume, die getragene Schutzkleidung ablegen.

Hygieneplan

§ 9

Der Unternehmer hat für die einzelnen Arbeitsbereiche entsprechend der Infektionsgefährdung Maßnahmen zur Desinfektion, Reinigung und Sterilisation sowie zur Ver- und Entsorgung schriftlich festzulegen und ihre Durchführung zu überwachen.

Reinigung von Instrumenten und Laborgeräten

§ 11

Benutzte Instrumente und Laborgeräte müssen vor einer Reinigung desinfiziert werden, sofern bei der Reinigung die Gefahr von Verletzungen besteht.

§ 13

Spitze, scharfe und zerbrechliche Gegenstände aus Arbeitsbereichen, in denen Tätigkeiten nach § 1 Abs. 1 und 2 durchgeführt werden, dürfen nur sicher umschlossen in den Abfall gegeben werden.

Wasserarmaturen

§ 21

In Arbeitsbereichen mit erhöhter Infektionsgefährdung müssen an Händewaschplätzen für die Beschäftigten Wasserarmaturen installiert sein, die ohne Berühren mit der Hand benutzt werden können.

Tragen von Schmuck

§ 22

In Arbeitsbereichen mit erhöhter Infektionsgefährdung dürfen an Händen und Unterarmen keine Schmuckstücke, Uhren und Eheringe getragen werden.

Lebens- und Genussmittel

§ 23

(1) In Arbeitsbereichen mit erhöhter Infektionsgefährdung ist Essen, Trinken und Rauchen nicht erlaubt.

(2) Den Beschäftigten ist ein leicht erreichbarer Raum zur Einnahme von Lebensmitteln zur Verfügung zu stellen. In diesem Raum dürfen die in § 1 Abs. 1 genannten Tätigkeiten nicht ausgeführt werden.

Die Bestimmungen machen deutlich, dass in der UVV insbesondere die Verpflichtungen des Trägers einer Einrichtung, aber auch die Disziplin und das infektionspräventive Verhalten des Personals angesprochen werden.
Durch die Festlegungen in einem **Hygieneplan**, der durch den Beschluss der Hygienekommission den Rechtscharakter einer Arbeitsanweisung erhält, lässt sich ein diszipliniertes Handeln über einen längeren Zeitraum aufrechterhalten. Regelmäßige Schulungen und Informationen sind jedoch erforderlich.

In der **Unfallverhütungsvorschrift „Wäscherei"** VBG 7y sind **für Krankenhauswäsche** (von Kranken in Krankenhäusern sowie Pflege- und Krankenstationen von Heimen) vorgeschrieben:

- Arbeitsräume, rein und unrein,
- Personenschleusen,
- Handreinigung und Desinfektion,
- Waschverfahren und Desinfektion,
- Umgang mit Krankenhauswäsche,
- Hygieneplan,
- persönliche Schutzausrüstung,
- Personalverhalten.

12.4 Technische Regeln für biologische Arbeitsstoffe

TRBA 250; Biologische Arbeitsstoffe im Gesundheitswesen und in der Wohlfahrtspflege (Stand November 2003)

Festlegungen

Der Fachausschuss „Gesundheits- und Wohlfahrtspflege" hat in Zusammenarbeit mit dem ABAS die BG-Regel BRG 250 erarbeitet. In diesen Regeln werden folgende Festlegungen angesprochen (Auszug):

Vorbemerkung

Die Beschäftigten im Gesundheitswesen und der Wohlfahrtspflege führen in der Regel keine besonders gefährlichen Arbeiten aus. Allerdings erfordern die spezifischen Tätigkeiten, bei denen sie mit biologischen Arbeitsstoffen Kontakt haben, spezifische Schutzmaßnahmen baulicher, technischer, organisatorischer oder persönlicher Art, um Infektionsrisiken zu vermindern. Die Biostoffverordnung fordert die Festlegung von Schutzmaßnahmen in einer **bestimmten Schutzstufe in Abhängigkeit von der Tätigkeit, der Risikogruppe der Erreger, der Dauer und Art der Exposition und der Übertragungswege.**

Anwendungsbereiche

Bereiche, in denen/Bereiche

- Menschen medizinisch untersucht, behandelt oder gepflegt werden,
- eine Abnahme von Körperflüssigkeiten oder Untersuchungsmaterial, z. B. Abstriche, erfolgt.
- operative Eingriffe,
- eine Wundversorgung,
- die Versorgung pflegebedürftiger Menschen oder
- Reinigungs-, Desinfektions- und Entsorgungsarbeiten bei kontaminierten Bereichen und Geräten vorgenommen werden,
- mit einer Zentralsterilisation, Wäscherei, Abfallentsorgung,
- wie Pflegeheime, Pflegedienste, Hospize.

Begriffsbestimmungen

- Festgelegt werden Risikogruppen von 1–4 nach Infektionsrisiko von biologischen Arbeitsstoffen, bei denen es unwahrscheinlich ist, dass sie beim Menschen eine Krankheit verursachen, bis biologischen Arbeitsstoffen, die eine schwere Krankheit hervorrufen oder die Gefahr für die Bevölkerung groß ist.
- Pflege umfasst Hilfeleistungen, bei denen Kontakte zu Krankheitserregern bestehen können, z. B. Waschen, Baden, Mundpflege, Darm-/Blasenentleerung, Nahrungsaufnahme etc.

Gefährdungsbeurteilung

- Information des Personals durch Arbeitgeber, z. B. bei Reinigungsarbeiten,
- Zuordnung zu Schutzstufen (1–4) nach Infektionsgefahren von Röntgenuntersuchung bis Tätigkeiten mit Infektionskrankheiten.

Schutzmaßnahmen

- Baulich-technische Maßnahmen,
- organisatorische und hygienische Maßnahmen (Hygieneplan, Schutzkleidung, Händedesinfektion, Verletzungsvermeidung, Probenversand),
- persönliche Schutzausrüstung,
- Schutzmaßnahmen nach Schutzstufen,
- Verhalten bei Unfällen.

Unterrichtung der Beschäftigten

- Betriebsanweisungen,
- Unterweisung,
- Pflichten der Beschäftigten.

Anzeige- und Aufzeichnungspflichten

Schutzmaßnahmen für besondere Arbeitsbereiche oder Tätigkeiten

- Reinigung, Desinfektion, Sterilisation,
- Umgang mit benutzter Wäsche,
- Abfälle,
- Endoskopie,
- MRSA.

Zusammenarbeit von Arbeitgeber und Fremdfirmen

Medizinische Vorsorgeuntersuchungen und Impfangebote

12.5 Sonstige normative Regelungen

Gesetzliche Vorschriften

Die folgenden gesetzlichen Vorschriften in medizinischen Einrichtungen sind zu beachten bzw. umzusetzen (siehe auch Angaben bei den einzelnen Kapiteln):

- Krankenhausfinanzierungsgesetz vom 29.06.1972, letzte Fassung vom 10.04.1991, geändert durch Fallpauschalengesetz vom 23.04.2002 (BGBl. I 1412),
- Bundespflegesatz-VO vom 26.09.1994 mit Änderung vom 17.07.2003,
- Heimgesetz vom 07.08.1974 in der Fassung vom 05.11.2001 (BGBI. I 2970),
- Krankenhaushygiene-VO einzelner Bundesländer,
- Heimmindestbau-VO vom 03.05.1983 (BGBl. I 550),
- Medizingesetz (MPG) in der Fassung vom 07.08.2002 (BGBl. I 3146),
- Medizinprodukte-Betreiber-VO vom 29.07.1998 (BGBl. I 1762) in der Fassung vom 21.08.2002 (BGBl. I 3147),
- Arbeitsstätten-VO vom 20.03.1975 mit letzter Änderung,
- VO zum Schutz vor gefährlichen Stoffen (Gefahrstoff-VO) vom 15.11.1999 (BGBl. I 2233). Letzte Änderung vom 25.02.2004 (z. B. Schädlingsbekämpfung, Schutz-, Hygiene- und Vorsorgemaßnahmen),
- Biostoff-VO vom 27.01.1999 (BGBl. I 50),
- Transfusionsgesetz vom 01.07.1998 (geändert 25.11.2003).

12.6 DIN-Vorschriften und EN-Normen

Für den medizinisch-technischen Bereich sind eine große Zahl von Normen zu beachten. In zunehmendem Umfang werden die deutschen **DIN-Normen durch die europäischen Normen abgelöst.** Auf einzelne Normen wurde in den speziellen Kapiteln des Buches hingewiesen. Diese Normen gelten als Regel der Technik. Abweichungen müssen stichhaltig begründet sein und einer rechtlichen Überprüfung bzw. Auseinandersetzung, z. B. bei Regressansprüchen, standhalten.

13 Aufgaben zum Wissensstand

Aufgabe 1:

a) Erklären Sie den Begriff „Hygiene".
b) Welche Bereiche der Hygiene kennen Sie?
c) Was ist das Ziel der Hygiene im Krankenhaus?

Aufgabe 2:

Erklären Sie die Begriffe

a) Epidemie
b) Endemie
c) Nennen Sie Möglichkeiten, solche Ereignisse zu bekämpfen.

Aufgabe 3:

Was bedeuten folgende Begriffe in der Epidemiologie:

a) Morbidität
b) Mortalität
c) Letalität

Aufgabe 4:

Nennen Sie die Möglichkeiten und Wege der Übertragung von Infektionskrankheiten und nennen Sie jeweils ein Beispiel.

Aufgabe 5:

Wer/was ist ein so genanntes Erregerreservoir? Nennen Sie Beispiele.

Aufgabe 6:

a) Was ist eine nosokomiale Infektion?
b) Nennen Sie die drei am häufigsten erworbenen nosokomialen Infektionen.
c) Nennen Sie Maßnahmen, wie nosokomiale Infektionen vermieden werden können.

Aufgabe 7:

Definieren Sie folgende Begriffe:

a) Kontamination
b) Dekontamination
c) bakterizid

d) fungizid
e) Resistenz
f) Isolation

Aufgabe 8:

a) Was ist eine Desinfektion?
b) Was bedeuten die Wirkungsbereiche A und B in der Desinfektionsliste?
c) Nennen Sie mindestens vier Desinfektionsmaßnahmen.

Aufgabe 9:

Welche Anforderungen werden heute an ein Desinfektionsmittel gestellt?

Aufgabe 10:

a) Definieren Sie den Begriff Sterilisation.
b) Nennen Sie die vier wichtigsten Sterilisationsarten, die im Krankenhaus angewendet werden.
c) Welche Materialien werden mit welcher Methode sterilisiert?

Aufgabe 11:

Bestimmen Sie folgende Begriffe:

a) Sterilisation
b) Desinfektion
c) Sanitation

Aufgabe 12:

Auf welche Weise können chemische Desinfektionen durchgeführt werden? Nennen Sie mindestens vier chemische Substanzen, die zur Desinfektion eingesetzt werden.

Aufgabe 13:

Was müssen Sie beachten, bevor Sie verpacktes Sterilisiergut einsetzen? Was besagt das Datum auf diesen Verpackungen?

Aufgabe 14:

Warum soll ein benutztes Krankenbett vorwiegend im Patientenzimmer abgezogen werden und was ist dabei zu beachten?

Aufgabe 15:

a) Was verstehen Sie unter einer laufenden Desinfektion?
b) Beschreiben Sie den Umfang einer laufenden Desinfektion auf Station.

Aufgabe 16:

a) Beschreiben Sie die verschiedenen Möglichkeiten, eine hygienische Händedesinfektion durchzuführen.
b) Wann ist eine hygienische Händedesinfektion in Ihrem Arbeitsbereich indiziert?

Aufgabe 17:

a) Bei welchen Maßnahmen ist eine Hautdesinfektion unumgänglich?
b) Welche Anforderungen müssen an ein Schleimhautdesinfektionsmittel gestellt werden?
c) Welche Mittel sind nicht zur Schleimhautdesinfektion geeignet?

Aufgabe 18:

Beschreiben Sie den Weg eines Instruments vom Ort des Einsatzes bis zur Sterilisation.

Aufgabe 19:

a) Was verstehen Sie unter thermostabilen Materialien? Nennen Sie Beispiele.
b) Welche Materialien sind zur Exposition unter hohen Temperaturen ungeeignet?

Aufgabe 20:

Ein Patient wird entlassen. Beschreiben Sie die notwendigen Desinfektionsmaßnahmen.

Aufgabe 21:

Welche hygienischen Maßnahmen sind beim Richten von Infusionen unbedingt zu beachten?

Aufgabe 22:

Beschreiben Sie die Infektionswege folgender Krankheiten:

a) Salmonellose
b) Hepatitis B
c) Tuberkulose
d) AIDS
e) Typhus

Aufgabe 23:

Wo liegen die größten Gefahrenmomente für Mitarbeiter in medizinischen Einrichtungen und wie können sie umgangen werden?

Aufgabe 24:

a) Warum dürfen Uhren, Ringe und Armbänder während des Dienstes nicht getragen werden?
b) Welche Probleme können bei Personal mit langen Haaren auftreten?

Aufgabe 25:

a) Was verstehen Sie unter einer strikten Isolierung?
b) Beschreiben Sie die wichtigsten Maßnahmen.
c) Nennen Sie zwei Infektionskrankheiten, bei denen eine strikte Isolierung indiziert ist.

Aufgabe 26:

a) Nennen Sie die Infektionswege bei Hepatitis B und AIDS in medizinischen Institutionen.
b) Nennen Sie die wichtigsten hygienischen Maßnahmen, eine Übertragung dieser Krankheiten zu verhindern.

Aufgabe 27:

Welche Utensilien benötigen Sie zur Katheterisierung der Blase und wie gehen Sie dabei vor?

Aufgabe 28:

Beschreiben Sie Maßnahmen, die Atemwegsinfektionen bei einem intubierten Patienten verhindern können.

Aufgabe 29:

Zählen Sie die wichtigsten Kriterien auf, die nosokomiale Infektionen bei Venenkathetern oder Verweilkanülen verhindern bzw. verringern.

Aufgabe 30:

a) Wie können Sie durch geeignete hygienische Maßnahmen beim Verbandwechsel Wundinfektionen verhindern?
b) Geben Sie die Reihenfolge an, in der Sie folgende Wundverbände durchführen:

1. frische Appendektomie
2. Hämorrhoidenoperation
3. septische Gangrän am Unterschenkel
4. frische Brandwunden

Aufgabe 31:

Beschreiben Sie diejenigen hygienischen Maßnahmen, die Sie bei der Wundversorgung eines Patienten mit Hepatitis B berücksichtigen müssen.

Aufgabe 32:

Sie sollen auf Station einen Patienten zur OP vorbereiten. Welche hygienischen Kriterien müssen Sie unbedingt beachten?

Aufgabe 33:

a) Wann ist eine Person krank im Sinne des Infektionsschutzgesetzes?
b) Was muss bei meldepflichtigen Erkrankungen (z. B. Lungen-TBC) laut Gesetz gemeldet werden?
c) Nennen Sie vier meldepflichtige Infektionserkrankungen.
d) Wann gilt eine Person als Dauerausscheider?

Aufgabe 34:

Welche Temperaturen und welche Druckverhältnisse werden bei der Dampfsterilisation im Autoklaven angewandt?

Aufgabe 35:

a) Wie lange kann man angestochene Mehrfachampullen bei Raumtemperatur und bei Kühlschranktemperatur lagern?
b) Was ist auf den Ampullen zu dokumentieren?

Aufgabe 36:

Welche Desinfektionsmittel sind vornehmlich auf Alkoholbasis aufgebaut?

Aufgabe 37:

Welche Maßnahmen treffen Sie, bevor Sie einen Verbandwechsel durchführen?

Aufgabe 38:

Wie verhalten Sie sich beim Betreten der OP-Abteilung?

Aufgabe 39:

Nennen Sie Abfälle, die bei Sammlung, Transport, Lagerung und Entsorgung innerhalb und außerhalb des Krankenhauses besonderer Maßnahmen zur Infektionsverhütung bedürfen.

Aufgabe 40:

Welche Luftströmungsrichtung passt nicht in das Anforderungsprofil für aseptische OP-Räume?

- OP-Saal → Einleitung
- Waschraum → OP-Saal
- OP-Saal → Ausleitung
- Einleitung → Flurbereich

14 Lösungshinweise für die Aufgaben

Zu Aufgabe 1:

a) Alle vorbeugenden Maßnahmen zur Gesunderhaltung des Körpers und des Geistes.
b) Krankenhaushygiene, Umwelthygiene (belebte und unbelebte Natur), Sozialhygiene, Psychohygiene.
c) Alles zu tun, um einen Patienten während eines Aufenthaltes im Krankenhaus vor körperlichen und seelischen Schäden zu bewahren.

Zu Aufgabe 2:

a) Örtlich und zeitlich gehäuftes Auftreten einer Infektionskrankheit.
b) Gehäuftes Auftreten einer Infektionskrankheit in einer Bevölkerungsschicht ohne zeitliche Begrenzung.
c) Einhaltung der Meldepflicht (IfSG), groß angelegte Impfungen, Einhaltung vorgeschriebener Präventions- und Bekämpfungsmaßnahmen, z. B. Desinfektion.

Zu Aufgabe 3:

a) Zahl der Erkrankten im Verhältnis zur Zahl der Einwohner in einem bestimmten Zeitraum.
b) Zahl der Verstorbenen im Verhältnis zur Zahl der Einwohner in einem bestimmten Zeitraum.
c) Zahl der Verstorbenen im Verhältnis zur Zahl der Erkrankten.

Zu Aufgabe 4:

- Kontaktinfektion – Hände schütteln
- Küssen – Herpes simplex
- Schmierinfektion – Blut, Stuhl
- Salmonellen – Lebensmittel
- Hepatitis, HIV – Hämatogen (Blut, Serum)
- TBC – Aerogen, Luft
- Tröpfcheninfektion – Niesen, Husten
- Erkältungen – Sprechen

Zu Aufgabe 5:

- Mensch – Infizierte, Ausscheider
- Tier – Infizierte, Ausscheider
- Natur – ubiquitäre Keime, Pilze, Sporen

Zu Aufgabe 6:

a) Eine im Krankenhaus erworbene Infektionskrankheit.

b) Harnwegs-, Atemwegs- und Wundinfektion.
c) Exakte Aufklärung des Personals, Händedesinfektion, Einhaltung der hygienischen Regeln bei Pflege und Therapie, Mitarbeiterschulungen, gezielte Anwendung von Antibiotika, Überwachung aller technischen Geräte und Anlagen, laufende Desinfektion, Sterilisation von Instrumenten und Geräten.

Zu Aufgabe 7:

a) Behaftung mit Mikroorganismen, Giften, Strahlen.
b) Beseitigung von Mikroorganismen und Stoffen.
c) Fähigkeit, Bakterien abzutöten.
d) Fähigkeit, Pilze abzutöten.
e) Widerstandsfähigkeit von Mikroorganismen gegen Desinfektion und Antibiotika.
f) Absonderung eines Patienten.

Zu Aufgabe 8:

a) Abtötung oder Inaktivierung aller pathogenen Keime.
b) A: Abtötung von bakteriellen Keimen, Pilzen und deren Sporen; B: Inaktivierung von Viren.
c) Abkochen, Dampf, chemothermisch und chemische Desinfektion, UV-Strahlen, Mikrowellen.

Zu Aufgabe 9:

Relativ schadstoffarm, wirtschaftlich, hoher Wirkungsbereich, kurze Einwirkzeit, geruchsneutral, einfache Handhabung, Haut- und Produktverträglichkeit, biologisch abbaubar, wasserlöslich, benetzend, geringer Eiweißfehler.

Zu Aufgabe 10:

a) Abtötung aller Mikroorganismen und deren Dauerformen.
b) Dampfsterilisation, Heißluftsterilisation, Gassterilisation (Ethylenoxid, Formalin), Plasmasterilisation.
c) Wäsche und Instrumente z. B. mit Dampf, Plastik und thermolabile Geräte z. B. mit Ethylenoxid oder Formalin und Plasma.

Zu Aufgabe 11:

a) Abtötung aller Mikroorganismen und deren Dauerformen.
b) Abtötung oder Inaktivierung aller pathogenen Keime.
c) Verstärkte Reinigung (Kombinationspräparate).

Zu Aufgabe 12:

- Scheuer-Wisch-Desinfektion, Einlegen in Desinfektionslösungen, Sprühdesinfektion, Verdampfen und Vernebeln von Formalin.
- Substanzen: Alkohole, Aldehyde, Halogene (Chlor, Jod), Persäuren, Guanidin, quarternäre Verbindungen.

Zu Aufgabe 13:

- Verfallsdatum, intakte Verpackung, keine Feuchtigkeit, keine Verschmutzung, dunkel gelagert.
- Verfallsdatum oder Sterilisationsdatum.

Zu Aufgabe 14:

Um die aerogene Streuung der pathogenen Keime auf engstem Raum zu halten: Abziehen der Bettwäsche mit ruhigen Bewegungen sowie sofortige Entsorgung der Wäsche in die vorgeschriebenen Säcke.

Zu Aufgabe 15:

a) Alle desinfizierenden Maßnahmen, die im Tagesverlauf in den einzelnen Arbeitsbereichen anfallen, z. B. die Desinfektion des Bettes, der Nachttische etc.
b) Desinfektion aller Gegenstände und Einrichtungen, mit denen der Patient in Berührung kommt.

Zu Aufgabe 16:

a) Hygienische Händedesinfektion: nur mit alkoholischem Desinfektionsmittel, mindestens 3 ml, ca. 30 Sekunden in den Händen verreiben, Nagelfalze und Fingerzwischenräume nicht vergessen.
Bei sichtbarer Kontamination (z. B. Blut, Sekret): Verschmutzung mit einem mit Desinfektionsmittel getränkten Tuch entfernen, hygienische Händedesinfektion durchführen, dann Hände waschen (ca. 1 Minute).
b) Vor Arbeitsbeginn; zwischen den Arbeiten an verschiedenen Patienten; bei Verdacht oder ersichtlicher Kontamination, d. h. nach jeder Arbeit mit Geräten, Instrumenten und Einrichtungen, die kontaminiert sein könnten oder sind; nach dem Essen; Nase putzen; Toilettenbesuch etc.

Zu Aufgabe 17:

a) Vor jeder Maßnahme, die die Schutzfunktion der Haut durchbricht oder unterbindet: Operationen, intravasale Katheter und Kanülen, Injektionen (s. c., i. c., i. m., i. v.).
b) Geringe Konzentration, höchstmögliche Wirkung, geringer Schadstoffgehalt, gute Verträglichkeit.
c) Keine aldehydhaltigen Mittel (Allergien), keine alkoholischen Mittel (Brennen), keine jodhaltigen Mittel bei Säuglingen.

Zu Aufgabe 18:

Sofortiger Abwurf in geschlossenen Container; Transport zur Zentralsterilisation oder vor Ort; Abwurf in Desinfektionslösung mit vorgeschriebener Konzentration und Einwirkzeit; abspülen, säubern, trocknen; Zentralsterilisation; chemo-thermische Reinigung; Kontrolle auf Verschmutzung und Schäden; verpacken; Verfallsdatum; Sterilisation.

Zu Aufgabe 19:

a) Materialien, die unempfindlich gegen feuchte und trockene Hitze sind; Metalle; Keramik; Glas; Textilien; Flüssigkeiten; geeignete Kunststoffe.
b) Materialien, die empfindlich gegen feuchte und trockene Hitze sind, z. B. Großteil aller Kunststoffe, elektronische Geräte, Geräte mit Optiken.

Zu Aufgabe 20:

Alle Utensilien, die mit dem Patienten in Berührung kamen, das gesamte Bettgestell, die Matratzenoberfläche, Nachttisch, Schrank, Ablage, Armaturkonsol; im Prinzip alles, was zum Bettplatz gehört; bei Einzelzimmern die gesamte Einrichtung.

Zu Aufgabe 21:

Vorrichten kurz vor der Infusion, Reinheit der Infusion, keinerlei Beschädigung der Behälter, auf Verfallsdatum achten, vor Einstich des Systems immer Desinfektion. Beim Entlüften des Systems ist darauf zu achten, dass das Infusionssystem nicht mit Boden oder Einrichtungsgegenständen in Berührung kommt. Konnektionsstelle nicht berühren, Zusätze von Medikamenten direkt vor Gebrauch zugeben und auf Veränderungen achten. Bei Glasflaschen dürfen zum Entlüften keine zusätzlichen Kanülen eingestochen werden.

Zu Aufgabe 22:

a) Schmierinfektion
b) hämatogen
c) Tröpfcheninfektion
d) hämatogen
e) Schmierinfektion

Zu Aufgabe 23:

- Eigenverletzung durch gebrauchte Kanülen, Blut auf nicht intakter Haut, unsauberes Arbeiten (Verschmieren von Blut), Stichverletzungen von Mitarbeitern durch unsachgemäße Entsorgung von spitzen und scharfen Gegenständen.
- Gebrauchte Kanülen sofort in durchstichfesten Behälter abwerfen, Handschuhe tragen, hygienische Händedesinfektion durchführen, sauberes Arbeiten.

Zu Aufgabe 24:

a) Eigenverletzungen oder Verletzungen anderer Personen, Gefahr der Keimverschleppung, feuchtes Milieu unter Ringen und dicht sitzenden Armbändern, Probleme der Händedesinfektion, Allergisierung, Kreuzinfektionen.

b) Haare können mit Patienten, Bett und Wunden in Kontakt kommen, Gefahr der Kreuzinfektion, Verletzungsgefahr bei verwirrten oder bewusstseinsgestörten Patienten (durch Griff in die Haare). Haare zählen zu den stärksten Mikrobenträgern.

Zu Aufgabe 25:

a) Strikte Isolierung gegenüber der Außen- und Umwelt.
b)
- Einzelzimmer oder Kohortenunterbringung, Schutzkittel, Maske, Brille, Handschuhe (je nach Infektionskrankheit), hygienische Händedesinfektion.
- Patientenbezogen: Pflegeutensilien, Geschirr, Verbandmaterial, Wäsche, persönliche Gegenstände, Besucher.

c) Offene Lungen-TBC, Diphterie, hämorrhagisches Fieber, Pest, Milzbrand.

Zu Aufgabe 26:

a) Auf hämatogenem Weg über Inokulation, verletzte Haut und Schleimhaut.
b) Schutz je nach Disposition, Händedesinfektion, Schutz vor Blut und blutähnlichen Substanzen. Verletzungen durch Kanülen und sonstige gebrauchte Instrumente unbedingt vermeiden, nur Einmalmaterial verwenden.

Zu Aufgabe 27:

- Sterile Arbeitsunterlage, undurchlässige Unterlage, Lochtuch, zwei Handschuhe und/oder eine Pinzette, Auffangschale, Tupfer, Schleimhautdesinfektionsmittel plus Schale, steriles Gleitmittel, Einmalspritze zum Blocken des Katheters, sterilenrKatheter, steril verpackter Ablaufbeutel.
- Arbeiten nach Möglichkeit zu Zweit: Eine Person zieht sich steril an, die andere Person reicht die Utensilien steril zu.
- Vorbereitung der sterilen Materialien, anschließende Schleimhautdesinfektion, Einführen des Katheters unter sterilen Kautelen, Konnektion mit dem Ablaufsystem, Blocken des Katheters, Aufräumen und hygienische Händedesinfektion.

Zu Aufgabe 28:

Ein sach- und fachgerechtes Absaugen unter äußerst sterilen Kautelen durch zwei Personen mit sterilem Einmalabsaugkatheter. Katheterführende Hand mit sterilem Einmalhandschuh versehen, zur Sekretverflüssigung nur sterile NaCl-Lösung in Spritze verwenden. Niemals den Katheter mehrmals einführen. Mehrmals täglich Mundpflege. Wichtig ist immer die Händedesinfektion vor und nach dem Absaugen. Mit Mundschutz arbeiten.

Zu Aufgabe 29:

Wichtigste Voraussetzung ist das Legen dieser Katheter und Kanülen unter aseptischen Bedingungen. Periphere Kanülen und zentrale Katheter bei ersten Infektionszeichen sofort entfernen und mikrobiologisch untersuchen lassen. Systemwechsel alle 78 Stunden, keine Blutentnahmen aus venösen Kathetern.

Zu Aufgabe 30:

a) Vorwiegend mit zwei Personen. Richtige Reihenfolge der einzelnen Verbände beachten, Händedesinfektion vor und nach jedem Patienten, Verbandwechsel nur mit Handschuhen und Instrumenten durchführen, Entsorgung des gebrauchten und nicht gebrauchten Materials, Verbandwagen nicht mit ins Zimmer nehmen, mit Set-System arbeiten, nach Möglichkeit Schutzkittel und Mundschutz tragen.
b) Reihenfolge:
   1. frische Brandwunden
   2. frische Appendektomie
   3. Hämorrhoidenoperation
   4. septisches Gangrän

Zu Aufgabe 31:

Alle prophylaktischen Maßnahmen, um eine Übertragung durch Blut, Sekret oder infizierte Ausscheidungen zu verhindern, d. h. vorgeschriebene Schutzkleidung inkl. Maske, Handschuhe und richtige Entsorgung der Instrumente. Anschließend Scheuer-Wisch-Desinfektion der Arbeitsflächen.

Zu Aufgabe 32:

Persönliche Hygiene des Patienten (nach Möglichkeit duschen), Neuaufbereitung des Bettes, Entfernung aller vorhandenen Prothesen, des Schmucks und Nagellacks sowie aller privaten Wäsche. Sehr wichtig ist die Nabelinspektion und Reinigung; alle entzündlichen Erscheinungen müssen gemeldet werden. Rasieren oder Enthaaren des OP-Gebiets, richtige Papiere zur OP mitgeben.

Zu Aufgabe 33:

a) Krank im Sinne des Gesetzes ist eine Person dann, wenn sie an einer meldepflichtigen Krankheit leidet.
b) Bei Lungen-TBC: Erkrankung und Tod.
c) Salmonellen, Hepatitis, TBC, Pest, Milzbrand.
d) Eine Person, die Krankheitserreger dauernd oder über längere Zeit ausscheidet, ohne krank zu sein.

Zu Aufgabe 34:

Temperatur 121 °C > > > Druck ca. 2,0 bar
Temperatur 134 °C > > > Druck ca. 3,0 bar

Zu Aufgabe 35:

a) Bei Raumtemperatur 12 Stunden, bei Kühlschranktemperatur 8 Stunden; konservierte Medikamente, z. B. Insulin, siehe Herstellerangaben.
b) Wirkstoff (Medikament), Datum und Uhrzeit des Anstichs. Auch bei aufgezogenen Spritzen sind Temperatur und zeitliche Begrenzung zu beachten.

Zu Aufgabe 36:

Hautdesinfektionsmittel und Händedesinfektionsmittel

Zu Aufgabe 37:

Fenster und Türen schließen, Verbandwechsel möglichst immer zu Zweit durchführen. Wundauflage nur mit Handschuhen oder Pinzette entfernen, Handschuhe bzw. Pinzette vor Aufbringen der neuen Pinzette wechseln. Hygienische Händedesinfektion vor und nach jedem Verbandwechsel durchführen.

Zu Aufgabe 38:

Ablegen der Dienstkleidung oder persönlichen Oberbekleidung, Ablegen aller Schmuckstücke inkl. Eheringe, Händedesinfektion vor Anlegen der OP-Kleidung.
Immer komplette Schutzkleidung mit Haube und Mundschutz tragen. Nach Verlassen des OP-Bereichs ist bei Rückkehr eine komplette Neueinschleusung nötig.

Zu Aufgabe 39:

Abfälle der Klasse B (innerhalb der medizinischen Einrichtung) und Klasse C (infektiöse Abfälle) sowie Zytostatikaabfälle; Abfälle aus mikrobiologischen Instituten und Laboratorien.

Zu Aufgabe 40:

Waschraum → OP-Saal

15 Weiterführende Literatur

Kategorien in der Richtlinie für Krankenhaushygiene und Infektionsprävention

- Prävention Gefäßkatheter-assoziierter Infektionen
- Empfehlungen zur Prävention und Kontrolle Katheter-assoziierter Harnwegsinfektionen
- Empfehlungen zur Prävention der nosokomialen Pneumonie
- Empfehlungen zur Prävention und Kontrolle von Methicillin-resistenten Staphylococcus-aureus-Stämmen (MRSA) in Krankenhäusern und anderen medizinischen Einrichtungen

Arbeitskreis Bettenhygiene: Bettgestell- und Wagendekontaminationsanlagen: Maschinelle Reinigung und Desinfektion von Bettgestellen, Nachttischen und Transportwagen, 6. Auflage, Hamburg, 1999

Arbeitskreis Bettenhygiene: Empfehlung zur Aufbereitung von Bettgestellen, Forum Städte-Hygiene 39 (1988), 182–184

Arbeitskreis Bettenhygiene: Empfehlungen zur hygienischen Bettenaufbereitung, Dtsch. Krankenpflege-Z. (1989), 837–843

Arbeitskreis Endoskopie: Anforderungen an Reinigungs- und Desinfektionsgeräte für flexible Endoskope, Bundesgesundheitsblatt 34 (1991), 332

Arbeitskreis Endoskopie: Infektionsprophylaxe in der Endoskopie, Hyg. Med. 15 (1990), 502

Arbeitskreis Matratzenhygiene: Festlegungen des Arbeitskreises Matratzenhygiene, Hyg. Med. 14 (1989), 385

Bachmann, W.: Das grüne Gehirn, Schulz-Verlag Starnberg, 1988 ff. (Loseblattsammlung)

Baden-Württembergische Krankenhausgesellschaft: Recht für Pflegeeinrichtungen, Dokumentation 20 (1999)

Bark, H.: Ökologisches Arbeiten am Krankenbett, Hyg. Med. Sonderheft (1997), 52

Beck, E. G., Eickmann, Th.: Hygiene in Krankenhaus und Praxis, Ecomed Landsberg, 1995

Beck, E. G., Schmidt, P.: Hygiene in Krankenhaus und Praxis, Springer Verlag Berlin, 1986

Beck, E. G., Schmidt, P.: Hygiene – Präventivmedizin, 5. Auflage, F. Enke Stuttgart, 1994

Belohradsky, B. H.: Immunität und Infektionen des Neugeborenen, Urban und Schwarzenberg München, 1981

Bergey's Manual of determinative Bacteriology, 9. Ausgabe, The Williams and Wilkins Company Baltimore, 1984

Bergler, R. et al.: Krankenhaushygiene, Auswahlbibliographie 1963-1977, Georg Thieme Verlag Stuttgart, 1979

Berufsgenossenschaft für Gesundheitsdienst und Wohlfahrtspflege: TRBA 250 Biologische Arbeitsstoffe in Gesundheitswesen und Wohlfahrtspflege, C. Heymann Verlag Köln, 2003

Berufsgenossenschaft für Gesundheitsdienst und Wohlfahrtspflege: Unfallverhütungsvorschrift mit Durchführungsanweisungen, VGB 103, Stand Oktober 1995

Berufsgenossenschaft für Gesundheitsdienst und Wohlfahrtspflege: VBG 7y, 1997

Beske, F.: Lehrbuch für Krankenpflegeberufe, 7. Auflage, Georg Thieme Verlag Stuttgart, 1997

Bodenschatz, W.: Handbuch für den Desinfektor, 2. Auflage, Gustav Fischer Verlag Stuttgart, 1993

Borneff, J.: Hygiene, 5. Auflage, Georg Thieme Verlag Stuttgart, 1991

Brandis, H., Pulverer, G.: Lehrbuch der Medizinischen Mikrobiologie, 6. Auflage, Gustav Fischer Verlag Stuttgart, 1988

Brenner, G., Adelhardt, M.: Rechtskunde für das Krankenpflegepersonal und andere Berufe im Gesundheitswesen, 3. Auflage, Gustav Fischer Verlag Stuttgart, 1987

Bücklers, L.: Fachbuch der medizinischen Hygiene, W. Heyne Verlag München, 1978

Bundesärztekammer: Leitlinien zur Therapie mit Blutkomponenten und Plasmaderivaten, Deutscher Ärzteverlag, 1991

Bundesgesundheitsamt (1979): Krankenhaushygiene und Infektionsprävention: Anforderungen der Hygiene an die funktionelle und bauliche Gestaltung von Einrichtungen zur Bettenaufbereitung (Desinfektion und Reinigung), Bundesgesundheitsblatt 22 (1979), 187

Bundesgesundheitsamt: Krankenschwester/-pfleger für Krankenhaushygiene (Hygienefachkraft), Bundesgesundheitsblatt 34 (1991), 388

Bundesgesundheitsamt: Merkblatt Nr. 21, Virushepatitis, Hyg. Med. 6 (1981), 263

Bundesgesundheitsamt: Richtlinie für die Erkennung, Verhütung und Bekämpfung von Krankenhausinfektionen, Gustav Fischer Verlag Stuttgart, 1976

Bundesministerium für Gesundheit: Maßnahmen der medizinischen Qualitätssicherung, Band 38, Nomos-Verlag Baden-Baden,1994

Bundesministerium für Gesundheit: V. Buch des Sozialgesetzbuches (SGB V) vom 20.12.1988, BGBl. I (1988), 2477

Burkhardt, F., Steuer, W.: Infektionsprophylaxe im Krankenhaus, 2. Auflage, Georg Thieme Verlag Stuttgart, 1990

Castle, M.: Hospital infection control, Awiley Medical Publication New York, 1980

Catalano M. et al.: Survival of Acinetobactor baumannii on bed vails during an outbreak and during sporadic cases, J. trop. Inf. 42 (1999), 27–35

Christiansen, E., Wille, B.: Hygiene ABC, T. H. Goldschmidt AG, 1977

Cundy, R. K., Ball, W.: Infection control in health care facilities, University Parkpress Baltimore, 1976

Daschner, F.: Forum hygienicum, Medizin Verlag München, 1989

Daschner, F.: Infektionskrankheiten, Springer Verlag Berlin, 1983

Daschner, F.: Praktische Krankenhaushygiene und Umweltschutz, 2. Auflage, Springer Verlag, 1997

Daschner, F.: Proven and unproven methods in hospital infection control, Gustav Fischer Verlag Stuttgart, 1978

Daschner, F. et al.: Flächendekontamination zur Verhütung und Bekämpfung von Krankenhausinfektionen, DMW 105 (1980), 325

Deutsche Forschungsgemeinschaft: Maximale Arbeitsplatzkonzentrationen und biologische Arbeitsstofftoleranzwerte 1982, Verlag Chemie Weinheim, 1982

Deutsche Gesellschaft für Hygiene und Mikrobiologie: Liste der nach den Richtlinien für die Prüfung chemischer Desinfektionsmittel geprüften und von der DGHM als wirksam befundenen Desinfektionsverfahren, mhp-Verlag Wiesbaden

Deutsche Gesellschaft für Krankenhaushygiene: Leitlinie: Anforderungen an die Bettenhygiene, Hyg. Med. 28 (2003), 44

Deutsche Gesellschaft für Krankenhaushygiene: Leitlinie: Hygienebeauftragte(r), Hyg. Med. 27 (2002), 271

Deutsche Gesellschaft für Krankenhaushygiene: Stellungnahme zur Umsetzung abfallwirtschaftlicher Ziele in Krankenhäusern, Altenpflegeheimen und Rehaklinik, Hyg. Med. 23 (1998), Heft 3

Deutsche Gesellschaft für Wohnungsmedizin und deutsches Teppichforschungsinstitut: Teppichboden und Gesundheit, Friedrichstal/Aachen

Deutscher Berufsverband für Krankenpflege: Funktionsdienste (Kongressband), Frankfurt, 1986

Deutsches Institut für Gütesicherung und Kennzeichnung: Sachgemäße Wäschepflege RAL-GZ 992, 1998

Deutsches Institut für Gütesicherung und Kennzeichnung: Sachgemäße Wäschepflege für Krankenhauswäsche RAL-RG 992/2

Deutschsprachiger Arbeitskreis für Krankenhaushygiene: Hygienische Aufbereitung von Krankenbetten, Krh.-Hyg. und Inf.verh. 21 (1999), 101–105

Dienstanweisung für den Umgang mit Zytostatika, Krankenhauspharmazie 5, 15. Jg. 1994

Dietze, B., Winkler, A., Martiny, H.: Maschinelle Reinigung und Desinfektion von Endoskopen, Hyg. Med. 24 (1999), 468

DIN EN ISO 15883-4: Anforderungen und Prüfverfahren für Reinigung- und Desinfektionsgeräte mit chemischer Desinfektion für thermolabile Endoskope, Beuth-Verlag Berlin, 2003

Döhring, E., Iglisch, L: Probleme der Insekten- und Zeckenbekämpfung, E. Schmidt Verlag Berlin, 1978

Eckert, T., Rodewald, D.: Hygiene und Asepsis in der Chirurgie, Georg Thieme Verlag Stuttgart, 1977

Ennert, E., Lau-Schadendorf, S., Weber, A., Buettner, P., Schou, C., Wahn, U.: Reducing domestic exposure to dust mite allergen reduces bronchial hyperreactivity in sensitive children with asthma, J. Allergy clin. Immunology 90 (1992), 135–138

EURIDIKI: Ein Leitfaden zur hygienischen Händedesinfektion, mhp-Verlag Wiesbaden, 1996

EURIDIKI: Meine Hände sind sauber. Leitfaden zur hygienischen Händedesinfektion, mhp-Verlag Wiesbaden, 1997

Exner, M. : Kommentar zur neuen Empfehlung für Krankenhaushygiene und Infektionsprävention beim Robert Koch-Institut, Hyg. Med. 29 (2004), 67

Flamm, H.: Angewandte Hygiene in Krankenhaus und Arztpraxis, 3. Auflage, Göschel Verlag Wien, 1994

Forschungsinstitut Hohenstein: Waschbarkeit von flüssigkeitsdichten Matratzenbezügen, Hohensteiner Report 51 (1993)

Fuchs, P., Krämer, E.: Bettenaufbereitung in der Bettenzentrale oder als „Hotelbetten", Krankenpflege I. 32 (1994), 175

Gebel, I. et al. : Neue Erkenntnisse und Bewertung der Eigenschaften von Reinigungs- und Desinfektionsverfahren für die Fläche, Hyg. Med. 29 (2004), 327

Geisel, B., Junghannß, U., Baitinger, L., Vigehls, A.: Untersuchung zur Bettenaufbereitung in zwei Krankenhäusern Baden-Württembergs, Krh.-Hyg. und Inf.verh. 14 (1992), 52–57

Gemeindeunfallversicherungsverband: Berufsgenossenschaftliche Unfallverhütungsvorschrift Wäscherei (VBG 7y/GUV), 1997

Germed, FA.: Mitteilung: Distanzierung von Kopfkissen ohne Komfortverlust, Hyg. Med. 29 (2004), 38

Graf, B., Weber, R.: Hygienemaßnahmen bei Infektionskrankheiten, Krh.-Hyg. und Inf.verh. 14 (1992), 109–114

Grumbach, A., Kikuth, W.: Die Infektionskrankheiten des Menschen, Georg Thieme Verlag Stuttgart, 1969

Gsell, O., Mohr, W.: Infektionskrankheiten, Band 1-4, Springer Verlag Berlin, 1968-1973

Gundermann, K. O., Rüden, H., Sonntag, H. G.: Lehrbuch der Hygiene, G. Fischer Verlag Stuttgart, 1991

Hallmann, L., Burkhardt, F.: Klinische Mikrobiologie, Georg Thieme Verlag Stuttgart

Hammami, A., Arlet, G., Ben-Redjeb, S., Grimont, F., Ben-Hassen, A., Rekkik, A., Philippen, A.: Nosocomial outbreak of acute gastroenteritis in a neonatal intensiv care unit in tunisia caused by multiply drug resistant salmonella wien producing SHV-2 betalactamase, Eur J Clin Microbiol Infect Dis (10) 1991, 641–646

Harjung, F.: Kosten sparen mit der Bettenzentrale, Hyg. Med.23 (1998), 375

Hartenauer, U. et al.: Hygienebewußte Intensivpflege, 2. Auflage, W. Zuckerschwerdt München, 1988

Hartenauer, U., Gähler, R., Klinkebiel-Henke, U., Scherf, M., Ullrich, L.: Hygienebewußte Intensivpflege, 2. Auflage, W. Zuckschwerdt Verlag München

Heeg, P.: Anforderungen an Krankenhausbetten aus hygienischer Sicht, Zbl. dtsch. Krankenhauswesen 73 (1981), 243–245

Heeg, P., Lenz, G.: Infusionstherapie, Biblio-med Verlag Melsungen, 1993

Henkel, G. V.: Die Hygiene im Krankenhaus, Henkel G. V. Düsseldorf, 1976

Henschel, W. F.: Infektionsprobleme in der Intensivtherapie, W. Zuckschwerdt München, 1984

Herz-Zentrum Bad Krozingen: Pflegestandards, 2003

Hierholzer, G., Görtz, G.: PVP-Jod in der operativen Medizin, Springer Verlag Berlin, 1984

Hierholzer, G., Ludolph, E., Watermann, F.: Hygieneanforderungen an Operationsabteilungen, Springer Verlag Berlin, 1982

Hingst, V., Sonntag, H.-G.: Hygienemaßnahmen in Krankenhaus und Praxis, Wissenschaftliche Verlagsgesellschaft Stuttgart, 1997

Holländer, R., Euler, B.: Lexikon der Hygiene und Krankenhausökologie, Gustav Fischer Verlag Stuttgart, 1996

Hommer, M.: Matratzen – Stiefkind bei der Qualitätssicherung, Krh.-Hyg. und Inf.verh. (25) 2003, 200

Iglisch, L: Aktuelle Probleme der Bekämpfung und Abwehr von Ratten und Hausmäusen, Pentagon Publishing GmbH Frankfurt, 1981

Jeschke, H. A., Hailer, B.: Outsourcing im Klinikbereich, Conzella-Verlag Aschheim, 1994

Juchli, L.: Pflege. Praxis und Theorie der Gesundheits- und Krankenpflege, 7. Auflage, Georg Thieme Verlag Stuttgart, 1994

Junghannß, U.: Bettenaufbereitung, in: Steuer, W. (Hrsg.): Hygiene und Technik im Krankenhaus, 2. Auflage, Expert-Verlag Sindelfingen, 1991

Junghannß, U., Steuer, W.: Bettenaufbereitung im Krankenhaus, Heilberufe 43 (1991), 516–518

Just, O. H.: Klinische Hygiene und Intensivtherapiepatient, Georg Thieme Verlag Stuttgart, 1979

Kanz, E.: Aseptik in der Chirurgie, Urban und Schwarzenberg München, 1971

Karpf, H.: Bettenaufbereitung im Krankenhaus, Krh.-Hyg. und Inf.verh. 19 (1997), 135

Kemter, B.P., Michelsen, E.G.: Die Bettendesinfektion als medizinisch technologischer Prozeß – Struktur – Organisation – Ausrüstung, Z. ges. Hyg. 25 (1979), 589–594

Killian, J., Benzer, H., Ahnefeld, F. W.: Grundzüge der Beatmung, Springer Verlag Berlin, 1991

Knoch, M. et al.: Abwasserbelastung durch Desinfektionsmittelanwendung im Krankenhaus, Gesundheitswesen 54 (1992), 34

Knoll, K. H.: Angewandte Krankenhaushygiene, Marburg, 1984-2004

Köhnlein, I., Werner, H.-P.: Qualifizierte Prüfung der Reinigungsleistung von 6 Reinigern für die Aufbereitung von thermolabilen Endoskopen durch quantitative Analysen, Hyg. Med. 29 (2004), 316

Kramer, A.: Hygienische Anforderungen an Krankenhaustextilien und Schlußfolgerungen für gütezeichengerechte Versorgung, reiniger + wäscher 45 (1992), 22–25

Kramer, A., Heeg, P., Botzenhart, K.: Krankenhaus- und Praxishygiene, Urban und Fischer Verlag München, 2001

Kramer, A., von Rheinbaben, F., Frank, T., Höppe, H., Werner, H.-P.: Keimdichte Bettüberzüge als Alternative zur zentralen Bettenaufbereitung, Hyg. Med. 21 (1996), 58

Kramer, A., Wendt, M., Werner, H. G.: Möglichkeiten und Perspektiven der klinischen Antiseptik, mhp-Verlag Wiesbaden, 1995

Kraxmann, C.: Bakterielle nosokomiale Infektionen, de Gruyter Verlag Berlin, 1986

Kuckei, H., Rödger, J.: Die medizinische Desinfektion, Umwelt und Medizin Verlagsgesellschaft Frankfurt, 1975

Kuckei, H., Rödger, J.: Hygiene im Krankenhaus, Umwelt und Medizin Verlagsgesellschaft Frankfurt, 1980

Länderarbeitsgemeinschaft Abfall: Staatsanzeiger Hessen Nr. 44 (1991), 2449

Landesgesundheitsamt Baden-Württemberg: MRSA: Definition, klinische Bedeutung, Virulenz, Diagnostik und Resistenzbestimmung, Prävention und Ausbreitung, 1999

Landesuntersuchungsanstalt für das Gesundheits- und Veterinärwesen Sachsen: Empfehlungen zu Anforderungen an die Hygiene und Infektionsprävention in Alten- und Pflegeheimen

Lau, S., Falkenhorst, G., Weber, A., Werthmann, I., Lind, P., Buettner-Goetz, P., Wahn, U.: High mite-allergen exposure increases the risk of sensitization in atopic children and young adults, J. Allergy clin. Immunology 84 (1989), 718–725

Linner, M.-Th.: Bettenaufbereitung in der Klinik, Klinikmanagement 1998

Lutz, W.: Handbuch Reinigungs- und Hygiene-Technik, Ecomed-Verlag Landsberg, 1990

Lutz, W.: Lehrbuch für die Reinigungs- und Hygienetechnik, Vertrieb R. Lutz, Fachbücher für Reinigungs- und Hygienetechnik, Dettingen, 1979

Lutz, W.: Lexikon für Reinigungs- und Hygienetechnik, Forschungsprüfinstitut für Gebäudereinigungstechnik, Metzingen, 1980

Lutz-Dettinger, U.: Gesundheitserziehung und Hygiene, Schöningh-Reihe Band 1-5, F. Schöningh Paderborn, 1981

Management Multiresistenter Staphylococcus aureus, Tectum Verlag, Hans-Martin Seipp, 1997

Milatovic, D., Braveny, L: Infektionen, Praktische Hinweise zur antimikrobiellen Therapie und Diagnostik, 4. Auflage, Vieweg-Verlag, 1993

Ndawula, E. M, Brown, L.: Mattresses as reservoirs of epidemic methicillinresistant Staphylococcus aureus, The Lancet (1991), 337–448

Neumann, M., Schuh, T.: Kompendium der Krankenhaushygiene, Bode, Trier, 1994

Norden, G.: Ermittlung und Analyse von Krankenhausinfektionen, Krankenhaus ZI (1989), 420

Otte, H.-J.: Leitfaden der med. Mikrobiologie, 5. Auflage, Gustav Fischer Verlag Stuttgart, 1974

Palitzsch, D.: Systematik der praktischen Paediatrie, 1976

Pitten, F.-A., Koulveran, C.-M., Krüger, U., Müller, G., Kramer, A.: Reduktion der Besiedlung neuwertiger Matratzen mit Bakterien, Schimmelpilzen und Hausstaubmilben durch Matratzenganzbezüge, Hautarzt (51) 2000

Polk, C. H., Stone, H.: Hospital acquired infections insurgery, University Parkpress Baltimore, 1977

Posavec, S.: Flächenreinigung und Desinfektion, Duisburg, 1986

Preuner, R.: Hygiene für Krankenpflege und medizinisch-technische Berufe, Georg Thieme Verlag Stuttgart, 1982

Rheinen, H.: Den Gast hinauskomplimentieren, Der Hausarzt 17 (2003), 56

Rheinische Friedrich-Willhelms-Universität, Maßnahmen zur Verhütung und Weiterverbreitung multiresistenter Mikroorganismen, Stand 11/97

RKI-Empfehlung zu MRSA, Anhang, Hyg Med. 25. (2000) Heft 3

Robert Koch-Institut: Aktuelle Liste der vom RKI geprüften und anerkannten Desinfektionsmittel und -verfahren, 13. Ausgabe, Hyg. Med. 22 (1997), 630–647

Robert Koch-Institut: Anforderungen an die Hygiene bei der Aufbereitung flexibler Endoskope und endoskopischen Zusatzinstrumentariums, Bundesgesundheitsblatt 45 (2002), 395

Robert Koch-Institut: Mitteilung zur Prävention und Kontrolle von MRSA in Krankenhäusern und anderen medizinischen Einrichtungen, Bundesgesundheitsblatt, 1999

Robert Koch-Institut: Richtlinie für Krankenhaushygiene und Infektionsprävention (Stand: Dezember 2003), 1. Auflage, Elsevier GmbH (Urban und Fischer Verlag), 2004

Roos, R.: Die bakterielle Intestinalbesiedlung des Neugeborenen, Habilitationsschrift München, 1982

Rüden, H.: Bettenaufbereitung. Bundesgesetzblatt 32 (1989), 63–66

Ruef, C., Vanoli, C., Bühler, M., Grehn, M.: Mikrobiologische Evaluation der Bettenaufbereitung mittels Reinigung und Desinfektion, Krh.-Hyg. und Inf.verh. (16) 1994,168

Sander, J. S.: Abfälle im Gesundheitswesen, Ronneberg Verlag, 1995

Sander, J. S.: Händehygiene in der Medizin, Ronneberg Verlag, 1996

Sauer, H., Kurz, R., Höllwarth, M.: Infektionsprobleme in der Neugeborenenchirurgie, Georg Thieme Verlag Stuttgart, 1980

Schappler-Scheele, B.: Umsetzung der Biostoff-VO, Hyg. Med. 29 (2004), Supp. 1, 16

Scheel, K.: Möglichkeiten der Matratzen-Desinfektion, in: Steuer, W., Junghannß, V. (Hrsg.): Sterilisation und Desinfektion im Krankenhaus, Vulkan-Verlag Essen, 1991

Schneider, A., Bierling, G.: Hygiene und Recht, mhp-Verlag Wiesbaden, 1995

Schrader, G.: Thermische Veränderungen in Betten, Hyg. desinf. 18 (1998), 2

Schülke-Stiftung: Dankschrift zur Bedrohung durch Infektionskrankheiten, mhp-Verlag Wiesbaden, 1996

Schuster, H.-P., Pop, T., Weilemann, L. S.: Checkliste Intensivmedizin, 3. überarb. u. erw. Auflage, Georg Thieme Verlag Stuttgart, 1988

Schwarzkopf, A.: Praxiswissen für Hygienebeauftragte, W. Kohlhammer Verlag Stuttgart, 2004

Seetzen, G., Wolter, D.: Sicherheit im Krankenhaus, W. Kohlhammer Verlag Stuttgart, 1982

Seipp, H. M., Stroh, A.: Multiresistente Staph. aureus, Teil 3, Dekontamination und Vermeidung von Rekontaminationen, Hyg. Med. 6 (1997)

Selecta: Händedesinfektion, Informed Gräfelfing, 1983

Seliger, H. P. R.: Taschenbuch der medizinischen Bakteriologie, Urban und Schwarzenberg München, 1978

Seliger, H. P. R., Dietrich, M., Raff, B. K.: Bekämpfung des infektiösen Hospitalismus durch antimikrobielle Dekontamination, G. Braun Verlag Karlsruhe, 1977

Senator für Gesundheit und Umweltschutz: Medizintechnik im Krankenhaus, TKB Projektgruppe Berlin, 1981

Sherertz, R. J., Sullivan, M. L.: An outbreak of infections with Acinetobacter calcoaceticus in burn patients, contamination of patients mattresses, J Infect Dis (151) 1998, 252

Sirch, W.: Die Hospitalinfektion, Verhütung, Kontrolle und Bekämpfung, Urban und Schwarzenberg München, 1980

Slater, D. L: An atlas of medical Microbiology, Associate Printing Croydon, 1986

Sonntag, H. G., Müller, H. E.: Infektionserreger in Praxis und Krankenhaus, mhp-Verlag Mainz, 1981

Steuer, W.: Empfehlung zur Aufbereitung von Bettgestellen, Forum Städte-Hygiene 39 (1988), 182–184

Steuer, W.: Hygiene in der ärztlichen Praxis, Gustav Fischer Verlag Stuttgart, 1987

Steuer, W.: Hygiene und Technik im Krankenhaus, 3. Auflage, Expert-Verlag Sindelfingen, 1996

Steuer, W.: Hygienische Fragen der Bettenaufbereitung, in: Steuer, W. (Hrsg.): Krankenhaushygiene, 4. Auflage, Gustav Fischer Verlag Stuttgart, 1992

Steuer, W.: Krankenhaushygiene, 4. Auflage, Gustav Fischer Stuttgart, 1992

Steuer, W., Junghannß, U.: Hygiene und Infektionsverhütung in Alten- und Pflegeheimen der Rehabilitation und Sozialstationen, Gustav Fischer Verlag Stuttgart, 1995

Steuer, W., Junghannß, U.: Sterilisation und Desinfektion im Krankenhaus, Vulkan-Verlag Essen, 1991

Steuer, W., Lutz-Dettinger, U., Schubert, F.: Leitfaden der Desinfektion, Sterilisation und Entwesung, 7. Auflage, Gustav Fischer Verlag Stuttgart, 1998

Steuer, W., Lutz-Dettinger, U.: Gesundheitswesen und Prävention, Ecomed-Verlag Landsberg, 1991

Stille, W.: Unspezifische Infektionen, Georg Thieme Verlag Stuttgart, 1982

Studt, H. H.: Allgemeine und spezielle Infektionslehre, 13. Auflage, W. Kohlhammer Verlag Stuttgart, 2003

Thofern, E., Botzenhart, K.: Hygiene und Infektionen im Krankenhaus, Gustav Fischer Verlag Stuttgart, 1983

Vereinigung der Hygienefachkräfte Deutschland: Hygienekontrollen in der Endoskopie, Krh.-Hyg. und Inf.verh. 15 (1993), 192

VHD: Desinfektionsplan: Bettenzentrale – manuelle und maschinelle Aufbereitung, Krh.-Hyg. und Inf.verh. 16 (1994), 63

VHD: Krankenhausreinigung, Hyg. Med. 15 (1993), 64

VHD: Ver- und Entsorgung im Krankenhaus, Hygienerelevante Aspekte, Krh.-Hyg. und Inf.verh. 17 (1995), 29

Vogler, P., Hassenpflug, G.: Handbuch für den neuen Krankenhausbau, 2. Auflage, Urban und Schwarzenberg München

Volkmar, S.: Textile versus Polyethylen-Abdeckungen für Krankenhausbetten unter ökologischen Gesichtspunkten, Krh.-Hyg. und Inf.verh. 16 (1994), 12

von Eiff, W.: Kompendium des Krankenhauswesens, Bettendorf Verlagsgesellschaft Bad Homburg, 1982

von Rheinbaben, F. et al.: Transmission of viruses via contact in a household setting, J. Hos. Infect.46 (2000), 61

Waggershauser, T., Ruthard, P., Junghannß, U.: Orientierende mikrobiologische Untersuchungen von Matratzen und Schonbezügen vor und nach der Aufbereitung, Krh.-Hyg. und Inf.verh. 11(1989), 185–188.

Wallhäußer, K. H.: Sterilisation, Desinfektion, Konservierung, 5. Auflage, Georg Thieme Verlag Stuttgart, 1995

Weidner, H.: Bestimmungstabellen der Vorratsschädlinge und des Hausungeziefers Mitteleuropas, Gustav Fischer Verlag Stuttgart, 1982

Werner, H.-P.: Organisation der Desinfektionsmaßnahmen im Krankenhaus, in: Frank, P., Heinzl, S.: Taschenbuch der Krankenhauspharmazie, Deutscher Apothekerverlag Stuttgart, 1987, 159–186

Werner, H.-P. et al.: Evaluierung und Erweiterung der Typ-Prüfung für Maschinen zur Aufbereitung von flexiblen Endoskopen , Hyg. Med. 26 (2001), 20

Werner, H.-P., Wiedermann, G.: Angewandte Hygiene im Krankenhaus, Göschel Verlag Wien, 1970

Werner, H.-P., Wiedermann, G., Flamm, H.: Angewandte Hygiene im Krankenhaus, Göschel Verlag Wien, 1972

Weuffen, W., Gröschel, D., Kramer, A.: Grundlagen der Antiseptik, VEB Verlag Berlin, 1981

Wiesmann, E.: Medizinische Mikrobiologie, Georg Thieme Verlag Stuttgart, 1974

Wille, B.: Sinn und Unsinn von Ökobilanzen, Krh.-Hyg. und Inf.verh. 21 (1999), Sonderheft, 17

Zastrow, K.-D.: Bedrohung durch multiresistente Infektionserreger, Hohensteiner Report, 1997

Zastrow, K.-D.: Hygiene in Krankenhaus und ärztlicher Praxis, Bundesgesundheitsblatt 33 (1990), 53

Zastrow, K.-D., Kramer, A., Bauch, B.: Konzept zur Dekontamination von MRSA-Patienten, Hygiene und Medizin 9 (2002)

Zastrow, K.-D., Kramer, A.: Recommendations for Isolation and Antiseptic Sanitation of patients with MRSA Colonization or Infection, in: Kramer, A., Behrens-Baumann, W.: Antiseptic Prophylaxis and Therapy in Okular Infections principles, Clinical Practise and Infection Control, Karger Basel, 2002, 250–262

Stichwortverzeichnis

H

I

K

O

P

Q

R

S

T

U

V

W

Z